U0755566

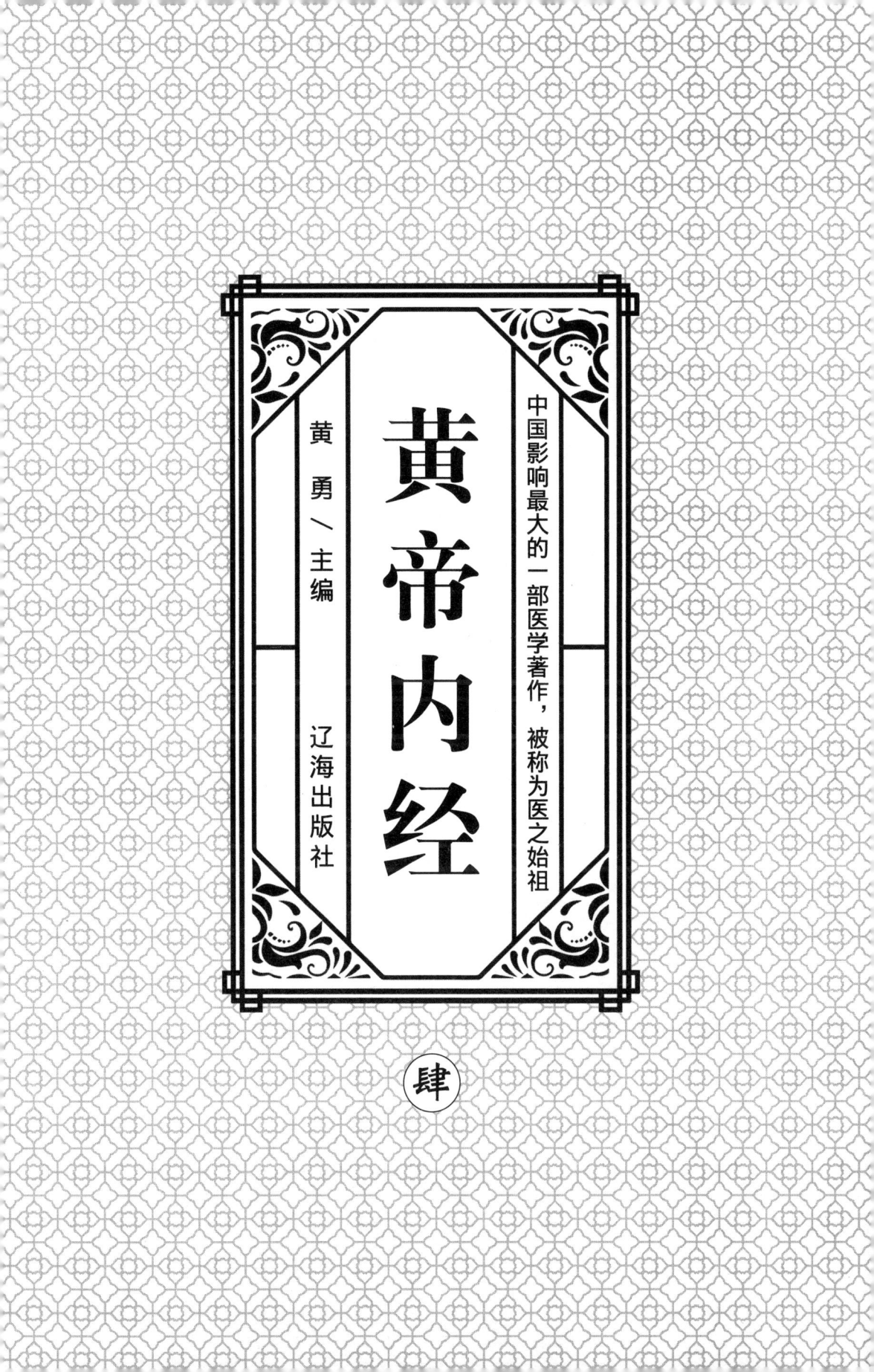

黄 勇／主编

黄帝内经

中国影响最大的一部医学著作，被称为医之始祖

辽海出版社

肆

黄帝内经

五、经　络

经络学说是中医理论体系的重要组成部分，是分析人体生理、病理和进行辨证论治的重要依据。《灵枢·经脉篇》说："经脉者，所以能决死生，处百病，调虚实，不可不通也。"医者必须掌握经络的理论知识，才能深求病证根源，判断阴阳气血的盛衰，推断疾病部位的浅深。经络学说不仅应用于针灸、推拿、气功，而且对内、外妇、儿各科均有指导意义。经络辨证、六经辨证，是中医辨证的重要内容。宋代窦林说："学医不知经络，开口动手便错。"诚经验有得之言。

（一）十二经脉

【原文】

夫十二经脉者，内属于脏腑，外络于肢节。（《灵枢·海论》）

【原文】

经脉流行不止，环周不休。（《素问·举痛论》）

【名家论述】

祝世讷："从新的研究思路考虑，完全可以认定：经络的结构是功能性的，是人体的一种功能性结构；经络是以功能为基础，系于、高于、统于已知解剖结构的相关功能之上的功能调节系统；是人体自我调节功能子系统。""结构的内容和形式都是功能性的，是一种'过程流'，功能一停止，结构即消失，在解剖台上不可见"。（《中医沉思录》）

【凡按】

祝氏又说，"从中医现代研究其他课题的经验教训来看，应当正视经络结构的'非解剖'或'超解剖'性质，打开思路去探寻经络的功能性结构。"是大有可为的。

【原文】

经脉者，所以能[1]决死生，处百病，司虚实，不可不通[2]。（《灵枢·经脉篇》）

【注释】

①所以能：《太素》、《甲乙》、《图经》引并无"能"字。

②不可不通：郭霭春："经脉的理论，肯定经脉有'决死生，处百病，调虚实'的作用。故不可不通。"

【名家论述】

王雪苔："经络学说在中医基础理论上占有很重要的地位。凡脏腑表象，气血流注，经穴与脏腑相关，皮之分部，筋之分经，无不以经络的联属和分野为根据。辨证定位，针灸取穴，按摩分经，中药归经，也无不依据经络的理论。无怪乎古人云：'学医不知经络，开口动手便错'。"（《经络图解》）

裘沛然："通过体表部位的诊察，可知内脏病变的部位，这是临床常用的分经辨正方法。在治疗上不仅针灸穴位，调节经气的虚实，还可治脏腑诸疾，如针足三里，可立止肠胃之痛，针足少阳胆经之阳陵泉以治胆囊疾病，可见医者对经脉理论不可不通"。

【凡按】

要把握气血运行和活动的规律，就必须研究经络。由此可知，古人早已认识到人体存在信息联络和物质运输的通道。把传输、转换信息和输送物质、能量等，从机能上概括为一体，这是一种既简化而有效的认识方法，也正是经络系统与脏腑紧密联系之处，可以"决死生，处百病"。这在理论与实践上具有较大的意义。因此，要深入研究它。

【原文】

黄帝曰：脉行之逆顺①奈何？岐伯曰：手之三阴，从脏走手；手之三阳，从手走头。足之三阳，从头走足；足之三阴，从足走腹。（《灵枢·逆顺肥瘦篇》）

【注释】

①脉行这逆顺：杨上善："脉从上身出向四肢为顺，从四肢向上身为逆也。"

【原文】

是动①则病肺胀满，膨膨而喘咳，缺盆中痛，甚则交两手而瞀②，此为臂厥③。（《灵枢·经脉篇》）

【原文】

是主肺所生病者，咳，上气喘渴④，烦心胸满；膈臂内前廉痛厥，掌中热。气盛有余，则肩背痛，风寒，汗出中风，小便数而欠⑤。气虚则肩背痛寒，少气

不足以息，溺色变。（《灵枢·经脉篇》）

【注释】

①是动：张景岳："动，言变也，变则复常而为病也"。此为无形之动；宋·虞庶则认为"动"是"反常之动也"。是为有形之动，从而也可证明《灵枢》"是动"之"动"是有形的。

②瞀：瞀音茂，指目不明而烦乱。

⑧臂厥：病名。臂部经气厥逆，甚则两手交叉于胸部而战。

④渴：《甲乙经》、《脉经》、均作"喝"。张景岳："渴当作喝，声粗急也。"

⑤小便数而欠：指小便频数而量少。

【名家论述】

周一谋："《阴阳十一脉灸经》晚于《足臂十一脉灸经》，而早于《灵枢·经脉篇》，这是学术界比较一致的看法。从它们之间看出了经络学说的发展和完善过程。以钜（太）阳脉为例，在经脉的走向上《阴阳》仍保留《足臂》从足走头的原貌，至

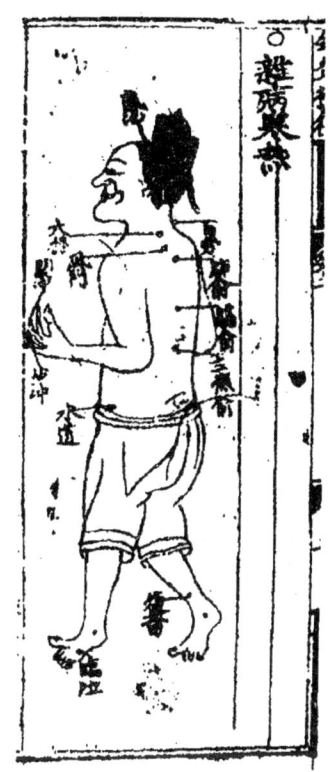

明代吴嘉言《针灸原枢》脏腑图中的杂病寒热取穴图

《经脉》篇，膀胱足太阳之脉，则是从头走足，而且达到了'内连脏腑，外络肢节'的完善程度。尤其是在现有经脉书中，《阴阳》最早提出了'是动'和'所生'病。（《马王堆医术考注》）按：《难经》是解释《内经》的，其《二十二难》曰："然，经言是动者气也，所生病者，血也。邪在气，气为是动：邪在血，血为所生病。"张志聪认为，是动为"病因于外"，所生病为"病因于内"。

《难经经释》："是动诸病，乃本经之病，所生病，则类推而旁及他经者。"丹波元简："是动所生，其义不明晰。"

张山雷："细绎《灵枢·经脉篇》全文，大抵各经为病，多在本经循行所过之部位，而间亦有关于本脏腑者。"

李锄："张氏不支持本经、他经之说，也不同意《难经》气血先后之说，指出《难经》是条，特分为气血两层，恐是臆见，不可拘执。但他对'是动、所生病'却未明确解释，仅作此经脉脏腑的概说，可见其治学态度之谨严。至于径

以经脉病、脏腑病区分'是动、所生病'，也与经文不符。如胃经'是动'中有'欲上高而歌，弃衣而走'，肾经'是动'中有'善恐，心惕惕如人将捕之'等，并非经脉病；而各经的'所生病'中，更明显的几乎都有经脉病，也不是只限于脏腑病的。至于'病因于外''病因于内'来区分'是动、所生病'，是不切实际的。因此，前人关于'是动、所生病'的解释，不敢苟同。我认为：'是动、所生病'基本上是证候与疾病之分，前者是证，后者是病，两者都包括其有关的经脉、脏腑而言。"

黄竹斋："所引经言，见《灵枢·经脉篇》，脉有'是动'谓病所发之因也；有'所生病'，谓病所成之果也。"

郭霭春："'是动'是从经气发生之病理变化而言；'所生病'系从经穴所主之病证而言，二者相辅相成，不可强分。"按："是动"、"所生病"的解释历代医家有争议，此解不离开经脉而有广泛的适应性，可谓要言不烦。

【原文】

大肠手阳明之脉，起于在指次指①之端，循指上廉，出合谷②两骨之间，上入两筋之中，循臂上廉，入肘外廉，上臑外前廉，上肩，出髃骨③之前廉，上出于柱骨之会上④，下入缺盆⑤，络肺，下膈，属大肠；其支者，从缺盆上颈，贯颊，入下齿中，还在挟口，交人中⑥，左之右，右之左，上挟鼻孔。（《灵枢·经脉篇》）

【注释】

①大指次指：指大指侧的次指，即食指、又名示指。

②合谷：穴名，在手大、次两指的岐骨间。

③髃骨：髃音于，为肩胛骨的上部，与锁骨接合处。又穴名，即肩髃穴。

③杜骨之会上：指颈椎骨之最隆起者，即第七颈椎处（大椎穴）。古称六阳皆会于督脉之大椎。故此称会。

⑤缺盆：锁骨上窝，又穴名。

⑥人中：指鼻唇沟，又名水沟。在鼻之下方、唇上方的皮肤纵沟部。又穴名。

【原文】

是动则病齿痛，颈肿。（《灵枢·经脉篇》）

是主津液所生病者，目黄口干，鼽衄①，喉痹，肩前臑痛，大指次指痛不用。气有余则当脉所过者热肿，虚则寒栗不复②。（《灵枢·经脉篇》）

【注释】

①鼽衄：鼽音求，鼻流清涕。衄，鼻出血。

②寒栗不复：寒栗，发寒战抖；不复，不易回温。

【原文】

胃足阳明之脉，起于鼻，交頞中①，旁纳太阳之脉，下循鼻外，入上齿中，还出挟口环唇，下交承浆②，却循颐③后下廉，出大迎②，循颊车②，上耳前，过客主人②，循发际，至额颅；其支者，从大迎前下人迎②，循喉咙，入缺盆，下膈，属胃，络脾；其直者，从缺盆下乳内廉，下挟脐，入气街④中；其支者，起于胃口⑤，下循腹里，下至气街中而合，以下髀关⑥，抵伏兔⑦，下膝膑⑧中，下循胫⑨外廉，下足跗⑩，入中指⑪内间；其支者，下廉三寸而别，下入中指外间；其支者，别跗上，入大指间，出其端。（《灵枢·经脉篇》）

【注释】

①交頞中：頞音曷，即鼻梁。交頞中，即指鼻梁的凹陷处。

②承浆：大迎、颊车、客主人、人迎均穴名。

③颐：在口角两旁腮的下部。

④气街：经络之气通行的径路。此处指腹股沟股动脉处，又气冲穴别名。

⑤胃口：此处指胃之下口幽门。

⑥髀关：在大腿前方上端的交纹处。又穴名。

⑦伏兔：大腿前方肌肉隆起部，形如兔状，故名。又穴名。

⑧膑：膝盖。

⑨胫：自膝至踵（踝）叫胫。

⑩跗：足面，即足背部。

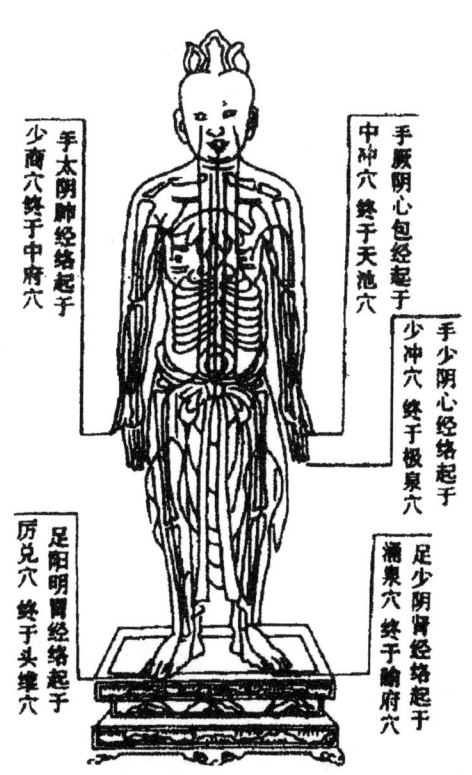

日本宫内厅藏本《正人图》的摹本

⑪指：这里指足趾，古时足趾概用字，以下皆同。

【原文】

是动则病洒洒振寒，善呻数欠，颜黑，病至则恶人与火，闻木音则惕然而惊，心欲动，独闭户塞牖①而处。甚则欲上高而歌，弃衣而走，贲响腹胀，是为骭厥。②（《灵枢·经脉篇》）

【原文】

脾足太阴之脉，起于大指之端，循指内侧白肉际①，过核骨②后，上内踝前廉，上踹③内，循胫骨后，交出厥阴④之前。上膝股内前廉，入腹属脾络胃，上膈，挟咽，连舌本⑤，散舌下；其支者，复众胃，别上膈，注心中。（《灵枢·经脉篇》）

【注释】

①白肉际：又称赤白肉际，是手足内外侧阴阳面分界的地方，阳面赤色，阴面白色。

②核骨：足大趾本节后凸出圆面（第一趾关节处），形如半圆果核，故名核骨。

③踹：音揣，在此应作腨，即俗称小腿肚。

④厥阴：此处指足厥阴经。

⑤舌本：即舌根。

【原文】

是动则病舌本强，食则呕，胃脘痛，腹胀善噫，得后与气①，则快然如②衰，身体皆重。（《灵枢·经脉篇》）

是主脾所生病者，舌本痛，体不能动摇，食不下，烦心，心下急痛，溏、瘕、泄③、水闭，黄疸，不能卧。强立，股膝内肿④厥，足大指不用。（《灵枢·经脉篇》）

【注释】

①得后与气：指得大便与矢气。

②如：《伤寒论》成注引并作"而"。

③瘕、泄：指痢疾而言。

④肿：《甲乙经》作"肿痛"二字。

【原文】

心手少阴之脉，起于心中，出属心系①，下膈络小肠；其支者，从心系上挟咽，系目系②，其直者，复从心系却上肺，下出腋下，下循臑内后廉，行手太阴心主③之后，下肘内，循臂内后廉，抵掌后锐骨④之端，入掌内后廉，循小指之内出其端。（《灵枢·经脉篇》）

【注释】

①心系：张景岳："心当五椎之下，其系有五，上系连肺，肺下系心，心下三系联脾肝肾，故心连五脏之气，而为之主。"说明心系为由心至其他脏器的联系脉络，约即心上之大血管。

②目系：眼球内连于脑的脉络，可能包括神经及出入眼球之血管。

③手太阴心主：指手太阴经与手厥阴经。

④锐骨：掌后小指侧高骨，即尺骨茎突。亦作兑骨。

【原文】

是动则病嗌干心痛，渴而欲饮，是为臂厥。（《灵枢·经脉篇》）

【原文】

是主心所生病者，目黄胁①痛，臑臂内后廉痛厥，掌中热痛。（《灵枢·经脉篇》）

【注释】

①胁：《甲乙》卷二第一上、《千金》卷十三第一此下有"满"字。

【原文】

小肠手在阳之脉，起于小指之端，循手外侧上腕，出踝①中，直上循臂骨下廉，出肘内侧两筋之间，上循臑外后廉，出肩解②，绕肩胛，交肩上，入缺盆，络心，循咽下膈，抵胃属小肠，其支者，从缺盆循颈上颊，至目锐眦③，却入耳中；其支者，别颊上𩑔④抵鼻，至目内眦⑤，斜络于颧⑥。（《灵枢。经脉篇》）

【注释】

①踝：此指手腕后小指侧的高骨，义与髁通。

②肩解：肩后骨缝，即肩关节部。

③目锐眦：眼外角。

④䪏：䪏音拙，眼眶的下方，包括颧骨内连及上牙床的部位。

⑤目内眦：即内角。

⑥颛：颛音权，眼下腮上隆起的部位。

【原文】

膀胱足太阳之脉，起于目内眦，上额，交巅①；其支者，从巅至耳上角；其直者，从巅入络脑，还出别下项，循肩髆②内，挟脊，抵腰中，入循膂③，络肾，属膀胱；其支者，从腰中下挟脊，贯臀④，入腘⑤中；其支者，从髆内左右，别下，贯胂，挟脊内，过髀枢⑥，循髀外，从后廉，下合腘中，以下贯踹⑦内，出外踝之后，循京骨⑧，至小指外侧。（《灵枢·经脉篇》）

【注释】

①巅：指头顶正中最高处。

②肩髆：髆音搏，指肩胛骨部位。

③膂：膂音旅，此指背部挟脊两侧的肌肉。

④臀：臀音豚，指荐骨下部两侧坐骨部分。

⑤腘：腘音国，腿弯部。

⑥髀枢：髀章俾，即大腿骨上端，与髋骨相接之处，今称为环跳部分，又称大转子。

⑦踹：踹音段，即脚跟。

⑧京骨：足小趾本节后外侧突出之半圆骨。又穴位名。

【原文】

是动则病冲头痛，目似脱，项如拔，脊痛，腰似折，髀不可以曲，腘如结，踹如裂，是为踝厥。（《灵枢·经脉篇》）

【原文】

是主筋所生病者，痔、疟、狂、癫疾，头囟项痛，目黄，泪出，鼽衄，项背腰尻腘①踹脚皆痛，小指不用。（《灵枢·经脉篇》）

【注释】

①尻：尾骶骨部的通称。

【原文】

肾足少阴之脉，起于小指之下，邪①走②足心，出于然谷③之下，循内踝之后，别入跟中，以上端内，出腘内廉，上股内后廉，贯脊，属肾，络膀胱；其直者，从肾上贯肝膈④，入肺中，循喉咙，挟舌本；其支者，从肺出络心，注胸中。（《灵枢·经脉篇》）

【注释】

①邪：音义同斜。经络斜行曰"斜"。

②走：音义同趋。直向其处曰"趋"。

③然谷：经穴名，位于足内侧缘，内踝前下方，舟骨结节下方的凹陷处。

④膈：音格，横膈膜。

【原文】

是主肾所生病者，口热舌干，咽肿上气，嗌干及痛，烦心心痛，黄疸，肠澼，脊股内后廉痛，痿厥嗜卧，足下热而痛。（《灵枢·经脉篇》）

【原文】

是动则病手心热，臂肘挛急，腋肿，甚则胸胁支满，心中憺憺大动，面赤目黄，喜笑不休。（《灵枢·经脉篇》）

【原文】

是主脉所生病者，烦心，心痛，掌中热。（《灵枢·经脉篇》）

【原文】

三焦手少阳之脉，起于小指次指之端，上出两指之间，循手表腕①，出臂外两骨之间，上贯肘，循外，上肩，而交出足少阳之后，入缺盆，布膻中②，散落③心包，下膈，循属三焦；其支者，从膻中②上出缺盆，上项，系耳后直上，出耳上角，以屈下颊④至䪼⑤；其支者，从耳后入耳中，出走耳前，过客主人前⑥，交颊，至目锐眦⑦。（《灵枢·经脉篇》）

【注释】

①手表腕：即手与腕的表面。薛生白更进一步指出，手表腕为手表之腕阳池穴。

②膻中：指两乳之间正中部位。又经穴名。

③落：即"络"之借字。

④颊：《甲乙》、《脉经》、《千金》均作'额"《十四经发挥》手少阳三焦经

之图，所画之循行路线亦如此，因此作"额"为是。

⑤頔：音拙与准通，"汉高祖，隆出页（准）龙颜。"（《中文大辞典》）

⑥客主人：即"上关穴"，在耳前起骨开口处。

⑦锐眦：即眼外角，又经穴名。

【原文】

是动则病耳聋浑浑焞焞①，嗌肿喉痹。（《灵枢·经脉篇》）

【注释】

①浑浑焞焞：焞应作淳，形容听觉模糊不清，耳内出现轰轰的响声。

【原文】

胆足少阳之脉，起于目锐眦，上抵头角，下耳后循颈行手少阳之前，至肩上，却交出手少阳之后，入缺盆；其支者，从耳后入耳中，出走耳前，至目锐眦后；其支者，别锐眦，下大迎，合于手少阳，抵于頔，下加颊车，下颈合缺盆以下胸中，贯膈络肝属胆，循胁里，出气街，绕毛际①，横入髀厌②中；其直者，从缺盆下腋，循胸过季胁③，下合髀厌中，以下循髀阳④，出膝外廉，入外辅骨⑤入前，直下抵绝骨⑥之端，下出外踝之前，循足跗上，入小指次指之间；其支者，别跗上，入大指之间，循大指歧骨内出其端，还贯爪甲，出三毛⑦。
（《灵枢·经脉篇》）

【注释】

①绕毛际：阴毛分布之处。

②髀厌：即髋关节部，俗称大转子骨。

③季胁：胸胁下两侧的软肋部，亦称季肋，相当于11、12肋骨部分。

④髀阳：髀关节的外侧相当于股骨大转子的部位。按文中所指，即股（大腿）外侧。

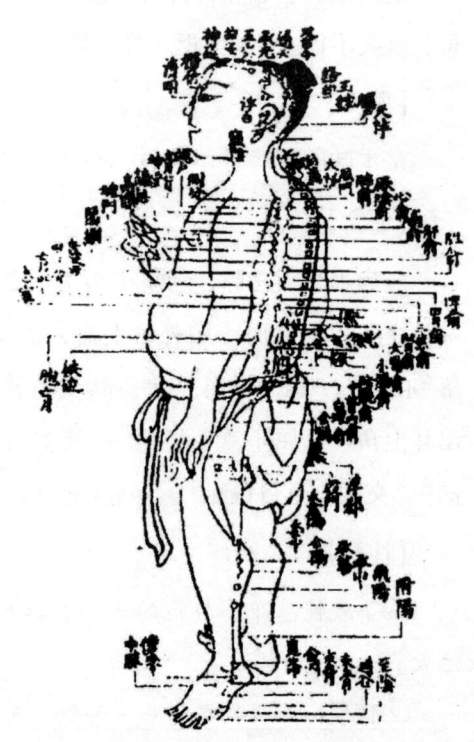

《十四经发挥》图中的足太阳膀胱经之图

⑤辅骨：骨名。指膝傍由股骨下端的内外上踝和胫骨上端的内外侧髁组成的突骨。

⑥绝骨：穴名，位于小腿前外侧，外踝上3寸，腓骨前缘下腓骨长肌腱间。

⑦三毛：足大趾爪甲后二节横纹前。

【原文】

是动则病口苦，善太息，心胁痛不能转侧，甚则面微有尘①，体无膏泽，足外反热，是为阳厥②。（《灵枢·经脉篇》）

【原文】

是主骨所生病者③，头痛，颔痛，目锐眦痛，缺盆中肿痛，腋下肿，马刀侠瘿④，汗出振寒，疟，胸胁肋髀膝外至胫绝骨外髁⑤前及诸节皆痛，小指次指不用。（《灵枢·经脉篇》）

【注释】

①面微有尘：形容面色灰暗，象有尘土一样。

⑦阳厥：指足少阳之气厥逆为病。

③是主骨所生病者：张倬："肝主筋，胆为肝之府，故亦主之，世本作是主骨所生病者，误。"

④马刀侠瘿：系指瘰疬。生于腋下的叫马刀；生于颈部的叫侠瘿。

⑤髁：《古今医统》作踝。宜从。

【原文】

肝足厥阴之脉，起于大指丛毛①之际，上循足跗上廉，去内踝一寸，上踝八寸，交出太阴之后，上腘内廉，循阴股②，入毛中，过阴器③，抵少腹，挟胃属肝络胆，上贯膈，布胁肋，循喉咙之后，上入颃颡④，连目系⑤，上出额，与督脉会于巅；其支者，从目系下颊里，环唇内；其支者，复从肝别贯膈，上注肺。（《灵枢·经脉篇》）

【注释】

①丛毛：足大趾二节后方横纹处，颇多毛，故名丛毛。

②阴股：股内侧。

③过阴器：《甲乙经》作环阴器。阴器，指外生殖器。

④颃颡：音杭嗓，指咽后壁上的后鼻道，是人体与外界进行气体交换的必经

通路。即软腭后鼻咽腔部。

⑤目系：眼球内连于脑的脉络。

【原文】

是动则病腰痛不可俯仰，丈夫癀疝①，妇人少腹肿，甚则嗌干，面尘脱色。（《灵枢·经脉篇》）

【原文】

是主肝所生病者，胸满呕逆飧泄②，狐疝③遗溺闭癃。（《灵枢·经脉篇》）

【注释】

①癀疝：疝气病的一种，症见睾丸肿痛下坠，癀亦作㿗。

②飧泄：飧音孙，飧泄，症见大便稀薄、完谷不化。

③狐疝：疝气病的一种，症见阴囊胀痛，时大时小，时上时下。

【原文】

为此诸病，盛则泻之，虚则补之，热则疾之，寒则留之，陷下则灸之，不盛不虚，以经取之。（《灵枢·经脉篇》）

【名家论述】

朱汝功："陆瘦燕对'盛则泻之，虚则补之'，用科学实验手段研究极深。他常用的迎随补泻法，用以治心绞痛而脉伏，针'内关'首先针尖向上（迎），用补的手法而脉出，继则针尖向下（随），用泻的手法而痛止。又如常见的'肝病传脾'，治以疏肝健脾，通腑逐垢，手法：提插捻转补泻法留针20分钟。取肝经荥穴'行间'慢按紧提泻之，以泻肝木有余之气；再取脾经荥穴'大都'紧按慢提补之，以治其脾虚；佐补胃募'中脘'，健运中州之气，开郁解闷；取大肠募穴'天枢'，运用捻转泻法，以通腑气而化积滞。遂使阴阳平衡而收速效"。按：此在《灵枢》补泻手法中尝鼎一脔，一隅可以三反也。

【凡按】

十二经脉为病，共同的治疗方法是：属实的要用泻法，属虚的要用补法，属热的要用速刺法，属寒的要用留针法，阳气内衰而脉虚下陷不起的要用灸法，不实不虚的从本经取治。调节人体阴阳，使之恢复平衡，重要的是辨析机体偏离正常状态的方向，是虚还是实，是寒还是热，是太过还是不及等等。然后采取相应的措施，促使机体发生与偏离方向相反的运动，以最后恢复阴阳平衡为宗旨。

从辨证的角度看，补虚泻实是调阴与阳的一种具体措施。调节阴阳这种方法的一个很大优点，是可以不考虑机体偏离正常状态的实体性原因，不细究在偏离过程中和在纠正过程中机体内部发生了怎样的具体变化，只要弄清楚治疗手段与机体证候变化方向的关系就行了。调阴与阳是负反馈调节的一种朴素形态，它不限于针灸，于中医学各种治疗方法都必须遵循这一基本原则。

从而说明每个症候不是疾病本身，而是机体动员起来对抗致病因素的防卫机制反应，是机体借以重新获得其失去的平衡，恢复其内在环境稳定的手段。为了帮助机体重新建立秩序，医生应该帮助和强化这些反应，而不抑制它们。

【原文】

营气之道，内谷为宝①。谷入于胃，乃传之肺，流溢于中，布散于外，精专者行于经隧②，常营无已，终而复始，是谓天地之纪③。故气从太阴出，注④手阳明，上行至面注足阳明，下行至跗上，注大指间，与太阴合，上行抵脾。从脾注心中，循手少阴，出腋下臂，注小指之端，合手太阳，上乘腋出颃内，注目内眦，上巅下项，合足太阳，循脊下尻⑤下行注小指之端，循足心注足少阴，上行注肾，从肾注心，外散于胸中。循心主脉，出腋下臂，出两筋之间，入掌中，出中指之端，还注小指次指之端，合手少阳，上行注膻中，散于三焦，从三焦注胆，出胁注足少阳，下行至跗上，复出跗注大指间，合足厥阴，上行至肝，从肝上注肺。（《灵枢·营气篇》）

【注释】

①内谷为宝：内，音义同纳。内谷就是进饮食的意思。

②精专者行于经隧：意谓饮食精微中纯而清的精粹部分。经隧，指经脉。

③天地之纪：在此可理解为自然规律。

④注：含有传注、流注、转输的意义。

⑤尻：音考，尾骨、臀部。

【名家论述】

傅景华："'经络'是一种生命活动现象，而不是一种具体的'物质结构'。十二经脉，奇经八脉等均为生命信息传递以及生命活动联系过程中出现的各种生命运动方式。这一生命活动现象尽管与所有的生命物质有关，但不是一种具体的

'物质'。而且只有在生命活动过程中这一现象才存在，离开人的生命活动过程，在显微镜和实验室里很难找到一个拥有具体形态和结构的'经络'。经络和输穴的活动相近于一种概率现象。如在生命信息的运行机制中，那些活动的密集反映部位就可能表现为经络和输穴现象。经络、输穴和体表部位的相对特异性便决定了诊察和治疗的相对特异性。'内景隧道，惟返观者能照察之'，经络和输穴的发现，是入静状态下自在意识对生命活动的体验和领悟，而不是劳动人民在生产活动中被石块刺伤后的经验和总结。"

【凡按】

《内经》指出，不同脏腑发生病变会在相应的经脉循行部位，呈现出一定的病态反应。例如肝病常见胁肋疼痛，疝气、癃闭。又例如现代医学所说的白塞氏综合征（眼、口、外生殖器粘膜溃疡），只能描述这样一种现象，都无法说明这些溃疡之间有什么联系，经脉学说中的"肝经"循行，却将三处联为一体。并因这些部位均隶属于"肝"，故可以容易确立相应治则。心病常见胸闷痛、气短、肩背胀，例如心区疼痛沿着心经路线向上肢尺侧放射。脾病常见腹胀体重，肺病常见胸满、咳喘、臂酸，肾病常见目如无所见、腰膝痛痿，胃痛针足三里而立即缓解，如 S_1 型坐骨神经痛沿着膀胱经循行路线放射等等。这些症状发生的部位都是该脏所属经脉经过的地方。因此又可依据经络的作用，进一步推求病因的性质，病变的类型和机制。所以《灵枢·卫气篇》云："能别阴阳十二经者，知病之所生。"宜参考《难经·十六难》："然，是其病有内外证"诸条。

十二正经之外，还有十二经别和十二经筋。十二经别是十二经别出的延伸部分，十二经筋是分布于机体表层筋肉的十二条通络，同样以手足三阴三阳分类，并与同名的十二正经有一定的对应

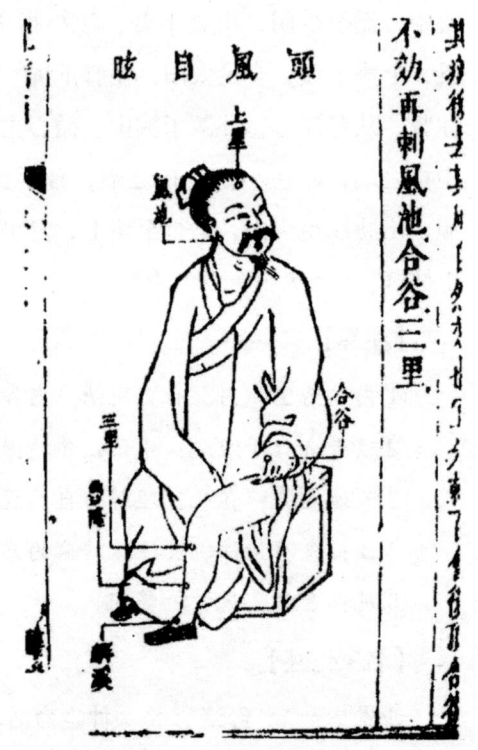

明代傅仁字《审视瑶函》眼科针方图中的头风目眩取穴图

关系。络脉是有别络、孙络、大络、浮络等的分别，它们与经脉组成一个密布周身，通达上下、渗贯表里的网络，把脏、腑、肌肉、四肢、九窍、百骸、皮毛所有组织器官缀成一个统一整体。

凡十二经脉及奇经八脉所反映出来的病证，需辨证用药者，均散见于本书下篇——类证系方。

（二）奇经八脉

【原文】

任脉者，起于中极之下①，以上毛际，循腹里，上关元，至咽喉，上颐循面入目②。冲脉者，起于气街③，并少阴之经④，侠脐上行，至胸中而散。……督脉者，起于少腹以下骨中央⑤。女子入系廷孔⑥，其孔，溺孔之端也。其络循阴器合篡间⑦……。（《素问·骨空论》）

【注释】

①中极之下：张景岳："中极，任脉穴名，在曲骨上一寸，中极之下，即胞宫之所。任冲督三脉皆起于胞宫而出于会阴之间。"

②上颐循面入目：新校正云：按《难经》、《甲乙经》无上颐循面入目六字。

③起于气街：高士宗："气街乃腹气之街，脐左右脉之处。"张志聪："气街即气冲，系足阳明经穴，在少腹毛中间两旁各二寸，横骨之两端。"张景岳："起，言脉外之所起，非发之谓也。"

④并少阴之经：丹波元简："按虞庶云：《素问》曰：并足少阴之经《难经》却言并足阳阴之经。"李时珍云："足阳明，去腹中行二寸。少阴，去腹中行五分，冲脉行于二经之间也。"其注为是。

⑤骨中央：张志聪注："下骨中央，毛际下横骨骨之中央也。"

⑥廷孔：张志聪："廷孔，阴户也，尿孔之端，妇人之产门也。"

⑦篡间：篡，《太素》、《甲乙》并作"篡"是，《文选·笙赋》注"篡"聚貌，谓肛门皮肤相聚外，《千金方》"若下重不收，篡反出"，即后世谓"脱肛翻花"。（《黄帝内经素问校注》）

【名家论述】

凌耀星："奇经八脉"的名称，首见于《难经》。在《内经》中有关于任、冲督等八条经脉的论述，散见于《灵枢·五音五味篇》、《素问·骨空论》等文中。《难经》却把任脉、督脉等八条经脉集中归纳，总称之曰"奇经八脉"，并指出其不同于十二经脉的功能特点。

六、诊 法

日医高阶枳园说："诊病有四因、六证、十二候、三诊、七视。四因者谓外因，内因，内外别因，内外合因。六证者，初中终，顺险逆。十二候者，谓寒、热、虚、实、浅、深、缓、急、平、间、常、变。三诊者，谓持脉、按腹、审禀。七视者，谓问源、寻证、望色、观形、听声、嗅气、谛习。盖此五法三十二则，乃和汉往圣先贤之遗训，而吾门之所历验，苟审诊视察病源证候者，不可不精密焉。"此说与《难经·六十一难》"神圣工巧"之论相得益彰。邓铁涛：中医有一个独特的认识疾病的理论体系，"四诊"就是其中的一个组成部分，把它批判地继承下来，这是创造我国统一的新医药学所不可缺少的。

（一）望 诊

1. 五色吉凶

【原文】

夫精明①五色者，气之华也。赤欲如白裹朱②，不欲如赭③；如欲如鹅羽，不欲如盐；青欲如苍璧之泽，不欲如蓝；黄欲如罗裹雄黄，不欲如黄土；黑欲如重漆色，不欲如地苍④。五色精微象⑤见矣，其寿不久也。（《素问·脉要精微论》）

【注释】

①精明：姚止庵："精明以目言，五色以面言，言目之光彩精明，面之五色各正，乃元气充足，精华发现于外也。"

②白裹朱：马莳："白当作帛"。以帛裹朱，隐然红润而不外露之象。

③不欲如赭：赭，赭石也。不应象赭石那样，色赤带紫，没有光泽。

④地苍：《太素》卷十杂诊作"炭也，一曰地青。"形容色青黑晦暗而无光泽。张景岳："地之苍黑，枯暗如尘。"

⑤精微象：张景岳："五脏六腑之精气，皆上注于目，而为之精，故精聚则神全。若微颠倒错乱，是精衰而神散矣，岂久安之兆哉。"吴昆注："精微象见，言真元精微之气，化作色相，毕现于外更无藏蓄，是真气脱也，故寿不久。"

【名家论述】

孙曾祺："两目的精明和面部的五色，都是内脏精气发出来的一种光华。'夫精明五色者，气之华也。'形象地说明了眼神和面色是人体气血精华的集中表现。"

【凡按】

《内经》论述了色之顺逆与神之盛衰的密切关系。指出色现润泽为有神，枯晦为失神。清·喻嘉言说："察色之妙，全在察神。血以养气，气以养神，病则交病。失睡之人，神有饥色。丧亡之子，神有呆色，气索而神自失养耳。"（《医门法律》）察色全在察神，此话值得玩味。清·俞根初："望形察色，辨舌诊神在乎识；选药制方，定量加减在乎胆。"此要语不烦。

【原文】

故色见青如草兹①者死，黄如枳实者死，黑如炲②者死，赤如衃血③者死，白如枯骨者死，此五色之见死也。青如翠④羽者生，赤如鸡冠⑤者生，黄如蟹腹⑥者生，白如豕膏⑦者生，黑如乌⑧羽者生，此五色之见生也。生于心，如以缟裹朱⑨；生于肺，如以缟裹红绀⑪；生于脾，如以缟裹栝楼实⑫；生于肾，如以缟裹紫⑬。此五脏所生之外荣⑭也。（《素问·五脏生成篇》）

【注释】

①草兹：之兹，应作"兹"，"兹"形近易误。（《说文·玄部》。）一黑也，一般说草色青青象征草的丰茂，如果草色黑了那是草的生命将尽，所以经文说是死色这是很清楚的。可知"兹"误为"兹"的由来已久。（《新医林改错》）

②黑如炲：即烟熏尘土，其色黑暗枯黄。

③赤如衃血：高士宗："衃，凝聚之血，赤兼黑也。"

④青如翠：《说文》："翠，青羽雀也"。翠鸟名，羽毛呈青色而有光泽。

⑤赤如鸡冠："赤而鲜明，如鸡冠也。"即赤而鲜红光润。

⑥黄如蟹腹：螃蟹之腹，色微黄而润。

⑦白如豕膏：豕即猪，膏，即油。豕膏，即猪板油，其色白光滑润泽。

⑧黑如乌羽：乌，鸟名，即乌鸦，其羽毛乌黑而光泽。

⑨如以缟裹朱：缟，白色之绢；朱，深红色，以缟裹朱为白里透红，既有光泽而又含蓄不露。故张景岳云："以缟裹物者，谓外皆白净而五色隐然于内

见也。"

⑩缟裹红：红，指浅红，或称粉红，其色浅淡。缟裹红，即白色而带淡红，润泽光亮。

⑪缟裹绀：《说文》："绀，帛深青扬赤色。"绀，即深青含赤色之丝织品；缟裹绀，指色青紫而光泽。

⑫栝楼实：中药名，果实成熟时其色黄而润泽有光。以缟裹之，则白色中隐现有黄红而光泽。

⑬缟裹紫：紫，黑而兼红之色。缟裹之，其色黑红明亮。

⑭外荣：荣，就是丰彩美观的意思。外荣，言脏气充盛于内，荣光焕发于外的意思。张景岳："凡此皆五脏所生之正色，盖以气足于中，而后色荣于外者若此。"

【名家论述】

赵棣华："观五色而知脏病，观五色而知生死。这种朴素的唯物辩证，观察体表与内脏的生理、病理学的关系，成为中医临床上'从内知外，从外测内'的理论根据。"

【凡按】

望诊察色，在《内经》中主要指诊察面部五色和光泽的变化。由于五色根源于五脏，所以观其面部色泽，即可判断其内脏的盛衰。本篇分别用常色、病色、死色三种情况来说明病情之轻重和预后吉凶。且人体的筋、骨、脉、毛、发、色泽等，都是内脏与体表相互适应的征象。正如文中指出：心者"其华在面，其充在血脉"，肺者"其华在毛，其充在皮"；脾者"其华在唇四白，其充在肌"，肝者"其华在爪，其充在筋"，肾者"其华在发，其充在骨。"说明五华五体连属五脏，此即脏居于内，形见于外的表现。因此，五华为五脏精华外现的地方，是五脏活动表现于外的现象，可推断出五脏气血的病变，在中医诊断上是有一定的意义的。

2. 五色部位

【原文】

明堂者鼻也，阙者眉间也，庭者颜也，蕃者颊侧也，蔽者耳门也，其间欲方大，去之十步，皆见于外，如是者寿必中百岁。

雷公曰：五官之辨奈何？黄帝曰：明堂骨高以起，平以直，五脏次于中央，六腑挟其两侧，首面上于阙庭，王宫在于下极，五脏安于胸中，真色以致，病色不见，明堂润泽以清……五色之见也，各出其色部。部骨陷①者，必不免于病矣。其色部乘袭者②，虽病其，不死矣。雷公曰：五官具五色何也？黄帝曰：青黑为痛，黄赤为热，白为寒。（《灵枢·五色篇》）

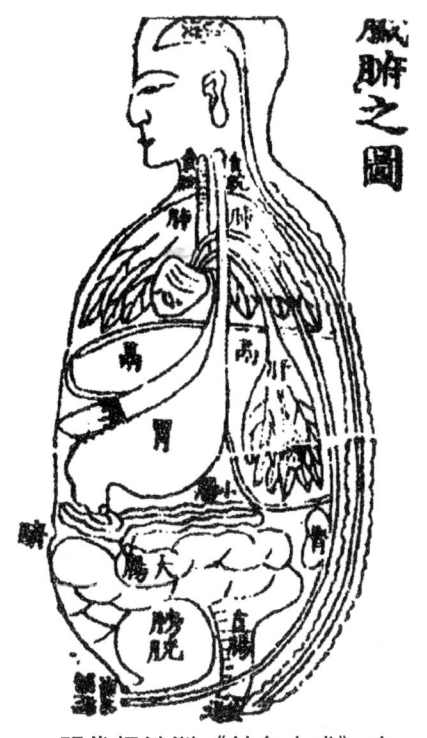

明代杨继洲《针灸大成》中的侧人脏腑之图

【注释】

①部骨陷：部，是指五脏所分布在面部的各个部位。骨陷，是指该部所出现的病色，有深陷入骨的征象。

②乘袭者：在此指母子相承，即母之部见子之色。张志聪："承（乘）袭者，谓子袭母气也。如心部见黄，肝部见赤，肺部见黑，肾部见青，此子之气色，承（乘）袭于母部。"

【名家论述】

郭霭春："本条主要是对于以五色观察疾病的问题加以阐明，因而叙述了五色的部位、主病以及观察方法，并说明根据面部色泽的变化，可以推测脏腑疾病的浅深。所以说'审察泽夭，谓之良工'。"

【凡按】

古人通过临床而得出的经验："青色"与"黑色"多属寒症痛症，因为寒性凝滞的作用；黄色与赤色多属湿症与热症，湿热相蒸就会出现黄色；热则血络充盈，就会出现红色；白色为寒，寒性收引，血络收缩，往往出现白色。临证须与脱血亡津之白色相鉴别。

【原文】

庭①者，首面也；阙上②者，咽喉也；阙中③者，肺也；下极者，心也；直下④者，肝也；肝左右，胆也；下⑤者，脾也；方上⑥者，胃也；中央⑦者，大肠也；挟大肠者，肾也；当肾者，脐也；面王以上者，小肠也；面王⑧以下者，膀胱子处也；颧者，肩也；颧后者，臂也；臂下者，手也；目内眦上者，膺乳也；挟绳而上⑨者，背也；循牙车⑩以下者，股也；中央者，膝也；膝以下者，胫也；当胫以下者，足也；巨分⑪者，股里也；巨屈⑫者，膝膑也。此五脏六腑肢节之部也。（《灵枢·五色篇》）

【注释】

①庭：《甲乙》卷一第十五作"颜"。

②阙上：《甲乙经》作"眉间以上"。

③阙中：《甲乙经》作"眉间以中"。

④直下：应肝，指鼻柱部位。

⑤下：指肝之下。亦即鼻之准头部位应脾。

⑥方上：指鼻准头的两旁处，即迎香略上方。

⑦中央：即面之中央，谓迎香之外，颧骨之下，大肠之应也。

⑧面王：即鼻尖部。

⑨挟绳而上：绳，指耳边部位。耳边如绳突起，故曰绳。"挟"是近也。

⑩牙车：即牙床，颊车穴部位。

⑪巨分：巨，大也。巨分，指上下牙床大分处。

⑫巨屈：在颊下的曲骨部。

【名家论述】

孟庆云："全息藏象学说在理论上打破了部分整体之间的绝对界限，揭示了生物体的统一性，不仅可以解释一些诊疗方法的原理，针刺麻醉的机理，发现新穴位等，而且在方法论上它提出了局部反映整体和整体最优的特性，这都和现代一般系统论的思想相符合，这对生命和自然界构造的辩证统一，有了更深一层的认识。"（《中医理论渊薮》）

【凡按】

五脏面部全息图，在《内经》提出以后，不断得到发展和充实，包括眼的五轮学说、八廓学说、寸口脉学说等。

其次，全息藏象学说丰富中医治疗学的方法，如面针疗法、鼻针疗法、耳针疗法、小儿推拿疗法等。除这些特定疗法之外，还可以按全息藏象学说原理，如某一部或脏腑的疾病，可以通过治疗另外部位来解决。全身疾病，可以通过局部治疗得到调整。如《内经》"上病下取，下病上取，中病旁取"之类，而收到整体调节之效。

【原文】

雷公曰：以色言病之间甚奈何？黄帝曰：其色粗以明①，沉夭②者为甚，其色上行者病益甚，其色下行如云彻散者病方已。五色各有脏部，有外部，有内部也。色从外部走内部者，其病从外走内；其色从内走外者，其病从内走外。病生于内者，先治其阴，后治其阳，反者益甚；其病生于阳者，先治其外，后治其内，反者益甚。（《灵枢·五色篇》）

【注释】

①色粗以明：粗，此作明显讲。色粗以明，即面部的颜色显而明。

②沉夭：沉滞晦暗的意思。

【凡按】

如何从色泽的表现，来判断疾病的轻重？病人面色明润的为病轻，晦滞的为病重；色上行的如黑色出于天庭病势严重；色下行的如天庭的黑色消散不见，为疾病将愈的现象。五色见于面部，分别现于脏腑所属的部位，有外部（属六腑），有内部（属五脏）。病色从外部走向内部的，为病邪从表里入；病邪从内部走向外部的，为病邪从里出表。病从内生的，当先治其内，后治其外，病从外生的，先治其外，后治其内。内外表里颠倒误治，会引邪深入加重病情。

然而，《灵·素》论脉，以胃气为本，望色以润泽为本。凡诊脉有胃气者生，无胃者死。凡望色润泽者生，沉夭者死。脉以胃气为本，色以润泽为本，法异而理同。

3. 见微知著

【原文】

雷公曰：小子闻风者，百病之始也；厥逆者，寒湿之①起也，别之奈何？黄帝曰：常候阙中，薄泽②为风，冲浊③为痹，在地为厥，此其常也，各以其色言其病。（《灵枢·五色篇》）

【注释】

①寒湿之：《灵枢经》校勘本云：此后应据《甲乙》补所字。

②薄泽：与浮泽同，指色浮浅而光泽。

③冲浊：冲是深的意思，浊是浑浊不表。冲浊即色深沉而混浊的意思。

【名家论述】

孙曾祺："'各以其色言其病。'夫五色合五行，内合五脏。人体'十二经脉，三百六十五络，其气血皆上于面，而走空窍。'(《灵枢·邪气脏腑病形》)，五脏的精气都要上注于面，所以察面部五色可以测知五脏精气的盛衰。'有诸内，必形诸外'，'察外知内'，这是五色诊的理论依据。"

【凡按】

许多病的开始，多由风邪引起；厥逆病变，多由寒湿引起。如何从面色上鉴别？在通常情况下，观察两眉间的气色变化，色泽浮薄而光泽的，是风病；沉浊而晦暗的为痹病。若沉浊晦暗的颜色出现在地阁（颏之别名）部位（环唇乌紫），为厥逆病。这是根据面色的不同来判断疾病的一般方法。

【原文】

雷公曰：人不病卒①死，何以知之？黄帝曰：大气②入于脏腑者，不病而卒死矣。雷公曰：病小愈而卒死者，何以知之？黄帝曰：赤色出两颧，大如母指③者，病虽小愈，必卒死。黑色出于庭，大如母指，必不病而卒死。（《灵枢·五色篇》）

①"卒"：音足，死，突然死亡。

②"大气"：大邪之气，指极峻厉的病邪言。张景岳："大气，大邪之气也。大邪人者，未有不由元气大虚而后邪得袭之，故致卒死。"

③"大如母指"：母指即大指，形容博聚成块的病色，常见于肺结核病。

【名家论述】

华元化："凡人五脏六腑，荣卫关窍，宜平生气血顺度，循环无终，是为不病之本。若有缺绝，则祸必至矣。要在临病之时，存神内想，息气内观，心不妄视，著意精察，方能通神明，探幽微，断死决生，千无一误。死之征兆：如面色望之如青，近则如黑者死。张口如鱼，出气不返者死。妄语错乱及不能语者死。面目直视者死。舌卷卵缩者死。汗出不流者死。目眶陷者死。精神恍惚，撮空裂衣者死"。（《中藏经》）

孙光荣："有诸内必形诸外，故见外可以知内，察声色形证以决死生，永不失为医者必知之法。"

【凡按】

本节经文指出在色诊中出现的几种会突然死亡的病象，尤其是《中藏经》所述死证更接近于现实，这是古人临床实践得出来的宝贵经验。对大气入脏腑而卒死一节，近代医家如张锡纯有所发挥。他说："夫人之膈上，心肺皆脏，无所谓腑也。经既统言脏腑，指膈下脏腑可知，如膈上之大气，入于膈下之脏腑，非下陷乎？无气包举肺外以鼓动合辟之机，则呼吸顿停，所以不病而猝死也。"因制"升陷汤"三方，可作为学习这段经文理论联系实际的参考。(《衷中参西录》)

推之于"头倾视深"元气下陷也。心脏性喘息，宗气下陷也内脏脱垂，中气下陷也。李东垣、张锡纯用益气升陷法，即《内经》大气以举之的原理。

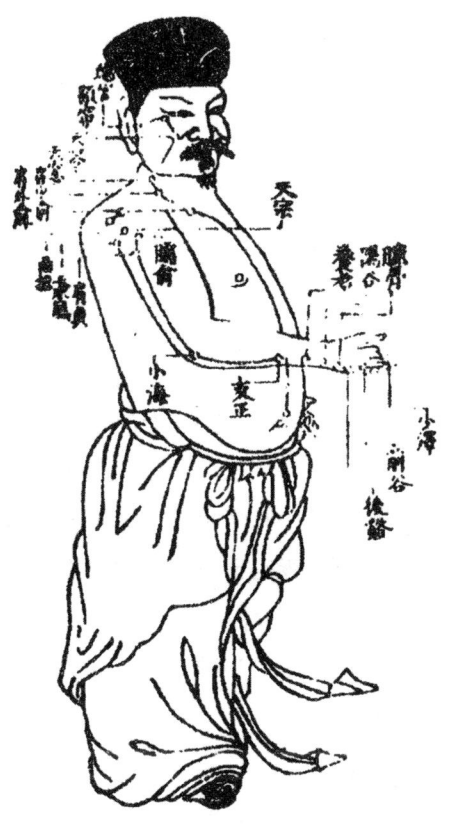

《十四经发挥》图中的手太阴小肠经之图

【原文】

沉浊为内，浮泽为外，黄赤为风，青黑为痛，白为寒，黄而膏润为脓，赤甚者为血，痛甚为挛，寒甚为皮不仁。五色各见其部，察其浮沉，以知浅深，察其泽夭，以观成败，察其散抟①，以知远近，视色上下，以知病处，积神于心。以知往今。故相气不微，不知是非，属意勿去，乃知新故。色明不粗，沉夭为甚；不明不泽，其病不甚。其色散，驹驹然②，未有聚；其病散而气痛，聚未成也。(《灵枢·五色篇》)

【注释】

①抟：音义同团，聚结不散的意思。

②驹驹然：驹，幼马，奔驰无定，驹驹然，是形容病色如驹无定，乃散而不聚之象。

【名家论述】

孙曾祺："五脏的脏真之气内充，五色的表现应含而不露，隐然内现。若五脏之色尽露于外而不含蓄（如高血压之颜如渥丹，肺结核的颧如红桃），亦为脏真之气衰竭于内的危象。从五色之善恶，可以诊断疾病的变化，'测其泽夭，以观成败'，这是望诊中的重点。"

【凡按】

"黄赤为风，青黑为痛，白为寒"，此病态之常色也。欲知常色，必先知常色之变，欲知常色之变，必先知常色变中之变。何则？饮酒者脉满络充，故目红息粗而色赤；肝浮胆横，故趾高气扬而色青，奔走于风雪中者寒侵肌肤，故色青紫而闭塞；奔走于暑日中者，热袭皮肤，故色赤而浮散；恐惧者精神荡惮而不收，故色脱而面白。此皆常色变中之变，知其常色变中之变，可以诊其病色变中之变。即所谓"积神于心，以知往今"是也。

【原文】

女子色在于面王，为膀胱之处①之病，散为痛，抟为聚，方圆左右，各如其色形。（《灵枢·五色篇》）

【注释】

①子处：即女子的"子宫"反映在面部者。

【凡按】

《难经·六十一难》云："望而知之谓之神"，即"望其五色以知其病。然而，望整个面色不难，但在整个面色中察其局部之异，如"膀胱子处（宫）色明润光泽主妊娠之诊，我省名老中医谭礼初曾验证二例。一例早孕，形容枯瘦，医作膨胀治，独即膀胱子处润泽，谭老断为妊娠，届期产一女孩。"又一例贺氏××分娩一男孩后，腹部仍然隆起，众说纷纭，谭老视其膀胱子处色润泽，形神相合，还有一胎，果然二十余天后，顺产一男。

又"小便淋闭，鼻头色黄"……非留神诊察者不易审知。如鼻梁部皮肤出现红花斑块病损，高起皮肤面，并向两侧面颊部扩展，见于系统性红斑性狼疮，中医谓之"日晒疮"，与蛔虫病的白色蝴蝶斑恰成对照。

4. 外象内应

【原文】

肝热病者，左颊先赤①。心热病者，颜先赤②。脾热病者，鼻先赤③。肺热病者，右颊先赤④。肾热病者，颐先赤⑤。（《素问·刺热篇》）

【注释】

①左颊先赤：高士宗："热，赤，火色也。肝木居左，故肝热病者，左颊先赤。"

②颜先赤：高士宗："心火居上，故心热病者，颜先赤。"

③鼻先赤：王冰："脾气合土，土王于中，鼻处面中，故占鼻也。"

④右颊先赤：王冰："肺气合金，金气应秋，南面正理之，是其右颊也。"

⑤颐先赤：张志聪："腮下谓之颐，肾属水，而居北方，故颐先赤。"

【名家论述】

章虚谷：此更详五脏热邪未发，而必先见于色之可辨也。左颊、颜、鼻、右颊、颐是肝、心、脾、肺、肾脏之气，应于面之部位也。病虽未发，其色先见。可见邪本伏于气血之中，随气血流行而不觉。更可印证《难经》所云："温病之脉，行在诸经，不知何经之动也。"故其发也，必随生气而动，而先见色于面，良工望而知其邪动之处。乘其始动，即刺泄之，使邪势杀而病自轻。亦即《难经》所云："随其经之所在而取之"者，是上工治未病也。用药之法。亦可类推矣。（《温热经纬》）

赵绍琴："中医的传统说法，心气通于舌，舌尖部属心，边缘属肝胆，中心属胃腑，舌根属肾，是有一定道理的。舌及口腔粘膜与内脏粘膜相联系。故观察舌质色泽和口腔粘膜的情况，可以得知内脏的异常变化。如麻疹早期，口腔粘膜上出现费·科氏斑，说明肺及胃肠粘膜同样在发疹。故表现为咳嗽、腹泻等。凡舌质红者，其人内脏也必潮红。如猩红热杨梅舌，色赤如朱，其内脏之色亦必如是；热毒下利者舌红，其肠道内粘膜也发炎肿胀潮红可知；温病初起舌红，咽部红肿疼痛，推测其内肺系及消化道也当发炎红肿矣。中医以舌红为营分、血分热盛，意义极为广泛，不仅于温病有诊断意义，而且在内、外、妇、儿各科杂病中，凡见舌红者，皆属营、血分热盛，并必与内脏相属，若再结合脉证，综合判断，可以提高诊断意义。"（《中国名老中医药专家学术经验集》）按：此一隅三反，弥足珍贵。反之，舌质淡，苔润白，口不渴，小便清者，是内寒之诊也，这是传统医学早已发现人体生命与舌诊相关的全息现象。

【原文】

凡诊络脉，脉色青则寒且痛，赤则有热。胃中寒，手鱼①之络多青矣；胃中有热，鱼际络赤；其暴黑者，留久痹也；其有赤有黑有青者②，寒热气也；其青而小短者，少气也③。（《灵枢·经脉篇》）

【注释】

①手鱼：张景岳："手鱼者，大指本节间之丰肉也。鱼虽手太阴之部，而胃气至于手太阴，故可以候胃气。"

②有赤有黑有青者：张景岳："其赤黑青色不常者，寒热气之往来也。"

③其青小短者，少气也：张景岳："青为阴胜，短为阳不足，故为少气也。"

【名家论述】

孙曾祺："《灵枢·雅客篇》：'肺心有邪，气流于两肘；肝有邪，其气流于两腋；脾有邪，气流于两髀；肾有邪，其气流于两腘'。肘、腋、髀、腘都是该脏所属经络在肢体上必经之处。本条'手鱼'之络反映胃中寒热情况亦即，'夫十二经脉者，内属于脏腑，外络于肢节'的具体体现。"

【凡按】

络脉色青，是寒邪凝滞而产生疼痛；络脉色赤，有热象。胃中有寒，手鱼际部分的络脉多见青色；胃中有热，手鱼际部的边缘多呈赤色。络脉显露黑色，是邪留日久的痹证。络脉颜色兼有赤、黑、青的，是寒热错杂的现证；络脉青色而部位短小的，是气虚证，这就是诊断的客观依据。（参《内经灵枢译释》）

5. 整体观察

【原文】

形气相得①，谓之可治；色泽以浮，谓之易已②……形气相失①，谓之难治；色夭不泽，谓之难已③。（《素问·玉机真藏论》）

【注释】

①形气相得：马莳："气盛形盛，气虚形虚，谓之相得，其病可治。若形盛气虚，气盛形虚，则形气相失，谓之难治。"

②谓之易已：张景岳："泽，润也，浮，明也，颜色明润者，病必易已也"。王冰注："气色浮润，气血相营故易已。"

③谓之难已：王冰："天，谓不明而恶。不泽，谓枯燥也。"吴崑注："天之五气，生人五色，既失其色，又不润泽，是气血皆坏，充养之难也，故难已。"

【名家论述】

叶天士："凡论病，先论体质、形色、脉象。"

【凡按】

中医重整体观察，如《素问·五脏别论》云："凡治病必察其（上）下，（候）适其脉，观其志意，与其病（能）也。"（丹波元简按：当从太素，补上字，候字。下文其病下，补能字。）上指藏象之可阅者，下指二便之代谢情况。切脉以诊虚实盛衰，观摩其精神意志，与其病态的表现，如本条对形诊、气诊、色诊言简意赅作了高度概括。

【原文】

诊病之道，观人勇怯①、骨肉、皮肤，能知其情，以为诊法也。（《素问·经脉别论》）

【注释】

①勇怯：这是指体质强弱。吴崑注："壮者谓之勇，弱者谓之怯。"

【名家论述】

张景岳："勇可察其有余，怯可察其不足，骨可以察肾，肉可以察脾，皮肤可以察肺，望而知其情，即善诊者也。"

【凡按】

勇怯何关于诊断，而《内经》表而出之？盖"壮者气行则已，怯者着而成病。"正与诊察有关。

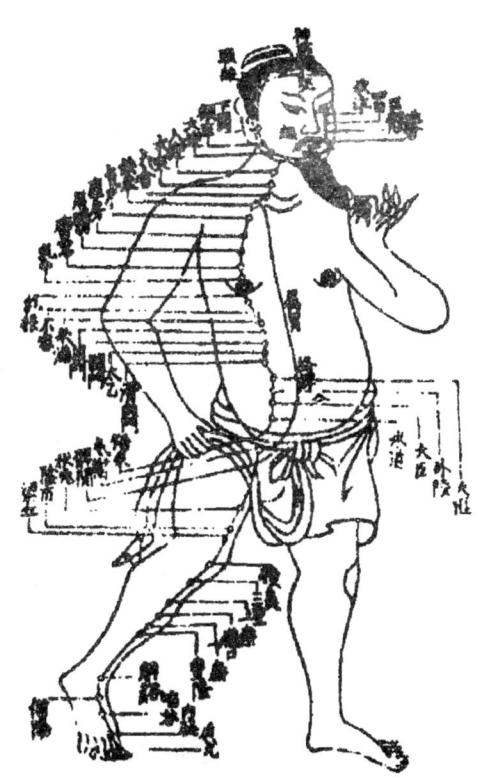

《十四经发挥》图中的足阳明胃经之图

【原文】

帝曰：决生死奈何？岐伯曰：形盛脉细，少气不足以息者危[1]；形瘦脉大，胸中多气者死[2]。形气相得者生，参伍不调[3]者病。三部九候皆相失者死。……目内陷[4]者死。

瞳子高[5]者，太阳不足，戴眼[6]者，太阳已绝，此决死生之要，不可不察也。（《素问·三部九候论篇》）

【注释】

①少气不足以息者危：张景岳："形盛脉细而少气不足以息者，外有余而中不足，枝叶盛而根本虚也。故危亡近矣。"

②胸中多气者死：吴崑："若人形体消瘦，而脉反大，胸中更多气，是阳有余，阴不足，阴不足则孤阳不独留，故死。"

③参伍不调：王冰注："参谓参校，伍谓类伍。"张琦注："参伍，谓以三部九候互相比较"。

④目内陷：为脱血、脱水之征，所谓"睛定目陷统号神亡"。

⑤瞳子高：指目上视之症。

⑥戴眼：指病人眼睛上视，不能转动，为太阳经绝证。

【名家论述】

杨永璇："《临证验舌法》说：'舌者心之苗也'，五脏六腑之大主也，其气通于此，其窍开于此者也。查诸脏腑图，脾、肺、肝、肾无不系根于心；核诸经络，考手足阴阳，无脉不通于舌。则知经络脏腑之病，不独伤寒、温病发热有苔可验，即凡内外杂证，也无不一呈其形，著其色于舌……据舌以分虚实，而虚实不爽焉；据舌以分阴阳，而阴阳不谬焉；据舌以分脏腑，配主方，而脏腑不差，主方不误焉。"（《名老中医之路》）

日医云："脉有不凭则凭于舌。"（《先哲医话》）按：所见略同。可见验舌是望诊中的一个重要方法。

【凡按】

形气望诊法，必先知经络之部位，辨形体之浅深，审其异同，察其常变。刚强者形气有余，柔弱者形气不足，肥者常多血少气，瘦者常多气少血。"形盛脉细，少气不足以息"，"形瘦脉大胸中多气"，是由生理病理的改变，造成偏盛偏衰，阴阳失衡以致"阴阳离决"。所以《内经》强调"形气相得者生，参伍不调者病"。示人以履霜坚冰至之意。

（二）闻　诊

1. 闻声知病

【原文】

五音不彰，五色不明，五藏波荡，若是则内外相袭①，若鼓之应桴，响之应声，影之似形。故远者司外揣②内，近者司内揣外，是谓阴阳之极③，天地之盖④。（《灵枢·外揣篇》）

【注释】

①袭：及也，相袭是互相影响而言。

②揣：推测。"司外揣内"就是观察外表，可以推测内脏病变。

③阴阳之极：这些道理是阴阳的高深理论。

④天地之盖：孙鼎宜曰："盖当作会，叠韵误会。'会'谓集聚天地之理合而为一也。"

【原文】

五藏相音①，可以意识。（《素问·五脏生成篇》）

肝……在音为角，在声为呼。心……在音为徵②，在声为笑。脾……在音为宫，在声为歌。肺……在音为商，在声为哭。肾……在音为羽，在声为呻。（《素问·阴阳应象大论》）

【注释】

①相音：张景岳注："相，形相也；音，五音也。相音，如《阴阳二十五篇》所谓木形之人，比于上角之类，又如肝音角，心音徵，脾音宫，肺音商，肾音羽。若以胜负相参，藏否（即善恶）自见，五而五之，二十五变，凡耳聪心敏者，皆可意会而识。

②徵：音旨，五音之一。

【名家论述】

《春秋左传》载："吴季札观乐以知政，其声音可以言传，可以意会。"

【凡按】

"视喘息，听音声"，都是从外以知内。然而角、徵、宫、商、羽，五音辨病，宫为低音（为四音的基础音），商为次低音（哀怨低沉），角为中音（调而直），徵为次高音（和而美），羽为最高音（高亢激越）。声入则心通，如《春秋左传》所载季扎之观乐，可以言传，可以意会。

2. 闻声识变

【原文】

五脏者，中之守①也，中盛脏满，气胜伤恐者，声如从室中言，是中气之湿也②。言而微，终日乃复言者③，此夺气也。衣被不敛，言语善恶，不避亲疏者，此神明之乱也④。仓廪不藏者，是门户不要也⑤。水泉不止⑥者，是膀胱不藏也。得守者生，失守者死⑦。（《素问·脉要精微论》）

【注释】

①中之守：五脏属阴，其功能特点为"藏而不泻"。宜守而不失，故曰"中之守"。张景岳："五藏各有所藏，藏而勿失，则精神完固。故为中之守也。"

②中气之湿也：王冰注："中，谓復中。盛，谓气盛，藏，谓肺藏。气胜，谓胜于呼吸而喘息变易也。夫腹中气盛，肺藏充满，气胜变息，善伤于恐，言声不发，如在室中者，皆腹中有湿气乃尔。"

③终日乃复言者：张志聪注："此言五藏之精气虚，而发声之如也，微者，声气微弱也。终日复言者，声不接续也。"《伤寒论》曰："实则谵语虚则郑声，郑声音，重语也。"

④神明之乱也：吴崑注："衣被不敛。去其衣被，无有羞恶也。言善恶不避新疏。虽亲亦骂詈也。此神明内乱者所为。"张志聪云："此论邪气盛而正气昏乱。"心主神明，神明乱，当为心脏之失。

⑤门户不要也：张景岳注："要，约束也。幽门、阑门、魄门、皆仓廪之门户，门户不能固则肠胃不能藏，所以泄利不禁。脾藏之失守也。"

⑥水泉不止：指小便失禁，为肾脏失守。张景岳注："膀胱与肾为表里，所以藏津液。水泉不止而遗溲失禁，肾脏之失守也。"

⑦失守者死：吴崑云："上文五者得守，则藏气冲和，故生。失守，则藏气败绝，故死。"

巫君玉："'言而微，终日复言者，此气守也。''终日'当有二义。张注：'微者，声气衰微也'，'终日复言者'，'气不接续也'。此终日指一日而言，盖病久气衰也；言而微是其常，突然语声壮厉是其变，即终日之另一意义——临终之日，语声忽然壮厉，乃'残灯之将灭，反照之不长也。'此旋即'气夺'的死亡表现。"按：此与《伤寒论》："病者，当不能食，今反能食，此名'除中'，必死。本质同，而现象不同。"

【原文】

所谓气虚者，言无常也①；尺虚者，行步恇然②。（《素问·通评虚实论》）

【注释】

①气虚者，言无常也：张景岳："气虚即上虚，气虚于上，故言乱无常，谓语言断续，不能持久。"《庄子》司马注："常，久也。"

②恇：音匡，恇然，怯弱也。

【名家论述】

丹波元简："尺虚，谓尺肤脆弱。《论疾诊尺篇》云：'尺肉弱者，解亦安卧'（疲乏嗜睡），乃与行步恇然同义也。诸家以为寸关尺之尺。误矣。"

【名家论述】

巫君玉："尺肉弱，尺脉弱均属'尺虚'，应兼蓄其义，不应外尺脉之弱。"按：此评诚是，不然，未有尺脉不虚而行步恇然者。

【凡按】

闻诊是诊察病人的语言、呼吸、痰鸣等声音的变化，如《史记·扁鹊仓公列传》："闻病之阳，论得其阴；闻病之阴，论得其阳"。此种闻阳以知阴，闻阴以知阳，在其他的临床上可以广泛推论。《素问·阴阳应象大论》曰："视喘息，听音声而知所苦。"后世医家在听诊的基础上，还发展了嗅诊，即通过嗅病人排泄物以

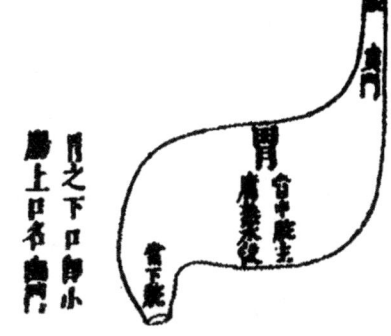

明代张介宾《类经图翼》
脏腑图中的胃脏图

诊断疾病，湘乡名医刘裁吾以嗅气味断痢疾生死，"其气臭如腐尸败鳅者死，臭而酸者生。"屡验。这样，推而广之，闻诊的内容就更加完善了。

（三）问　诊

1. 疑神于思

【原文】

闭户塞牖①，系之病者，数问其情，以从其意。（《素问·移精变气论》）

【注释】

①牖：音有，即窗户。

【名家论述】

李士材："未诊先问，最为有准。"

张志聪："闭户塞牖，无外其志也。神舍于心，心性之动处是谓情……数问其情，以从其情，则得其神之存亡矣。"

张景岳："闭户塞牖系之病者，欲其静而无扰也。然后从容询其情，委曲顺其意，盖必欲得其欢心，则问者不冗烦，病者不知厌，庶可悉其本末之因，而治无误也。"

巫君玉："系之病者，当有另一义，谓系于病者所欲也。"按：亦即"临病人问所便"之义是也。

【凡按】

按：《伤寒论》原序云："观今之医，不念思求经旨，以演其所知。各承家技，终始顺旧，省疾问病，务在口给，相对斯须，便处汤药……夫欲视死别生，实为难矣。"此不啻为古今"相对斯须，便处汤药"之医者痛下针砭。

【原文】

诊病不问其始，忧患饮食之失节，起居之过度，或伤于毒①，不先言此，卒②持寸口，何病能中，妄言作名，为粗所穷。（《素问·徵四失论》）

【注释】

①或伤于毒：吴崑注："毒，谓草木金石禽虫诸毒也。"

②卒：音足，突然。

原文　凡欲诊病者，必问饮食居处，暴乐暴苦，始乐后苦，皆伤精气，精气竭绝，形体毁沮[①]。暴怒伤阴，暴喜伤阳，厥气上行，满脉去形[②]。（《素问·疏五过论》）

【注释】

①沮：音举，张景岳云："沮，坏也。"

②满脉去形：王冰："逆气上行，满于经络，则神气悍散，去离形骸矣。"

【凡按】

张志聪："乐者必过于温饱，苦者必失于饥寒，是以饮食失节，寒温失宜，皆伤精气。"张景岳云："乐则喜，喜则气缓，苦则悲，悲则气消，故苦乐失常，皆伤精气。"二说可参。

【原文】

必审问其所始病，与今之所方病，而后各切循其脉。（《素问·三部九候论》）

【名家论述】

张志聪："始病者，病久而深也。方病者，新受之邪，病之浅也。"

张景岳："凡诊病之道，必问其始病，察病之由也。求今之方病者，察现生之证也。"

2. 综析诱导

【原文】

入国问俗，入家问讳[①]，上堂问礼，临病人问所便[②]。黄帝曰：便病人奈何？岐伯曰：夫中热消瘅[③]则便寒，寒中之属则便热。（《灵枢·师传篇》）

【注释】

①讳：俗称"忌讳"。张景岳："讳者，忌也。人情有好恶之偏，词色有嫌疑之避，犯之者取憎，取憎则不相合，故入家问讳。"

②临病人问所便：杨上善："便。宜也。问病人寒热等病，量其所宜。随顺调之，故问所便。"

③中热消瘅：因热而致之消渴病，此指中消。其表现为多食，易饥。王冰："消，谓内消；瘅，谓伏热。"

【名家论述】

张景岳：“便者，相宜也，有居处之宜否，有动静之宜否，有阴阳之宜否，有情志之宜否，有气味之宜否，临病人而失其宜，施治必相左也，故必问便人之所便，皆取顺之道也。”

【凡按】

此条强调问诊之要，提出“临病人问所便”，医生还要注意风俗习惯及影响病人的周围环境，如洞庭湖周边的“血吸虫病”，河南林县的“食道癌”等。

【原文】

人之情，莫不恶死而乐生，告之以其败，语之以其善，导之以其所便，开之以其所苦，虽有无道①之人，恶②有不听者乎。（《灵枢·师传篇》）

【注释】

①无道：不按正常规律行事。

②恶：读乌，“恶有”即何有的意思。

【名家论述】

李士材：“‘不失人情’一曰病人之情，二曰傍人之情，三曰医人之情……圣人以不失人情为戒，欲令学者思之，慎之，勿为陋习所中耳。”

【凡按】

罗马名医盖伦说：“医生有三件法宝：语言、药石、刀圭”语言放在首位，危言耸听是恶性刺激，善言安慰是良性刺激。告、语、开导、“逆从以得……不失人情”，才能以治无过，以诊则不失矣。

（四）切　诊

1. 切脉动静

【原文】

诊法常以平旦①，阴气未动，阳气未散，饮食未进，经脉未盛，络脉调匀，气血未乱，故乃可诊有过之脉。切脉动静而视精明②，察五色，观五脏有余不足，六腑强弱，形之盛衰，以此参伍③，决死生之分。（《素问·脉要精微论》）

【注释】

①诊法常以平旦：平旦之时指清晨，人之气血安静调匀，未受其他外来因素

干扰，所以脉象最能反映体内的真实情况。滑寿云："平旦未劳于事，是以阴气未动，阳气未耗散。"

②而视精明：姚止庵："精明注作穴名，误矣。盖人一身之精神，皆上注于目。视精明者，谓视目睛之明暗，而知人之精气也。"

③以此参伍：综合分析的意思。张景岳："参伍之义，以三相较谓之参，以五相类谓之伍。盖彼此反观，异同互证，而必欲搜其隐微之谓。"

【名家论述】

巫君玉：今时之人，已难诊脉必于平旦，但求患者安形静神可矣。"按：病有常变，急诊随时，不可拘于早晚，唯用志不分，乃凝于神，配合病者的默契，同样达到至治。

【凡按】

宋·崔嘉彦《四言举要》曰："脉贵有神，不可不审"。金·李东垣曰："脉中有力即有神"，如"寒热之脉无力无神，将何药石泄热去寒乎"。清·周学霆《三指禅》亦同意"脉贵有神"的说法，但他诊为"缓即为有神也，方书以有力训之，岂知有力未必有神，而有神不定在有力，精熟缓字则自知有所别裁。"他说："四时之脉，和缓为宗，缓即为有胃气也。"也就是说，周氏认为有胃气之脉，即是有神之脉。"神不使"即是无神之证，用药热之不热，寒之不寒，补之不补，泻之不泻，用针灸全无反应，此神去机息不治。

2. 独取寸口

【原文】

雷公曰：何以知经脉之与络脉异也？黄帝曰：经脉者常不可见也，其虚实也以气口①知之，脉之见者皆络脉也。(《灵枢·经脉篇》)

【注释】

①气口：即寸口。《医宗金鉴》："脉为血府，百体贯通，寸口动脉，大会朝宗。"

【原文】

气口①何以独为五脏主？岐伯曰：胃者，水谷之海，六腑之大源也。五味入口，藏于胃以养五脏气，气口亦太阴也。是以五脏六腑之气味，皆出于胃，变见于气口②。(《素问·五脏别论》)

【注释】

①气口：又称寸口。姚止庵注："气口，寸关尺之总名。"

②变见于气口：杨上善："胃为水谷之海，六府之长，出五味以养五脏。营卫之气行于太阴，其脉至于气口，五脏六腑善恶，皆是胃气所将而来，会于手太阴，而见于气口，故曰变见也。"

【凡按】

《难经·一难》云："十二经皆有动脉，独取寸口，以决五脏六腑死生吉凶之法，何谓也？然：寸口者，脉之大会，手太阴之动脉也。……五脏六腑之所终始，故法取于寸口也。"可见"独取寸口"的诊脉方法，是《难经》在继承《内经》脉诊的基础上，进一步发展加以运用的。取寸口以诊全身之疾，是中医学揭示"生物全息律"的秘奥之一。

【原文】

人一呼脉再动，一吸脉亦再动，呼吸定息脉五动，闰以太息①，命曰平人。平人者不病也。常以不病调病人，医不病，故为病人平息以调之为法。人一呼脉一动，一吸脉一动，曰少气。人一呼脉三动，一吸脉三动而躁，尺热曰病温，尺不热脉滑曰病风②，脉涩曰痹③。人一呼脉四动以上曰死，脉绝不至曰死，乍疏乍数曰死。（《素问·平人气象论》）

【注释】

①闰以太息：张志聪注："平人之咏，一呼再动，一吸再动，呼吸定息，脉计五动，盖闰以太息，故五动也。闰，余也，太息者，呼吸定息之时，有余不尽而脉又一动，如岁余而有闰也。"

②尺不热脉滑曰病风："脉滑为痰湿，若风邪伤及经脉，经气流行不畅，痰阻经脉则麻木不仁，故名曰风。"

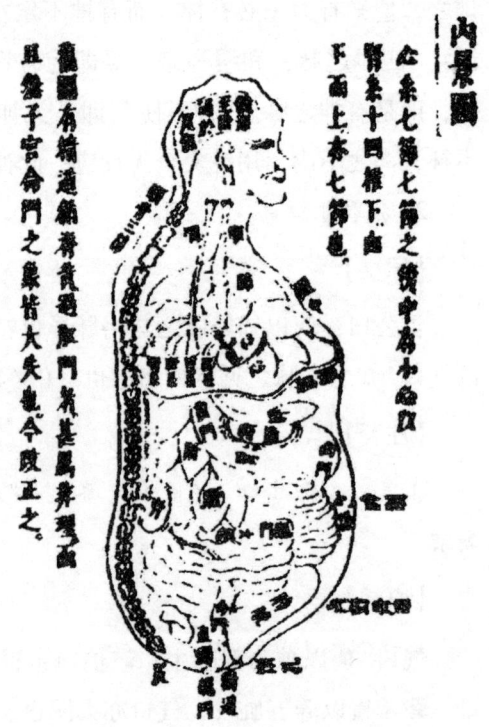

代张介宾《类经图翼》中的侧人内景图

③脉涩曰痹：涩为不滑，往来艰涩为血液衰少，气机不畅，肌肉疼痛，是为痹证。

【名家论述】

赵棣华："现代医学认为，体温每升高1℃，脉搏增快10次，所以脉数多是发热的表现。一息脉跳8次以上，即每分钟130～160次，若在160次/分以上，相当于室上性或室性心动过速，多为严重的器质性心脏病，如风心病、冠心病、肺心病、高心病、心肌梗死等，多是死证。脉乍疏乍数也相当于阵发性室性或室上性心动过速，也多是上述疾病所致。一息脉来两次多为房室传导阻滞，亦多见于器质性心脏病或迷走神经高度紧张，心肌收缩极度缓慢，所以中医说是少气。"

【凡按】

本条还提出三种死脉，都与心血管疾病出现危象有关。

【原文】

尺外以候肾，尺里以候腹中，附上左，外以候肝，内以候膈；右，外以候胃，内以候脾；上附上①右，外以候肺，内以候胸中；左，外以候心，内以候膻中。前以候前，后以候后。上竟上者，胸喉中事也；下竟下者②，少腹腰股膝胫足中事也。（《素问·脉要精微论》）

【注释】

①上附上：从尺泽至鱼际，分三段：中即中段，上即上段。

②竟：尽也。上竟上，上段之尺端，即鱼际部；下竟下，下段之端，即尽于尺部。

【凡按】

《素问·五脏别论》云："凡治病必察其上下"，本条"上竟上"，"下竟下"，即上察胸喉，下察腰股膝胫足中之事。从整体脉象中反映出局部症候，亦是"察其上下"的另一种含义。

【原文】

推而外之，内而不外①，有心腹积也。推而内之，外而不内②，身有热也。推而上之，上而不下③，腰足清也。推而下之，下而不上，头项痛也。按之至骨，脉气少者，腰脊痛而身有痹④也。（《素问·脉要精微论》）

【注释】

①内而不外：张景岳："此言察之法，当推求于脉，以决其疑似也。凡病若在表，而欲求之于外矣，然则脉沉迟不浮，是在内而非外，故知其心腹之有积也。"张志聪："推，详也。推详其脉气之偏于内外上下也。"

②外而不内：张景岳："凡病若在里而欲推求于内矣，然脉则浮数不沉；是在外而非内，故知其身有热也。"

③上而不下：张景岳："凡推求于上部，然脉只见于上，而下部则弱，此以有升无降，上实下虚，故腰足为之清冷也。"

④身有痹：有二解：1. 指上述之腰脊痹痛；2. 指麻木不仁。

【凡按】

这种举按推寻的诊脉方法，多为后人所继承，但在诊脉过程中要有聚精会神的精神，才能收到诊脉的实效。

3. 用志不分

【原文】

是故持脉有道，虚静为保。春日浮，如鱼之游在波；夏日在肤，泛泛乎万物有余；秋日下肤①，蛰虫②将去；冬日在骨，蛰虫周密，君子居室。故曰：知内者按而纪之，知外者终而始之。此六者，持脉之大法。(《素问·脉要精微论》)

【注释】

①下肤：谓脉象由浮趋沉，在皮肤之下，肌肉之中。

②蛰虫：藏伏土中越冬之虫。蛰音哲；又读作执，义与"藏"同。

【凡按】

"虚静为保"四字很重要。即《庄子·达生篇》"用志不分，乃凝于神"的具体反映。

【原文】

长则气治，短则气病，数则烦心，大则病进，上盛则气高，下盛则气胀，代则气衰①，细则气少②，涩则心痛③。(《素问·脉要精微论》)

【注释】

①代则气衰：王冰注："代脉者，动而中止，不能自还"。代则气不相续，

故为气衰。

②细则气少：正气不足，故气少。

③涩则心痛：涩脉艰涩而不滑利，为气滞血少，不能养心，故心痛，类似现代医学所指的"冠头动脉流量不畅，心肌供血不足"的反应。

【名家论述】

马莳："此为诊脉之脉体言之也。脉长则气至，以气足故应手而手。脉短则气病，以气滞故应手而短。脉来六至为数，数则火盛而烦心。脉来洪盛为大，大则邪盛而病进。上者寸也，寸盛者，为气居于高位，下者寸之下，即关也，下盛者，为气胀于中。"

【凡按】

这说明从相对的脉象中，以辨别体力的强弱，或病邪的亢进及后果的预测。

4. 平病推求

【原文】

春脉者肝也，东方木也，万物之所以始生也，故其气①来，软弱轻虚而滑，端直以长，故曰弦②。反此者病。……夏脉者心也，南方火也，万物之所以盛长也，故其气来盛去衰，故曰钩③。反此者病。……秋脉者肺也，西方金也，万物之所以收成也，故其气来，轻虚以浮，来急去散④，故曰浮。反此者病。……冬脉者肾也，北方水也，万物之所以合藏也，故其气来沉以搏⑤，故曰营⑥。反此者病。（《素问·玉机真藏论》）

【注释】

①气：指脉气，下同。

②弦：即琴弦。张景岳注："弦者端直以长，状如弓弦有力也。然软弱轻虚而滑，则弦中自有和意，肝脉应之。"杨上善注："肝气春旺，故春脉来，比草木初出。其若琴弦之调品者，不大缓，不大急，不大虚，不大实，不涩不曲。肝气亦然，濡润、柔弱、软小、浮虚、轻滑、端直，而尺部之上，长至一寸，故比之弦。"二说宜合参。

③故曰钩：来盛去衰，所以喻为如钩。杨上善注。"夏阳气盛，万物不胜盛长，遂复垂下，故曰钩也。夏脉从内起，上至于手，不胜其盛，回而衰迟，故比之钩也。"

④来急去散：吴崑："阳气在于皮毛，未至沉下，故来急。阴气渐升，阳气将散去也。"张琦："金气收降而脉浮者，承六阳盛长之后，阳气微下，自皮肤而渐降，与春夏之浮不同也。来急去散，即厌厌聂聂，如循榆荚之义，非劲急散乱之谓也。"二注可互参。

⑤沉以搏：张琦："水外阴而内阳，肾象之，故脉沉以搏。"新校正注："《甲乙经》搏字为濡（软），当从。脉沉而濡，乃冬脉之平调脉。若沉而搏击于手，则冬脉之太过也。"可参。

⑥营：张琦："营者，营垒，所谓阴在内，阳之守也。"《难经》作"石"。高士宗："营状石也，深藏之义"。

【名家论述】

赵棣华："四时正常脉象问题，本篇论述最详，即春脉如弦，夏脉如钩，秋脉如毛，冬脉如营（石）。此是形容四时正常脉象的。这种比拟，是否完全恰乎其当，尚需待探讨：春弦，经历代迄今实践认为合理；我们体会，仅为微弦；冬营不如《难经》所改为'冬石'，因冬脉多沉取，形容石沉之意，尚可理解；惟夏钩、秋毛，特别是夏脉如钩，则很难理解。若以经解经，认为万物生长，垂枝布叶下曲如钩，或如悬物之钩，如此比拟，仍不如就以'来盛去衰'的洪脉来解；又如秋毛仍不如秋浮的定义较好，假如认为脉来如羽毛的漂浮，也很牵强。"按：此种看法，值得进一步研究。

5. 色脉合参

【原文】

善诊①者，察色按脉，先别阴阳②；审清浊③，而知部分④；视喘息，听音声，而知所苦⑤；观权衡规矩⑥，而知病所主；按尺寸，观浮沉滑涩，而知病所生以治，无过，以诊，则不失矣⑦。（《素问·阴阳应象大论》）

【注释】

①善诊：张景岳："诊之一字，所该者广，如审清浊，知部分，视喘息，听声音，观规矩权衡，总皆诊法，非独指诊脉为言也，然无非欲辨明阴阳耳。"

②先别阴阳"吴崑："色与脉皆有阴阳。色之阴阳，阳舒阴惨也；脉之阴阳，太过为阳，不及为阴也。"

③审清浊：吴崑："色清而明，病在阳分；色浊而暗，病在阴分。"

④部分：即面部的五色部分。

⑤而知所苦：张景岳："病苦于中，声发于外，故可以视喘息，听声音而知其苦也。"吴崑："喘粗气热为有余，喘细气寒为不足，息高者心肺有余，息弱者肝肾不足"。

⑥权衡规矩：这里是指四时脉象，即《素问·脉要精微论》所说"春应中规，夏应中矩，秋应中衡，冬应中权。观四时所应之脉，而知病之所主者何脏。"

⑦则不失矣：新校正云：按《甲乙经》作"知病所生，以治则无过，以诊则不失矣"宜从。

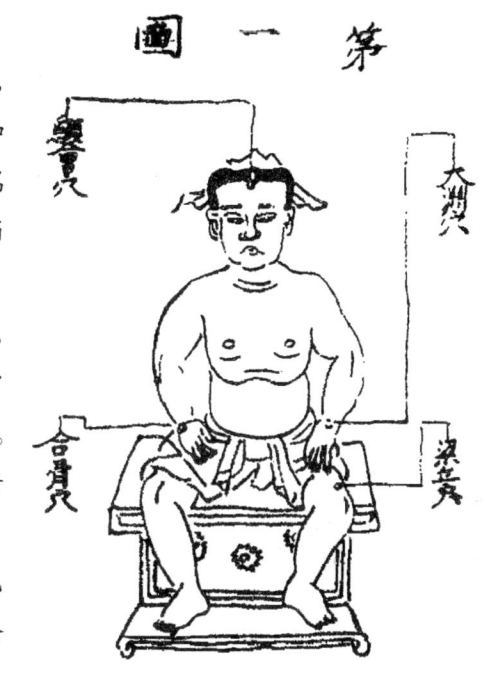

神农皇帝针经图》人形穴图中的第一图

【名家论述】

华元化："阳候多语，阴证无声，多语者易济，无声者难荣。"（《中藏经》）

张景岳："按尺寸以知上下虚实，观浮沉以知表里阴阳，明滑涩以识气血盈亏。过，失也，言不失以上诸法，以治则无过，以诊则无失矣。"

【凡按】

中医的诊法是望、闻、问、切。本节虽未言及问诊，实包含在内，因病人最清楚他的痛苦所在。只有四诊合参，才能全面系统地了解病情，作出正确的诊断。当然在现代医学发达的今天，能结合一些物理和生化检查，则更有利于诊断。

【原文】

凡治病，察其形气色泽，脉之盛衰，病之新故，乃治之无后其时。形气相得①，谓之可治；色泽以浮，谓之易已②；脉从四时，谓之可治；脉弱以滑，是有胃气，命曰易治，取之以时③。形气相失，谓之难治；色夭④不泽，谓之难已；脉实以坚⑤，谓之益甚；脉逆四时，为不可治。必察四难⑥而明告之。（《素问·玉机真藏论》）

【注释】

①形气相得：高士宗："形气色脉，皆有神机，故复言之。"马莳注："气盛形盛，气虚形虚，谓之相得，其病可治。若气盛形虚，形盛气虚，谓之相失，则难治矣。"吴崑："形与气，阴与阳也，形气相得，是阴阳相等。"

②谓之易已：张景岳："泽，润也。浮，明也。颜色明润者，病必易已也。"王冰："气色浮润，气血相营，故易已。"

③取之以时："取"，挑选也，这里指治法而言。取之以时，谓根据不同时令选用不同的治法。

④色夭：王冰："夭，谓不明则恶。不泽，谓枯燥也。"

⑤脉实以坚：吴崑注："脉实以坚，真脏之类也。殊失冲和，是病益甚。"王冰："脉实以坚，是邪气盛，故益甚也。"吴从真脏论，王从邪正解，于义皆通。

⑥四难：即上文"形气相失"、"色夭不泽"、"脉实以坚"、"脉逆四时"。王冰："此四难，粗之所易语，工之所难为。"

【凡按】

此从形气的相得相失，脉搏的强弱及有无胃气，面部色泽的润枯，疾病的新久，来观察人体正气的盛衰，邪气的强弱和病理机转，以及预后的推测。这是望、闻、问、切四诊结合的全面诊断方法，也是祖国医学诊断疾病的特点。

七、病机

《素问·至真要大论》"病机十九条"，虽然只是片断的内容，但为历代医家所习用。唐·王冰云："治病掌握了疾病机要，则用力小而收效大"。至金·刘完素针对《和剂局方》习用温燥药的时弊，将《内经》病机十九条阐发成《素问玄机原病式》以五运六气主五脏六腑病机，更引起后世医家的重视。明·张景岳继承《内经》以"气宜"言病机，特以盛、虚、有、无四字贯一篇之首尾，批评完素偏于寒凉的学术思想而补充经旨。近代医家任应秋编著《病机临证分析》及曹公寿等作《素问玄机原病式》注释，均倡导了师古不泥、创新有据的新学风，作了进一步研究和发挥，使"入道之门"的病机，在临床上确有一定的指导意义。如肖龙友说："谚云：'不读五运六气，检遍方术何济'。后世以为古圣格言，其实无关医道也。况论中明言，'时有常位，气无必然'。四方有高下之殊，四序有四时之化，百步之内，晴雨不同，千里之外，寒暄各异，岂可以一定之法而测非常之变耶。"此读书不死于句下的通人达论。

姜春华说："觉得运气之说，若按其规定则近迂，然重视其名言精义则大有用。今所用治则多出自诸篇，如'亢害承制'之理尤为临床家掌握之重要枢机。"这就是一分为二的辩证法，与上说相得益彰。

（一）病机的含义

【原文】

帝曰：夫百病之生也，皆生于风寒暑湿燥火，以之化之变也①。经言盛者泻之，虚者补之，余锡②以方士，而方士用之尚未能十全，余欲令要道必行，桴③鼓相应，犹拔刺雪汗④，工巧神圣⑤可得闻乎？（《素问·至真要大论》）

【注释】

①以之化之变也：《素问校注》云"物生之谓化，气之正者为化，物极之谓变，邪者为变，气之邪正，皆由风寒暑湿燥火，故曰"以之"，"之"犹"其"也。

②锡：《尔雅·释诂》"锡，赐也。"

③桴：击鼓杖也。

④雪汗："雪"是除也。"汗"，胡本、赵本、吴本、藏本、熊本并作"污"，"污"谓污秽不净宜从。

⑤工巧神圣：姚止庵："针曰工巧，药曰神圣。"《难经·六十一难》："望而知之谓之神，闻而知之谓之圣，问而知之谓之工，切脉而知之谓之巧。以外知之曰圣，以内知之曰神。"

【名家论述】

赵棣华："病机十九条的归类方法，是以五运六气来进行归类的。所以有一定的局限性，且六气病机，仅有五气，缺少燥气。金元刘河间补充了'诸涩枯涸，干劲皴揭，皆属于燥"一条。至于'诸'和'皆'并非指凡是、所有的意思，只能理解为多数、一般的意思。现结合临床实际，将病机十九条归纳为五脏病机，六气病机、上下病机。"

【凡按】

外因虽然是事物发展的条件，但是它在一定条件下对事物的发展也起决定的作用。故内经强调："百病之生也，皆生于风寒暑湿燥火，以之化之变也。"虽然外因相同，但机体受病的内因不同，所以病理改变亦不相同，这就是发病机理微妙之外，故经文提出："盛者泻之，虚者补之"同病异治的治疗原则。并指出，要掌握这一规律，在于学术上的"工巧神圣"，以深研内外病机。

【原文】

岐伯曰：审察病机，无失气宜②，此之谓也。(《素问·至真要大论》)

【注释】

①病机：王冰："病之机要"。张景岳："病变所由出也。"张志聪："病机者，根于中而发于外。"

②气宜：六气主时之所宜。张景岳："病随气动，必察其机，治之得要，是无失气宜也。"

【凡按】

据以上诸说，不难理解为，"病机"是各种疾病外现症状的内在联系，它包括病因、病属，病的态势、趋势、时势和疾病的发生、发展、变化及转归等。"审察"是人为的因素，不失时机，而"唯变所适"，这种高尚的医学素养难能可贵。

考《素问·至真要大论》"病机十九条"原文，属五脏五条，属体位上下二条，属火五条，属热四条，属风、寒、湿三条。此外，刘完素补燥一条。兹将《内经》"病机十九条"原文按《素问玄机原病式》序列，从复杂的病情中加以分析归纳，由博返约地指出一种辨证求因的方法。这不仅在病因学上具有一定的作用，而且在诊断治疗学上也是有指导意义的。

（二）五运主病（五脏病机）

【原文】

诸风掉眩①，皆属于肝②。(《素问·至真要大论》)

【注释】

①诸风掉眩：张景岳："风类不一，故曰诸风，掉，摇也，眩，运也，风主

动摇，木之化也，内应于肝，其虚其实，皆能致此。"

②皆属于肝：刘完素《素问玄机原病式》于此句之后加一木字，使发病机理更为形象，《内经》曰："曲直动摇，风之用也。"

【名家论述】

赵金铎："肝为风木之脏，体阴而用阳，故用药大忌辛燥升散，滋腻呆补。以柔肝熄风、清肝利胆、解郁化痰、凉血清热、益气活血为主，自拟柔肝熄风汤（枸杞子、菊花、夏枯草、桑叶、白蒺藜、生地、白芍、钩藤、地龙、珍珠母等）"。按：此养血熄风、滋阴潜阳，"亢害承制"的正治法也。

【凡按】

风，指风病而言，风病有内风、外风的区别，此处着重指内风而言。叶天士云："内风皆阳气所化。常为外风诱发。'肝木'，因肝在五行中属木，故有肝木之称。"并用以说明肝风内动所引起的眩晕症象。

此证之属实者，完素认为"眩晕而区吐者风热甚"。可见眩晕非外来之邪，乃肝风化火上扰的缘故。甚则晕厥跌仆，完素虽责之风火，但注重内火召外风，治宜清内以疏外，主用川芎石膏汤。余治一壮男，头痛如劈，目赤、口干、两太阳穴搏动可见，选用上方中的生石膏佐山栀以清内热，川芎佐薄荷以疏外风，白芍甘草以解痉挛，一服痛缓，三剂而愈。完素全方十九味不必尽用也。后人或用羚羊钩藤汤，治肝经热盛、热极动风而致手足抽搐者，方中羚羊角熄风，桑、菊、竹茹以助之，钩藤镇静，生地、芍药、甘草以益之，川贝、茯神解郁以宁神，此内风皆阳气所化之正治法也。

肝病眩晕之属虚者，包括了肝血不足和肝阳上亢的眩晕。肝血不足之眩晕，证见掉眩目花，易疲劳，爪甲变形，面色苍白，舌质淡，脉弦细；病机为肝血不足，头目失养，虚风内动；治宜养血熄风，方用四物汤加减。肝阳上亢之眩

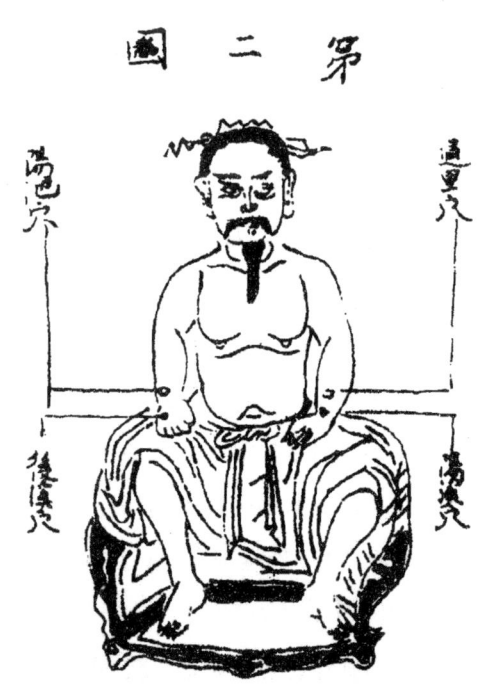

神农皇帝针经图》人形穴图中的第二图

晕，主要见症为眩晕，遇烦劳、郁怒或春季则加重，头晕、耳鸣、心烦、易怒、目涩、口干、上重下轻，苔少舌红，脉细弦。病为肝阴不足，肝阳不亢，阳亢化风，上扰头目。治宜高者抑之，养血平肝，滋阴潜阳，宜三甲复脉汤加减。

据临床所见，实证少而虚证多。上盛下虚者屡见不鲜，但"掉眩"的病机，属于痰饮、妇女崩漏或产后出血过多，以及肾阳衰微，浊阴上逆……亦各有其相当比重，如《伤寒论》82 条"太阳病，发汗，汗出不解，其人仍发热，心下悸、头眩、身瞤动，振振欲擗地者，真武汤主之"。此属"阳虚水泛"所致。朱丹溪则认为"无痰不作眩"，宜二陈汤加白术、天麻。张景岳提出"无虚不作眩"，所谓"上虚则眩"，宜归脾汤重用黄芪。这些均对"掉眩"之证作了很好的补充和概括。

【原文】

诸痛痒疮①，皆属于心②。（《素问·至真要大论》）

【注释】

①诸痛痒疮：张子和《儒门事亲》卷一第五引"疮"下有"疡"字。《素问校注》按：有"疡"字与王注合。

②皆属于心：《素问玄机原病式》"诸痛痒疮，皆属于心"作"皆属心火"，心在五行归类属火，故称"心火"。并引王冰之说："百端之起，皆自心生"，"心寂则痛微，心躁则病甚"。完素又云：心主血，为营血之本，"营气不从，逆于肉里，乃生痈肿"（《素问·生气通天论》）。说明营血壅滞不通，痛、痒、疮之所以与心有关，只是反应其内在因素。至于属寒、属虚、属实，尚须审证而定。

【名家论述】

赵棣华："诸痛痒疮，可能是诸疮痛痒。疮疡多是血分之病，心主血属营，心火亢盛，热壅血滞，阻于肌肉可发为疮疡；外来火热或湿热之邪，入侵营血，营血壅滞，血败肉腐而生疮疡。"

张景岳："热甚则疮痛，热微则疮痒。"

【凡按】

风多则痒，热多则痛，先痒后痛，风渐化热，先痛后痒，实渐转虚。诸疮痛痒多见于夏令，因气候炎热，皮肤感染的机会较多。尤其是小儿，皮肤抗御能力薄弱，更易发生头面疮疖。完素认为："夏热皮肤痒，而以冷水沃之不去者……阳气郁结不能散越，怫热内作故也。"所以完素"治风热疮疥久不愈者，主用防风通圣散"，此即《素问》"之温热者疮……汗之则疮已"之义。本方主消风解热，散郁闭，通结滞，而使气血宣通，怫郁除而病自愈。元·薛时平云："郁与通相反，郁者究病之根源，通者治法之纲要，达此二字，治疮痒之能事毕矣。"

疮疡的病机，除心火过盛，血热肉腐外，还有"膏粱之变，足（能）生大丁（疔）"。腐败变质的食物最能诱发疮疡。一屠宰者杀瘟猪，骨刺伤手五指，即生五个指疔，内服五花地丁饮，外用拔疔散，旋愈。此皆属："盛者责之"之例。疮疡初起红肿痛，多用清心火之药，如银翘败毒散、五味消毒饮之类，都有辛凉透解的作用；如疮面不甚红肿，或疼痛麻木，这是心经郁火不得外发反而内攻，以玉枢丹或蟾酥丸（针对疔毒内陷）内服外敷以清心解毒；已成脓者宜透脓，治以托里解毒之剂；久溃不敛，色呈灰白，脓水清稀，属气血两虚，心阳不振，宜人参养营汤补气血壮心阳，形寒脉细者加附片，此疮疡同而机体反应不同也。

痒症属风，"治风先治血，血行风自灭"，或凉血以祛风，或养血以熄风。一老妇阴痒久不愈，症见头晕、心慌、心悸，动则气短，给归脾汤护心以畅血行，熄风以止搔痒，良愈。又"风无湿不恋"，一患者服凉血祛风药不愈反剧，症见头重舌腻，痒处湿润，予六君子汤合三仁汤重加藿香、茵陈、晚蚕砂而愈。此"伏其所主，而先其所因也"。

【原文】

诸湿肿满①，皆属于脾②。（《素问·至真要大论》）

【注释】

①诸湿肿满："诸湿"即各种湿病（此指内湿）。"肿"，浮肿。"满"，胀满。

②脾：脾在五行归类属土，故《养问玄机原病式》称为"脾土。"

【名家论述】

杨智孚："伤脾生内湿，有因饮酒、饮水过多，或食易生湿的食品，引起湿邪困脾，湿气停留；有因脾阳、脾气虚，运化不足，津液停蓄亦生内湿。内湿盛可产生水肿、胀满等证，故曰：'诸湿肿满，皆属于脾'。"

【凡按】

脾属土，与六气中的湿同属于一类。土主湿，所以脾也主湿；脾主运化，主输布津液。脾的作用失常，则津液不能得到正常的敷布，停留于表则为浮肿，停留于里则生胀满。故张景岳云："脾主土，其化湿，土气实则湿邪盛行，……脾主肌肉，故诸湿肿满等证，虚实皆属于脾"。旨在纠正前人强调湿热化胀的片面性。刘完素则着眼于"湿病本不自生，因生于火热怫郁，水液不能宣通，即停滞而生水湿也。故完素治中满腹胀，用三花神佐丸"除陈莝，洁净府"，为急则治标之峻剂。《内经》"中满者泻之于内"，是完素用攻剂治湿热实满的理论依据。但"诸湿肿满，皆属脾土"，不能机械地搬用治湿热化胀的三花神佑丸，应注意虚实有无的变化。《内经》又指出，"脏寒生满病"。李东垣立中满分消汤，认为"寒胀多而热胀少"。此与完素的论点均据《内经》，而自有实热与虚寒的区别。另有一种痞闷膨胀而骤起，甚至二便不通，一般称之为"中满"，多属脾阳不运，寒湿内滞所致，病属《金匮要略·水肿病脉证》所指的"气分"，治宜桂甘姜枣麻辛附子汤，去麻黄、细辛、大枣，加白术，重用苏叶、藿香。服后微汗出，便尿行，"中满"自消。尤在泾说"腹满不减者实也，时减复如故者，腹中寒气得阳而暂开，得阴而复合也，此亦寒从内生，故曰当与温药。"宜附子理中汤以温脾肾之阳。

路志正云："一妇22岁，患便秘5年，靠双醋酚酊排便，先是2片，后加至22片始得一便。经住院检查，诊为'功能性巨结肠症'，拟动手术。患者不愿，证见腹胀溲少，纳差乏力，饮水浆则全身肿胀难忍，舌苔薄白而干，脉濡而弱。辨其为湿邪壅盛，阻于大肠，影响三焦气机通畅。治宜温化湿浊，宣通气机为法。仿吴鞠通宣清导浊法意，用茯苓、杏仁、藿梗、苏梗、晚蚕砂、川朴、皂角子、炒莱菔子等，仅十剂竟收全功。"此即《金匮要略》"阴阳相得，其气乃行，大气一转，其气乃散"之法同而方异，实稽古之力也。

太过与不及皆能为病，有无求责，勿为现象所惑，从而进一步理解"诸湿肿满，皆属于脾"的发病机理，是很有意义的。

【原文】

诸气膹郁[1]，皆属于肺[2]。（《素问·至真要大论》）

【注释】

[1]膹郁：胀满之义，此处指气喘。"郁"：滞而不通。张景岳云："膹，喘急

也。郁，痞闷也。"

②皆属于肺：刘完素："肺在五行归类属金，故称'肺金'。"唐·王冰："气之为用，金气同之。"

【名家论述】

姚止庵："肺主气，故诸气膹郁者，其虚其实皆属于肺。"

杨智孚："肺之虚实皆可致喘。喘虽发生于肺，其实非独肺也。他脏病传于肺，亦可致喘，故应从整体观察喘证。寻求发病之源，治之不谬。"

【名家论述】

尤在泾："如《金匮·痰饮咳嗽病脉证治》：'支饮不得息，葶苈大枣泻肺汤主之。'不得息，肺满而气闭也，葶苈入肺，通历泄满，用大枣者不使伤正也。"（按：辨证的特点，面如重枣，脉实苔黄。）"又如《金匮·咳嗽上气病脉证论》：'咳而上气此为肺胀，其人喘，目如脱状，脉浮大者，越婢加半夏汤主之。'此外邪内饮，填塞肺中，为胀为喘，为咳逆上气，越婢汤散邪之力多，而蠲饮之力少，故以半夏辅其半逮，不用小青龙者，以脉浮且大，病属阳热，故利辛寒不利辛热也，目如脱状者，眼睛胀突如欲脱落之状，气壅使然也。"按：前条泻肺气于大肠，此条开皮毛以清内饮，皆从整体以改善局部。但应注意，太阴腹胀产生之喘满是先胀后满，肾虚不能纳气之喘满是动则气喘，能俯不能抑，均非肺之本病，宜索其病因而治之。

任应秋："气喘一症，有邪实而喘的，有气虚而喘的。实喘多起于暴，声粗气长而有余，呼出为快，脉滑有力；虚喘积渐而成，声低气短而息微，活动则甚，脉微弱无神。在肺多实，在肾多虚，治肺宜开，治肾宜纳。肾虚又有精伤与气脱之分，填精以浓厚之剂，心兼镇摄，如肾气丸加沉香，郁气丸加胡桃、补骨脂之类；气脱的则虚阳无根，元海大伤，必须用人参、蛤蚧、五味子、紫河车、鹿胶、紫石英之类，以急续真元，才能挽救。"

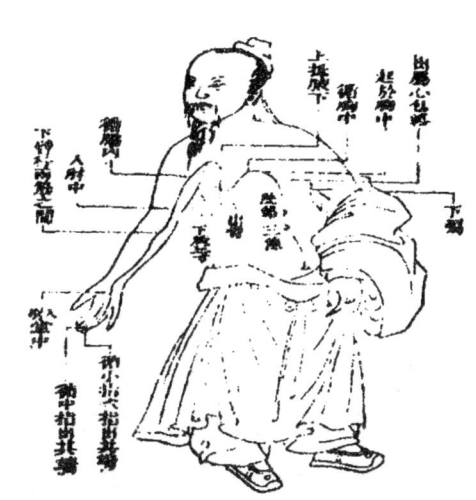

《刺灸心法要诀》中的心包络经循行图

【凡按】

肺主气，司呼吸，《素问·五脏生成篇》："诸气者，皆属于肺。"肺主肃降，喘促胸闷等证，多与肺失肃降有关。故《素问·脏气法时论》："肺病者，喘咳逆气，肩背痛。"但首先确定病机的范围，郁之属肺者，必须注意一个"气"字。

【原文】

诸寒收引[①]，皆属于肾[②]。（《素部·至真要大论》）

【注释】

①收：敛也。"引"：急也。指筋脉收缩，肢体拘急的症象。

②皆属于肾：刘完素："肾在五行归类属水，故称肾水。""收敛引急，寒之用也。故冬寒则拘缩矣"。"寒主拘挛，故急痛也"。寒在外则"四肢厥冷而屈伸不便"，寒在内则腹里拘急而急痛，"寒极则血凝泣"是两者共同的病因病机。

【名家论述】

张景岳："肾主水，其化寒，称其为寒水之脏，凡阳气不达，则营卫凝泣，而形体拘挛，皆收引之谓，若肾阳不足，则寒自内生，又肾主骨、生髓，髓充于骨，亦赖于肾阳的温养，肾阳虚，则骨寒；肾阳为脏腑经脉生气之原而温化内外，肾阳虚则中外皆寒，所以出现肢体拘急、蜷缩，形成收引之象。"按：如手足厥寒，脉细欲绝者，当归四逆汤主之，若其人内有久寒者（腹中拘痛），当归四逆加吴萸生姜汤。此方治"诸寒收引"属厥阴肝经者。

李士材："筋脉挛急，本是肝证而属肾者，以肾主寒水之化也。肾虚则寒动于中，里寒引起气血凝滞，宜桂附理中汤（丸）。从而产生卫外阳虚，四肢酥痹而拘挛者宜黄芪桂枝五物汤，加附片、姜黄、桑枝"。按：此方治冻结肩显效。"诸寒收引"，治以温肾通阳为主，如阳不虚，津液少而手足、腹里拘挛者，宜仲景芍药甘草汤治之，此通常以达变也。

周信有："病机十九条的每一条病机，都是通过主要证候表现，来审证求因，探讨病机，如肝病化风的病机，主要是通过'掉眩'的症状分析得出，即所谓'诸风掉眩，皆属于肝'，同样，心病化火，脾病化湿，肺病气郁，肾病化寒，皆是通过'疮疡痛痒'、'肿满'、'膹郁'、'收引'的症状分析得出，只有通过体表的症状分析，辨明证候性质，才能明确病因、病机，掌握疾病的本质，反映了中医病机学说的理论特点"。按：这是学习《内经病机》的一把钥匙。刘完素在五运主病中，言风病必联系春令，言火病必联系夏令，言燥病必联系秋令，言寒病必联系冬令。这些都体现了《阴阳大论》"春气温和，夏气暑热，秋气清凉，冬气凛冽"的理论。也是自然界对人体致病因素因季令不同的具体反映，而小运主病之旨，跃然纸上。

薛时平："五运有大有小，六气有主有客，大运统治一年，小运各治七十三日五刻；主气有定位之常，客气有加临之变。为民病者小运主气断然可凭，不中不远，……守真（指完素）所以独取小运主气，而不及大运客气者，诚有见乎此也"。按：此与《阴阳应象大论》："风胜则动，热胜则肿，湿胜则濡泻，燥胜则干，寒胜则浮"。相为对应，学者当互为参考，加深理解。

（三）上下病机

【原文】

诸痿喘呕①，皆属于上②。（《素问·至真要大论》）

【注释】

①诸痿喘呕："张景岳："痿有筋痿、肉痿、脉痿、骨痿之辨，故曰诸痿，气急曰喘，病在肺也。吐而有物有声曰呕，逆而不降，皆濒上焦，病在胃也。"

②皆属于上：凡肢体病弱多在下部，而曰属于上者，如《痿论》："五脏因肺热叶焦，发为痿躄也，肺居上焦，故属于上。"

【名家论述】

刘完素："手足痿弱，不能收持，由肺金本燥，燥之为病，血液衰少，不能营养百骸故也。经曰'指得血而能摄，掌得血而能握，足得血而能步'，故秋金旺则雾气蒙郁而草木萎落，病之象也，萎犹痿也。"

叶天士："《内经》治痿独取阳明，如阳明脉虚，厥阴风动，渐及足跗痿躄，长夏气泄，秋半不主收缩，显然是属于虚证。"按："此与完素所论"秋金旺则雾气蒙郁而草木萎落，病之象也"的观点一致。然叶氏立方更有巧思，可补完素未备。兹引一则于下："汤，有年偏痿，日瘦，色苍脉数，从肺热叶焦则生痿躄论治，用甘寒清上热为主，如玉竹、沙参、地骨皮、麦冬、桑叶、百合、杏仁等而愈"。徐灵胎治1例阳痿病，服补肾壮阳药不愈反剧，且口干烦燥，徐予润肺清金之剂，旋愈。此病虽异而治法同也，推之五脏亦然。

李东垣："病痿有属湿热者，燥金受湿热之邪，绝寒水生化之源，源绝则肾亏，痿厥之病大作，腰以下痿软瘫痪不能动，行走不正，两足敧侧，以清燥汤主之"。按：方名清燥，其实先治湿热，以清湿热化燥的根源。

【凡按】

朱丹溪治痿之重者用虎潜丸，此丹溪用黄柏、知母滋阴降火之变法，与河间用地黄饮子治中风后遗症之暗痱不同，彼起于仓卒，属内风，此起于积渐，属于阴虚湿热成痿。丹溪在《局方》发挥中提出风痿不能混同立治，于此可见此方与东垣治痿用清燥汤亦有区别，东垣着重在湿热成痿之初，取上下分消而保护气液；丹溪着重在阴虚湿热成痿之后，故在清热燥湿之中兼补肝肾而坚筋骨。但清燥汤可暂用，虎潜丸宜久服。汪石山治一老人痿厥，屡用虎潜丸不愈，后于虎潜丸加附子而愈，因附子有温阳之功。这是治痿的变法，可用于治疗肝肾不足，久治不愈而阴损及阳，两足常感冷者。

"喘"见于"诸气膹郁"，"呕"见于"诸呕吐酸"，兹不重复。

《痿论》云："肺热叶焦则皮毛虚弱薄急，着则生痿躄也。"可见"五脏使人痿"是由于五脏所生的精神气血，所主的皮肉筋骨，皆由肺脏输布之津液以滋养，若皮肤急薄而胶着，则津液不能转输，是以五脏皆热而生痿躄矣。然而"肺热叶焦"津不自生，必借胃纳脾运，精气上输于脾，脾气散精上归于肺所以"治痿独取阳明"，此即"治病必求于本"之义。叶天士用养胃汤滋土以润肺，亦治痿独取阳明之意。东垣治痿，着眼于胃热脾湿，方名"清燥"，以清湿热化燥之源则阳明太阴同治。其中黄柏合苍术名二妙散，为湿热化燥致痿的正药。丹溪治痿着眼肝肾，是"始为热中，末传寒中"，久病及肾，治病治人之义也。

【原文】

诸厥固泄[①]，皆属于下[②]。（《素问·至真要大论》）

【注释】

①诸厥固泄："厥"有二义：第一，昏厥而人事不省；第二，手足逆冷，即《伤寒论》谓"凡厥者，阴阳气不相顺接便为厥。"张景岳："厥"，逆也（本条属手足逆冷），厥有阴阳二证，阳衰于下则为寒厥，阴衰于下则为热厥。固，指前后不通，即大、小便不通，阳虚则阴浊不化，属寒闭。火盛则津液干涸，属热

结。泄，指二阴不固，即大小便失禁，包括泄、痢、遗尿、遗精，火衰则阳虚失禁，属寒泄，火盛则暴注下迫属热泄也。

②皆属于下：下，指下焦，即指肝肾而言，以"肝主疏泄"，肾司二便"，故云属下，"下焦如渎"、"下焦主出"，二便不通或失禁均属于下焦的作用失常，故云"诸厥固泄，皆属于下"。

【凡按】

但也有涉及到上焦肺，如小便癃闭，导水必自高源，以上窍开则下窍泄。又肺主气，肺清则气行，肺浊则气壅，况肺与大肠相表里，二便之通利与肺相关，二便失于禁固亦与肺相关，故《金匮·肺痿篇》："遗尿、小便数，以上虚不能制下，此为肺中冷"，宜甘草干姜汤以温之。《内经》亦云："中气不足则溲便为之变"，宜补中益气汤以调之。此又皆下病上取法也，活法在人，应从整体考虑。

（四）六气为病（六淫病机）

【原文】

诸病胗瘛①，皆属于火②。（《素问·至真要大论》）

【注释】

①诸热胗瘛：诸热，多种热病。胗，音冒，神志昏闷也。瘛，音翅，抽搐、筋脉拘急。邪热伤神则胗，亡阳伤血则瘛。筋脉失养，相引而急，名曰瘛。

②火：指六气中的火

【名家论述】

赵棣华："诸热胗瘛，皆属于火。高热、昏迷、肢休拘急抽搐（角弓反张，抽筋），多为六淫之火邪侵入营血，逆传心包所致。兼见神昏谵语，舌质红绛，治宜清心开窍，安宫牛黄丸、至宝丹之类；小儿惊风的高热抽风，又当以清热熄风，轻者银翘散加蝉衣、僵虫、全蝎、钩藤，重则羚羊钩藤汤化裁治

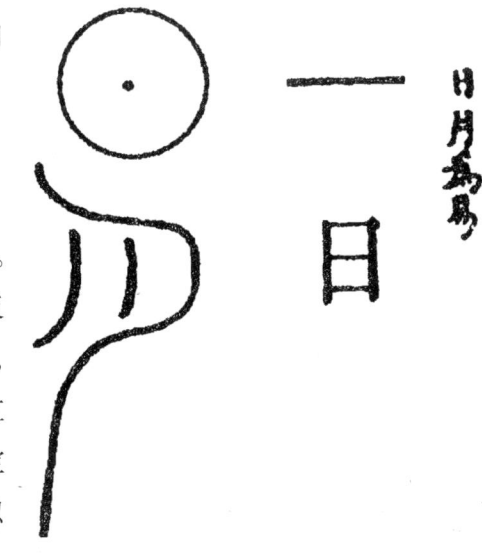

日月为易图，选自宋代佚名辑《周易图》

之"。

沈仲圭："紫雪丹以泻热开窍为长；至宝丹具透窍镇痉之能；安宫牛黄丸清心醒神，而三方均可随证与汤剂同用。小儿惊风的高热抽风，又当治以清热熄风，轻者银翘散加蝉蜕、僵蚕、全蝎、钩藤，重则用羚羊钩藤汤化裁治之。"

程杏轩："小儿感受暑风，发热不退，肢搐体重，目斜口喎，此证小儿夏间患者甚多，治之不如法，往往不救。予治此证，每用黄土一石，捣细摊于凉地，上铺荷叶，再用蒲席与儿垫卧，俟热退惊定，方可抱起。"按：此法泥土吸热，荷叶清暑。益阳名医李星鹊于50年代中期治"乙型脑炎"34例，均用此法退烧，并佐以藿香正气散加减。因舌质淡红，苔白腻，故不用宫宫牛黄丸。或问：为什么药用宣发？李氏说，治湿气郁遏之热应以"不关门"为原则。

【凡按】

临床表现为高热、昏迷、肢休拘挛抽搐（角弓反张），多为六淫之火邪浸入营血，逆传心包所致。兼见神昏谵语，舌质红绛，宜《温病条辨》的清营汤主之。如昏迷不省，治宜清心开窍。

但要注意，如妇人产后三大症：病痉、郁瞀、大便难。其中有痉、有瞀，皆属虚证，不属火。中风在络，而出现瞀、瘛症状，其病机主要是肝风、痰阻、气虚、血瘀……非火之过，常须识此，勿令误也。

【原文】

诸禁鼓慄①，如丧神守②，皆属于火。（《素问·至真要大论》）

【注释】

①诸禁鼓慄：禁，同噤，即口噤不开。鼓，即鼓颔。慄，寒战。诸禁鼓慄，多属寒冷之象，为什么也属于火证？这涉及到如何鉴别真热假寒的问题。

②如丧神守：即烦燥不安，烦燥多因内热而作，这就提示虽见"诸禁鼓慄"，从表面上看，属于寒证，但若出现"如丧神守"烦燥不安的内热炽盛症状，则应考虑为真热假寒证。当然，尚须验其舌质、舌苔、口气之臭秽、胸腹之灼热、小便之色泽加以鉴别。

【名家论述】

刘完素："火极似水，热极生寒而禁栗，宜开发上焦以升越阳气如凉膈散，或宜通泻中焦以降内热，如三一承气汤。本证多由火邪郁遏，阳气不得外达所致。"

【凡按】

喻嘉言治一伤寒病人，身热已退，十余日外，忽昏沉，浑身战栗，手足如冰，一医已合就姜附之药，嘉言阻之，用调胃承气五钱，煎成，热服半盏，片时又热服半盏，厥冷渐退，人渐清醒，这是用药微妙之处。如重剂峻攻，则心力衰弱而导致死亡，乃刘完素治此证用三一承气之经验也。仍与前药服至剂终，人事大清，忽然浑身壮热，再与大柴胡汤一剂，热退身安。或问：本病皆曰阴证，却按阳证似阴，用下药而应手生效，何故？答：凡伤寒病，初起发热，煎熬津液，鼻干、口渴、便秘，渐至发厥，不问而知为热病。若阳证忽变阴厥者，万中无一。因为阴厥得阴证，一起病便直中阴经，唇青面白，遍身冷汗，便利不渴，身倦多睡，睡则人事了了，与伤寒传经之热邪，传入转深，人事昏沉者不同。可见"人事了了"与"人事昏沉"，也是"诸禁鼓栗"辨别属寒属热之依据。

完素治战栗，是从"人之伤于寒也，则为病热"着眼的，在这个时候，"体若燔炭，汗出而散"。失治则"其病热郁甚而反寒"，再失治则"热深厥深"，反恶寒战栗，甚至脉伏不见，成为"脉厥"。寒是病的现象，热是病的本质，完素治此，经验非常丰富，此是在《伤寒论·厥阴篇》"伤寒脉滑而厥者，里有热也，白虎汤主之"的基础上作了进一步发挥。得喻嘉言的实例补充，则治真热假寒之证，胸有成竹矣。

【原文】

诸逆冲上①，皆属于火②。（《素问·至真要大论》）

【注释】

①诸逆冲上：诸逆，各种气逆。逆，凡违反正常生理功能，则为逆。冲上，即表现为上冲。

⑦皆属于火：张景岳："火性炎上，故诸逆冲上者，皆属于火。然诸脏诸经，皆有逆气，则其阴阳虚实有不同矣。"

【名家论述】

张景岳："如《素问·藏气法时论》：'肺苦气上逆'。《脉要精微论》：'肝脉搏坚而长……因血在胁下，令人喘逆。'《示从容论》：'喘咳烦冤者，是肾气之逆也。'《阴阳别论》：'二阳之病发心脾，其传为息贲也。'《灵枢'四时气篇》：'善呕，呕有苦，长太息，心中憺憺，恐人将辅之，邪在胆，逆在胃也。'《素问·骨空论》：'冲脉为病，逆气里急。''督脉为病，从少腹上冲心而痛，不得前后为冲疝也。'凡此者，皆诸逆冲上之病。虽'诸逆冲上，皆属于火'，但阳盛者，火之实；阳衰者，火之虚。治分补泻，当于此详察之矣。"按：《金匮》云："食已即吐者，大黄甘草汤主之。"此属于胃热上逆呕吐，特点是食已即吐，呈喷射状，大便秘结，治宜泻热和胃，地道一通，胃气下降，呕吐自止。《金匮》又云："火逆上气，咽喉不利，止逆下气，麦门冬汤主之。"尤在泾云："从外来者其气多实，故以攻发为急，从内生者其气多虚，则以补养为主。"前者属实火之呕吐，后者属虚火之喘逆。《多匮》又云："呕而胸满者吴茱萸汤主之。"此属胸中阳虚，而阴寒之邪上逆，故取吴茱萸之散阴降逆，人参、姜、枣补中以治冲逆之由。

【凡按】

凡呕吐、呃逆、嗳气、吐衄、气上冲胸等证，多属于火气上逆所致，但这是病的现象。张景岳列举《内经》有关气逆冲上的原文加以分析，认为人体诸脏诸经皆有气逆，证之于《金匮》之吐逆、喘逆、胸满气逆，就有虚实寒热之分，因而在治疗上有补有泻，这是符合临床实际的。因此，对于气逆上冲诸病，不能一概以实火对待，应从《内经》总的精神加以理解，不可拘执。

【原文】

诸躁狂越①，皆属于火②。（《素问·至真要大论》）

【注释】

①诸躁狂越：躁，烦躁或躁动。狂，狂乱也，言语失常，举止妄动。越，踰越常度，如登高而歌之类。

②皆属于火：诸躁狂越的各种临床表现，从其性质来看均属于一种兴奋亢进现象与火相似，所以谓之"诸躁狂越，皆属于火"。

【名家论述】

张景岳："躁，躁扰不宁也。狂，狂乱也。越，失常度也。热盛于外，则肢体躁扰；热盛于内，则神志躁烦。"

【凡按】

"罗谦甫治一例，病五、七日发狂躁乱，弃衣而走，呼叫不避亲疏，脉得六至，数日不大便，渴饮潼（羊）乳，罗说："此因触冒寒邪，失于解利，转属阳阴证，胃实谵语，又饮羊乳以助其热，两热相合是谓重阳。《难经》说'重阳者狂'，阳胜宜下，急以大承气汤一两半，加黄连二钱，水煎服之，当夜下屎数行，得汗而解，次日身凉脉缓而愈"。亦有证见双目呆视，心烦不寐，健忘怔忡，或梦中惊叫外跑，或狂笑不休，或吐黄浊稠痰，舌质红，苔黄腻，脉弦。此属痰热扰心，治宜清心豁痰，黄连温胆汤主之。

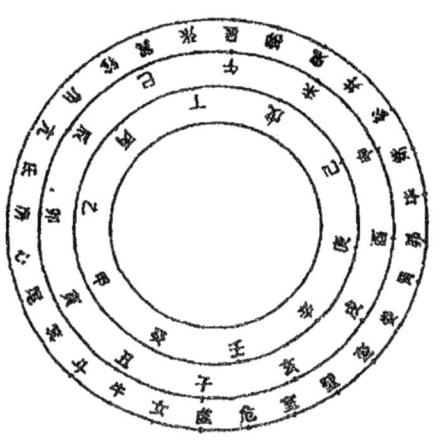

十干十二支二十八宿对应图

王孟英治一人"两目发赤，牙龈肿痛，渐至狂妄，奔走骂人，不避亲长，诊其脉大而数，重按虚数，与东洋参、熟地黄、朱砂、磁石、龙齿、菖蒲、枣仁、琥珀、金箔、龙眼肉等，投剂即安"。此属虚狂，多见于"五志之火"。

历代医家对狂越者属火，火有虚实，尚无争议，如《内经》"阳厥狂怒，治以铁落"，孟英于虚狂亦用磁石、金箔，可证。但就躁而言则有不同看法。如成无己云："烦出于心，躁出于肾。"李东垣则认为"阴躁欲坐井中"，"阳已先亡"，"内热而躁者，有邪之热也，属火；外热而躁者，无根之热也，属寒"。烦与躁不同，烦者心中烦，为内热也，躁者身体手足躁扰，或裸体不欲近衣，或欲投井中，为无根之外热，宜附子理中、四逆辈热药冷服以投之，若投凉药，则倾刻喘汗外脱而死。吴汉仙说："若阴极发躁，面赤唇焦，举动失常，欲坐卧于泥水中者，察其脉，必大而无力，景岳所谓戴阳虚狂也，非取辛热之附子，不能追还散失之元阳。"（《医界之警铎》）

然，尤在泾说："狂证未有不从惊而得者，龙齿最能安定；狂证未有无痰者，惊则气逆，逆则痰聚；狂证未有无火者，火性炎上，故登高而歌，弃衣而走，黄连能泻心火。病属阳明，故用大黄以泻之，釜底抽薪法也。"此诚为经验之谈。余治1例患者，月经瘀阻发狂，用犀角地黄汤不愈，审其舌赤苔黄、脉重按有力，加大黄应手而愈。

【原文】

诸病胕肿①疼酸惊骇②，皆属于火。（《素问·至真要大论》）

【注释】

①胕肿：张景岳曰："胕肿，浮肿也。"

②疼酸惊骇：疼，即疼痛，"酸"即痠胀，"惊骇"即惊恐骇怕。

③火：阳实于外，火在经也。这时所讲的肿，是指全身或上下半身的部分浮肿，多属暴发性，其病机是"阳气郁滞"，水邪泛滥。

【名家论述】

刘完素："治结阳证，四肢肿满，热菀（郁）不散，或毒邪攻注，大便秘涩，犀角汤主之"（《宣明论方·诸证》）。按：此方用柴胡、升麻，火郁则发之；木通化气利尿；麦冬、射干清水之上源，使肃降达于州都；芒硝、甘草得调胃之意，润肠通便，深合枢机升降之旨，具有"开门洁府"的作用。

【凡按】

疾病的证候相同而病机不同，则治法亦异。如皮肤红肿酸疼，多属于湿淅经络化热，或湿热阻滞经络，见肢体关节红肿疼酸，属热痹范畴，治宜清热除湿，通经活络，吴鞠通用宣痹汤加碱治之，"痹者气机郁闭之谓，知此字之解，则知治痹之法"。如胕肿出现关节疼酸，脉浮身重，汗出恶风，不属于阳气郁滞，而属于卫阳不足，水湿内停，宜补气以行湿，主防己黄芪汤，当据病机的转变，而同病异治。

此外，对本条亦有不同的见解者："胕同跗，足背也"，足背浮肿属火的很少见到，如果因于火热引起的丹毒、流火、脱疽，其部位大都发生在下肢胫、跗部。其症状焮热、灼痛、酸楚手不可按，按之则惊骇不安；且火毒内盛时也会影响神志，故"惊骇"不但是怕痛的表现，而且有心神不安的征象。对此种病因认识，不是心火，就是血分有火兼感湿热之邪，在治法上，丹溪用生地、黄柏、苍术、牛膝以凉血、清热、燥湿，王孟英以知柏、生地、赤芍、银翘（可加荆防）清热解毒、凉血疏风，如属"脱疽"焮肿，则用四妙勇安汤养阴活血，以清热解毒，有别于全身浮肿。后者于跗肿疼酸更为切合，可资参考。

【原文】

诸胀腹大①，皆属于热。（《素问·至真要大论》）

【注释】

①诸胀腹大：胀，胀满，包括胸、胁、胃、肠、少腹等部位；腹大，腹部胀

大，包括各种暴腹胀。

【名家论述】

张景岳："热气内盛者，在肺则胀于上，在脾胃则胀于中，在肝肾则胀于下，此以火邪所至，乃为烦满，故曰'诸胀腹大，皆属于热'。"

【凡按】

李士材治1例患者，夏令好饮水，一日来回于烈日之下，饮水计十余碗，便胀满不能食，过十多天，腹胀如抱瓮，气高而喘。士材说："皮薄而光，水停不化也，且六脉坚实，其病暴成，法当利之"，遂以舟车丸加青皮、陈皮，每服三钱，以香薷汤送，再剂而二便涌决如泉，复进一钱五分，腹减如故，用六君子汤十剂善后，此水饮内蓄，急则治标，即中满者泻之于内是也。此在完素小量给药法的基础上，加香薷汤送，则"开鬼门、洁净府、除陈莝"三法并施，故二便涌决如泉，盖外窍通则内窍泄，故见效快。必须用健脾益气药以巩固疗效，这是完素未言之旨。

人体出现胀满或腹大的原因是很复杂的，非单纯热的因素，如《异法方宜论》："脏寒生满病"。《经脉篇》："胃中寒则胀满"，病由积渐而成。《金匮要略》："腹胀时减复如故，此为寒，当与温药。"言寒胀也，东垣曰："大抵寒胀多，热胀少"。岂虚语哉？故治此者，不可以诸腹胀大，悉认为实热，而不察其盛衰之义。东垣立中满分消汤以纠完素之偏。

【原文】

诸病有声①，鼓之如鼓②，皆属于热③。（《素问·至真要大论》）

【注释】

①有声：指有声音可听。

②鼓之如鼓：句中前面一个"鼓"字作动词解，即以手叩腹，后面一个"鼓"字作名词解，即腹如鼓，外坚满，中空无物，叩之有声。

③皆属于热：张景岳云："鼓之如鼓，胀而有声也，为阳气所逆，故属于热。"

【名家论述】

刘完素："有病心腹满，旦食则不能暮食……名为鼓胀，治之以鸡矢醴，一剂知，二剂已。"

龚信："治一切肚腹四肢肿胀，不拘鼓胀、气胀、湿胀、水胀等，用雄鸡矢白四两（山林蓄养者更佳，以其多食虫蚁，寓有虫类搜剔之意）炒黄，以好酒半斤淬水，煮作一碗，过滤去渣，令病人饮之，少倾腹中气大转动作响，从大便利下，于脚膝及脐上下先见皱纹，其肿渐消。后如利未尽，再服一剂，继以温粥调理。"（《古今医鉴》）按：此方源于《素问·腹中论》。鸡矢（屎）微寒，泻下之力颇峻，宜于浊气阻滞，暴腹胀大，深合完素开通郁结的论点。这个传统经验，后人用之多效。于《千金方》、《本草纲目》等均有记载。余昔在农村遇 1 例腹胀如鼓，腹皮灼热，叩之有声患者，诸治不愈，试与"鸡矢醴"，导下积滞而胀消，与香砂六君善后而愈。取鸡矢白法：将雄鸡罩于木板上，饲以谷米，一星期后，于鸡矢堆上取其纯白。此腐浊之中，自有神奇也。

薛瘦吟："鼓胀证，湿邪入络者居多，消滞利水，徒伤气分，岂能见功，因制开郁通络饮。"按：此系轻以去实之方，与完素三花神佑丸有轻重缓急之别。

【凡按】

完素立论，既着重于"诸胀腹大，鼓之如鼓"皆属于热，而用辛苦寒药以疏通肠胃郁结，如三花神佑丸之类。但他在诊治过程中，也注意了"脏寒生满病"、"胃中寒则胀满"等热不足而寒有余的病证。他治"䐜胀"，认为是"阴盛生寒，腹满膜胀，且常常如饱，不欲饮食，进之无味，主吴茱萸汤。"用辛温大热之剂，以温化胃肠寒凝。（《宣明方论》）证明完素治热病多主寒凉，治杂病则寒温并用，仍然是"辨证论治"的。

临床上根据四肢不肿，胀惟在腹，是为单腹胀，一名鼓胀（含蛊胀）。"色苍黄，腹筋起"属肝硬化腹水，病起积渐，气结血凝，不可与暴腹胀大同日而语。治法为"损其肝者缓其中"，主要是健脾助化，温肠宣痹，使其肝脾平调，物得以化。余治 1 例晚期血吸虫病肝硬化高度腹水，医用峻泻导水无功，患者腹胀甚，欲自穿放水，余止之，认为病以水蓄，三焦的决渎功能减退，因重用苍术 30 克、鸡内金 10 克健脾以助化，黄芪 25 克益气以利尿，附片 5 克、荜澄茄 5 克温肾以宣肠肌之痹，此三焦同治而重在中焦。10 剂毕，大小便畅行，胀减肿消而愈。此"末传寒中"之治。

【原文】

诸转反戾①，水液浑浊②，皆属于热。（《素问·至真要大论》）

【注释】

①诸转反戾：转，转筋。反戾，拘挛。

②水液浑浊：水液，指小便。浑浊，指黄赤不清。

【名家论述】

张景岳："诸转反戾，转筋拘挛也。水液，小便也。河间曰'热气燥烁于筋则挛瘈为痛，火主燔灼躁动故也。小便浑浊者，天气热则浑浊，寒则清洁，水体清而火体浊故也'。"

【凡按】

水液浑浊，在人体应包括小便黄赤和浑浊如膏。小便黄赤，盛暑汗多，则赤涩而短少。即完素所说："天气热则浑浊"，属津液少而内热增的表现，用益元散。后人合生脉散（人参、麦冬、五味子），或西瓜汁以清热养阴利尿。如表寒诱发内热，中外郁结燥而无汗，口渴尿赤，完素用"石膏、知母、滑石、甘草、葱豉之类，汗出而解"。但必须具备发热、口渴、小便黄赤，才能适用辛凉重剂。此《内经》所谓"治病必察其上下"是也。

湿热相搏，易于导致"身黄发热"，而完素却从《素问》"肝热病者，小便先黄"这个论述察觉湿热郁结在里，不等待明显的黄疸出现，先给栀子柏皮汤。这对后人防治传染性肝炎，用茵陈甘草汤、田基黄等清热利尿，有很大的启发。

朱丹溪云：转筋皆属血热，用四物汤加黄芩、红花等。论点与完素合，以热甚易于脱水。不过，以转筋仅为热证，总失全面。如《灵枢·阴阳二十五人篇》云："血气皆少，则善转筋"。其中亦各有虚实之不同者，如伤暑霍乱而为转筋，热之属也，宜用甘酸凉润之剂，柔和以养筋——如芍药甘草汤之

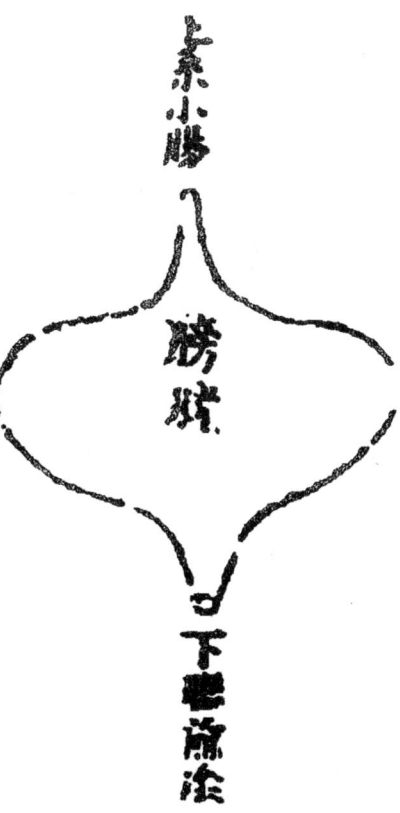

明代高武《针灸聚英》脏腑图这膀胱图

类；如冒非时风寒，寒湿中脏而为霍乱转筋，寒之属也。宜用温热之剂，理中气，温煦经脉以逐阴邪——如附子理中汤加木瓜（收合血津之余）之类。此寒热之治虽异，而补液之法则同。

水液浑浊，小便黄赤属热者固多，而由于阴虚内热，见于虚损病例者亦复不少。此类病人必出现五心烦热、失眠、口干、舌红、舌裂等症。后人用六味地黄汤去山萸加白芍、麦冬、五味以养阴清热。又（《灵枢·口问篇》）说："中气不足，溲便为之变"。气陷而阳郁于下，则小便黄赤，脾虚消化不全，则小便浑浊。义有如此，证之转筋者亦然，寒热之治虽异，而补液养筋之法则同。掌握"有无求责"之经旨，则有助于对本条的全面理解。

【原文】

诸呕吐酸①，暴注下迫②，皆属于热③。（《素问·至真要大论》）

【注释】

①诸呕吐酸：完素云："烦渴呕吐，皆热证也"。"酸者，热郁所致，如饮食热则易于酸矣"。

②暴注下迫：完素云："暴注，卒暴注泻也。肠胃热盛而传化失常，火性急速故如是也。""下迫：后重里急，窘迫急痛也"。

③皆属于热：完素云："暴病急速，故皆属于热。"

【名家论述】

吴崑："火有炎上之象，故呕。酸，肝之味也。火胜制金，不能平木，木旺而协于热，故吐酸（按：实是胃酸上泛的反应）。肠胃热则传化失常，故暴注，火性急速之象也。火能燥物，又急且速，故令下迫。"

【凡按】

对本条之理解宜从吐出物或排泻物之"声"和"势"方面着眼。临床常见，饮食入口即吐，呕吐如喷射状，烦热不宁，渴欲饮水，水入即吐，舌红苔黄，脉弦滑数，此热呕之属也。治以清热解毒，宜五花地丁饮，方中蒲公英清胃热，再加藿香、白蔻以宣化湿浊，另用锈铁一块烧红，放置钵内，加入黄连2克（不要烧焦），开水淬之，俟冷兑药，呷服（即少量多次服）。结合平肝降逆，立效。仍呕不止者，用面粉一两，鸡蛋清一个，白酒调成面团，按揉患者胸部，揉过的面团中可以发现丝状物如羊毛，民间称为"羊毛疹"。经过服上方及外治法，一般即能止呕进食。

吐酸，完素提出"热郁致酸"的论点。东垣认为："杂病醋心，浊气不降，欲为中满，寒药岂能治之乎？"朱丹溪曰："或问：吐酸，《素问》明以为热，东垣又以为寒，何也？曰：《素问》言热者，言其本也（即致酸的因子），东垣言寒者，言其末也（即成酸的结果）。"余尝治吐酸，用黄连吴萸各制炒，随时令选为佐使，苍术茯苓为辅，汤浸蒸饼为小丸（巫注：蒸饼即馒头），仍教以粝食蔬果自养，则病亦安。丹溪治吐酸从左金丸，其理由是"吞酸者湿热郁积于肝，而伏于肺胃之间，宜吴萸顺其性而折之，此反佐之法也，必以炒黄连为君，以清其胃热。"丹溪善治寒热错杂之证，如此可见一斑。

"暴注下迫"，多见于急性发作之热毒痢，上吐下泻，烦躁口渴，舌红苔黄，脉弦滑，肛门灼热，泻出如喷射状，热痢和热泻，可选用白头翁汤、葛根芩连汤加减，亦有"热结旁流"属阳明腑证，如"少阴病，自利清水，色纯青，心下必痛，口干燥者，急下之，宜大承气汤"。通其结而利自止。

疾病的反应是千变万化的，不能拘于一点看问题。"诸呕吐酸，暴注下迫"，也有属寒属虚者。正如张景岳说："阴阳盛衰，则变加冰炭，胡可偏执为论。"其鉴别在于呕吐物、泻出物的色、声、臭味，舌象、脉象等方面所反映的症征不同。责其所同，求其所异，则思过半矣。

【原文】

诸暴强直[①]，皆属于风[②]。（《素问·至真要大论》）

【注释】

①诸暴强直：暴，突然发作，张景岳："暴，猝也。"强，读疆，筋骨不能自主谓之强。直，手足僵硬，不能屈伸谓之直。强直即筋病强劲不柔和也。

②皆属于风：张景岳："肝主筋，其化风，风气有余，如木郁之发，善暴僵仆，肝邪实也，风气不足，软戾拘缓，肝气虚也。此皆肝木本气之化，故曰属风，非外来虚邪贼风之谓。"按，此即叶天士"内风皆阳气所化"的立说根据。

【名家论述】

巫君玉："有高热神昏齐发之抽搐当亦属此范围，热闭舌红而尖刺，目睛色红，治宜凉开，用至宝、紫雪、安宫牛黄丸之类"。

赵棣华："诸暴强直，皆属于风。突然角弓反张，四肢拘急，或半身不遂，属于风的表现。多为热胜生风或肝风内动。但热胜生风多有高热、昏迷；肝风内动多有眩晕、脉弦。这里要注意'暴'字，暴强直才属于风，不暴而强直者，则不一定属风了。"

【凡按】

此外亦见金创痉、产后痉、脐风撮口、破伤风等，其特点：牙关紧闭，吞咽困难，颈项强直，四肢抽搐，角弓反张，不能转侧，呼吸急促，痰涎涌盛（破伤风则呈苦笑颜），宜以止痉散、羚羊钩藤汤、芍药甘草汤加减。如狂犬病的喉头痉挛（恐水症），宜止痉散结合《金匮要略》的下瘀血汤（大黄、桃仁、䗪虫）加紫竹根煎服，当下血如猪肝，则愈。癫痫，民间亦称"羊痫风"、"猪婆风"，临床表现为突然暴仆，强直抽搐，两目斜视，口吐白沫，人事不省等症状，发作醒后如常人。病久体虚者常以归脾汤加建菖，配合白金丸内服，能控制其发作。

【原文】

诸痉项强①，皆属于湿②。（《素问·至真要大论》）

【注释】

①诸痉项强：痉，痉症，身体劲直而背反张，摇头戴眼，口噤肢挛。项强，颈项强直。

②皆属于湿：注家颇多不同的见解，河间认为是湿兼风化，景岳认为湿兼寒化，吴鞠通则认为，"六淫皆能致痉，而以风为主要因素，并以六淫致痉为实证，产后、久病、风家误下、湿病误汗为虚痉。中湿即成痉证者少见，因为湿性柔而下行，不似风性刚而上升，其间有兼风之痉，如小儿吐𪖠（按：𪖠音现，即小儿不呕而吐乳）"。"欲作痫（按：即痉厥）者，五苓散最妙"。这不是治风而是治湿，因为吐𪖠就是"湿胜中满"的反映，即完素所谓"兼化而非风"的例证。

【名家论述】

薛生白："湿热证，三四日即口噤，四肢牵引拘急（即《内经》'湿热不攘，大筋软短，小筋弛长'之义），甚则角弓反张，此湿热侵入经络脉隧中，宜鲜地龙、秦艽、威灵仙、丝瓜络、海风藤、酒炒黄连等（《湿热病篇》）。"按：此即刘完素所说"湿过极，反兼风化之治。"

【凡按】

"诸痉项强，皆属于湿"，只是说湿可以导致病痉，如湿寒、湿风、湿热之类，绝不是凡属痉病都由湿而引起。如《金匮要略·痉湿暍篇》："太阳病，发汗太多，因致痉。""夫风家下之则痉，复发汗必拘急"，"疮家虽身疼痛，不可发汗，汗出则痉"。尤在泾说："此原痉病之由，有此三者之异，其为脱液伤津则一也"。《内经》云："阳气者精则养神，柔则养筋，阴阳既衰，筋脉失其濡养而强直不柔矣。"此痉病标本虚实之异，不可不辨也。可见湿是病的现象（如"因于湿，首如裹"），兼化是病的过程，脱液伤津是变成痉病的实质。

【原文】

诸病水液①，澄澈清冷②，皆属于寒③。（《素问·至真要大论》）

【注释】

①水液：人体中的各种排泻物，包括疮疡渗出物在内的各种液态物质均属水液范围。王冰："上下所出，及吐出、尿出也。"

②澄澈清冷：澄澈，张景岳云："即透明而不浑浊也。"清冷，寒凉之象。

③皆属于寒：水体清，其气寒，故凡或吐或利，水谷不化而澄澈清冷者，皆得寒水之化，如秋冬寒冷，水必澄清也，即属此义。

【名家论述】

赵棣华："鼻涕清稀者，外感风寒多见；痰清稀而多者，多属肺蓄寒痰冷饮，法当温化。呕吐清水，多属胃寒，法宜温胃；尿清长而夜多者，肾阳虚多见；大便鹜溏，多属寒湿；久泻不止，与脾肾阳虚有关，宜温脾肾，如桂附理中汤合四神丸之类。白带清冷，月经色淡，多与宫寒有关，宜艾附暖宫丸，温

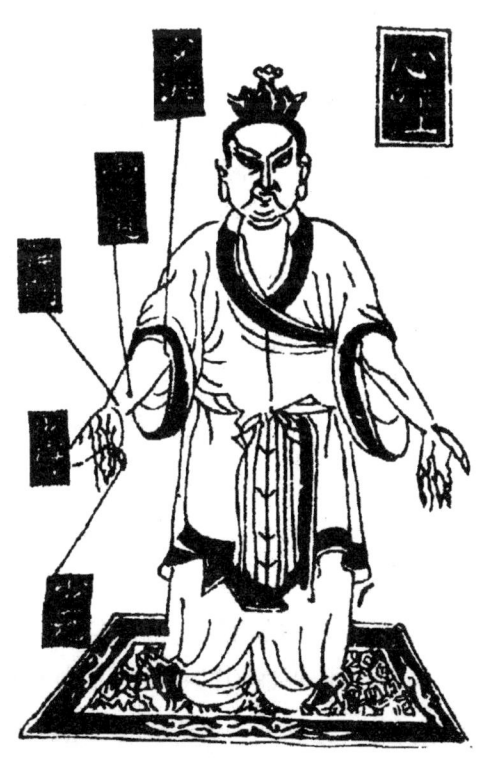

《铜人图经》五输穴图中的心经图

经汤可选用"。

【凡按】

本条是人体在致病因素作用以后，通过各种排泻物而反映出疾病的属性，宜与"水液浑浊"对看。如咳吐涎唾清稀泡沫，小便清白夜多，大便稀溏腥臭、完谷不化均属寒；粘、稠、浊、浓、黄、腐臭均属热。疮疡出脓亦然，稠、粘、红紫、浑浊、腐臭属热；稀、清、冷、水样脓夹豆腐渣样、腥臭属寒。但"澄澈清冷"的"冷"字是对"热"而言，常与全身反应有关。人体阴阳升降，三焦通畅，脾胃调和，乃能腐熟水谷，变化糟粕，传导转输，下走肠间。若脾胃虚冷，水谷不化，则阴阳痞隔，三焦失调，浊气在上发为呕吐，清气在下则生飧泄。此从人的整体说明"澄澈清冷"的病机。所以治病必须治人，"治病必求于本"。

八、治则

《史记·扁鹊仓公列传》云："人之所病，病疾多；而医之所病，病道少。"按：扁鹊临证之多，阅历之广，自谦于学术之不足也。而《内经》中的治则"归之则一本，散之则万殊"，勤求博采，可以触类旁通。其指导原则，还包括了激发自然疗能，提高免疫机制，安定精神，平衡心理，加强营养锻炼，考虑社会因素等等。实扁鹊有以启之，故乐于《治则崇原》之辑。既提到一个"原"字，不能不提到与张仲景同时的罗马名医盖伦氏说："医者，自然也，医生者，自然之仆也。"余无言氏著《大自然医学论》（《名老中医之路》），与此互发。近人日本冈本常男在所著《顺应自然的生存哲学》中亦指出："大自然是人类健康的导师"，并认为，"其实，我们的命运和身心健康都掌握在自己的手中。健康的生存哲学，发现您自己的能力和潜力。"此与盖氏之意同出一辙。

治则，是《内经》治疗疾病的法则。是以阴阳、藏象、经络、病因、病机、四诊、八纲为基础，按疾病的起因，病变所在，以及病邪发生、发展的普遍规律而确定的。

《内经》中的治则，内容丰富。它从整体观念出发，因人、因地、因时制宜，并以审因辨证为前提，而重在整体调节，阴阳平衡。根据疾病的标、本、缓、急等，论述了"治病求本"的原则性及"急则治标"、"缓则治本"和"标本兼治"的权变性。此外，按证候的"真"、"假"又提出了正反逆从的处方用药原则。在具体治疗中，既重视攻邪，而"邪之所凑，其气必虚"，又重视扶正，"正气存内，邪不可干"。这些正确的观点和精辟的论述源远流长，都是必须继承发扬的。

（一） 用药如用兵

内经治则，是古代医家从长期的医疗实践中，总结出的带有规律性的东西，为传统的学术思想指导，历代医家习而用之，度越纵舍，常收到出奇制胜之效，属医略范畴。

本书从中医经典著作《内经》中，摘出紧密切合临床的治则54条，分为20类，撷取散在的明珠而贯串之，仿《孙子十一家注》的战例体裁，笺述于条文之后，词深者，笺释以穷其源，旨奥者，述义以畅其义。由此可以说明治兵与治医，用虽异而道则同。军事哲学亦源于黄帝时代，俱为人之司命，安危所系，殊无二致。故选医如选将，将须"智、信、仁、勇、严"，医须胆大、心细、智圆、行方；用药如用兵，良将"治众如治寡"，良医"方成而知约"；兵无选锋必北，药无配伍乃乱；兵家先知敌情，制胜如神，医家析情诊神，神完气足主清吉，神浊气竭主夭亡。

医家治病求本，犹兵家必究"天地阴阳，寒暑时制"。医家之审时度势，犹兵家之"知己知彼，百战不殆"。医家之标本缓急，犹兵家之"动而不迷，举而不穷"也。医家之内外察机，犹兵家之"见于未形，察于未成"也。医家之方治逆从，犹兵家"以正合，以奇胜"也。医家之表里浅深，犹兵家之进退权变也。医家之整体调节，犹兵家之"挢虚，形格势禁，则自为解耳"。医家之伏主先因，犹兵家之"乱生于治，怯生于勇，弱生于强"之推论也。医家之中外先后，犹兵家之"兵无常势，因敌以应变"也。医家之脾胃为后天之本，犹兵家之"军无粮食则亡"也。医家之阴阳求属，犹兵家之"自有阴阳刚柔之用"。医家之过正必偏，犹兵家之"兵犹火也，勿戢将自焚"。医家制方有约，犹兵家之"不知用兵之害者，则不能尽知用兵之利"。医家之"平治权衡"，犹兵家之"悬权于衡"、"审知轻重而后动也"。医家之苦乐异治，犹兵家之"校之以计，而索其情"也。医家之精神治疗，犹兵家之"以治待乱，以静待诈，此治心者也"。医家之防重于治，犹兵家之"备预不虞，善之善者也"。有备无患，都重在思患预防也。

然而，"兵贵神速"，药期速效，"无击堂堂之阵"，"无刺熇熇之热"，"守其所不攻也"，"先安未受邪之地"。"可胜者攻也"，"邪去正自安"。"不可胜者守也"，"养正积自除"。此孙子兵法与内经治则无不同也。学者极深以研机，从流以溯源，无疑将更进一步拓开思路而提高疗效，这是辑此书之用意所在，特弁数语，以志始末。

祝谌予曰："《孙子兵法》云：'知己知彼，百战不殆'，历代兵家无不奉为至诚，医家治病，有如兵家打仗，用药用兵均同此理。"

干祖望曰："自古未有人不知敌人之情而能胜者。曾治1例青年，奇寒七载，唯一特征，两手心灼热如焚。此真热假寒，用葶苈大枣泻肺汤，大泄肺经，以肺主皮毛，久困之热，通过玄府逐出体外而愈。又一例口腔腐烂多年，口水如涌，烧灼感十分严重，用清热解毒，一无成效。口水呈浓厚的腥味，即可证明是虚寒证，改用附桂八味汤，三剂病去大半，即以《金匮》肾气丸收功。前者捕捉住掌心烧灼，后者捕捉其臭呈腥味，这二者正是真实反射出来的'敌人之情'。"此即"用药如用兵"的道理。

（二）重在整体调节、阴阳平衡

1. 治病求本

【原文】

阴阳①者，天地之道②也，万物之纲纪③，变化④之父母，生杀之本始⑤，神明之府也⑥。治病必求于本⑦。（《素问·阴阳应象大论》）

【注释】

①阴阳：张岱年："'阴阳'是主语，讲它与'天地'、'万物'、'变化'、'生杀'、'神明'的关系。我们弄清了这些关系，也就弄清了《黄帝内经》的宇宙观。"（《中国唯物论史》）

②天地之道也：道，规律。王注："乃变化生成之道也"。胡天雄引《灵枢·刺节真邪篇》云："阴阳者，寒暑也。"这是对阴阳最具体的解释，寒来暑往，暑往寒来，以成一岁之功，所以说阴阳为天地之道，明乎此，则王注义自明晰。

③纲纪：张景岳："总之为纲，周之为纪，物无巨细，莫不由之。"

④变化：《天元纪大论》"物生谓之化，物极谓之变"。朱子曰："变者化之渐，化者变之成。"

⑤生杀之本始：张景岳："阳来则物生（按：如春之温，夏之热），阳去则物死（按：如秋之凉，冬之寒）。"

⑥神明之府：张景岳："神，变化不测也，明，三光著象也。府，所以聚物也。"

⑦治病必求于本：张景岳："本，致病之源也。人之疾病或在表，或在里，或为寒，或为热，或感于五运六气，或伤于脏腑经络，皆不外阴阳二气，必有所本。故或本于阴，或本于阳，病变虽多，其本则一。知病所从生，知乱所由起，而直取之，是为得一之道。譬伐木而引其柢，则千枝万叶莫不弗从矣。倘但知见病治病，而不求其致病之因，则流散无穷，此许学士所谓广络原野，以冀一人之获，诚哉疏矣。"

【名家论述】

肖龙友："治病必求于本，是指根本，根本就是气血阴阳。"

匡调元："景岳紧接着解释此阴阳，而未点明体质之阴阳，确是未中要害，因为体质才是人之本，病因之阴阳作用于体质之阴阳，综合而呈现证候之阴阳，其根本环节在体质。'辨质论治'，《内经》所以强调治病求本。此知其要者一言而终是也。"

张灿玾："本，就是病变的本质，实际指阴阳偏倾这个根本原因"。

【凡按】

自然界如此，人类亦然。"万事万变，既皆本于阴阳"，而病因、病机、理法、方药，则皆然。故治病者，必求于本，或本于阴，或本于阳，然后可以施治，亦即《内经》"谨察阴阳所在而调之，以平为期"之旨。这一总的治则，实包含了生物、心理、社会与自然因素，特别是内外环境恒动的整体观和治病必须治人、旨在求衡的辩证法。治病求本，"生之本，本于阴阳"，"人以阴阳之气生，四时之法成"。治病求本，实为求人生之阴阳，而非"疾病之本原"，人为本，病为标。中医并非单纯治病的医学，而

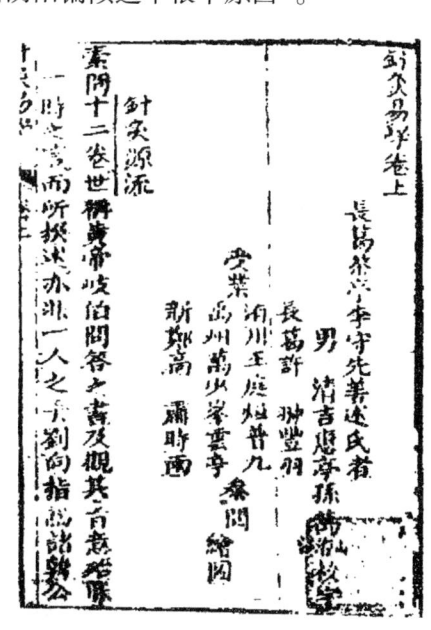

清代李守先《针灸易学》书影

主要是治人的医学，治人而病自治。

张景岳在《类经·论治中》引王应震之歌诀举例说明："见痰休治痰，见血休治血，无汗不发汗，有热莫攻热，喘生勿耗气，遗精不涩泄，明得个中趣，方是医中杰。"景岳云"此真知本之言"。虽然如此，但仍是浑金璞玉，引而未发，如何指导其临床实际？①"痰"是病理产物，如热阻而黄稠治宜清，寒凝而清稀治宜温，脾虚则湿聚而生饮，治宜健脾以助化，肾虚则水泛而成涎，治宜温肾以纳气等等。且痰可以为病之果，亦可以为病之因。②"血症"有因风寒外束，血被郁遏而妄行，治宜宣发以解表；有因盛怒内生，血随气逆而吐衄，治宜降气平肝；"有因阳虚不温而阴必走"；"有因气虚失统而血下流"，治宜益气以统血。且失血常致停瘀，蓄瘀又可为病。③"无汗不发汗"，非不发也，在于辨明无汗之故。汗为热格而烦躁，表必兼清，汗为饮停而咳嗽，表必兼温；阴虚无汗则心烦脉数，阳虚无汗则肢冷脉沉，气虚则怠倦嗜卧，血虚则舌淡心忡。不以滋阴、温阳、益气、养血为发汗之资，则发而无汗，且导致病变。④"有热莫攻热"，非不攻也，在于治得其道。如风寒郁而为热，解其外则热自散；"温遏热伏"，身热不扬，午后较甚，治宜"清宣温化。"久热不退，气虚则怠倦嗜卧，阴虚则盗汗失眠。前者宜甘温除热，后者宜养阴潜阳。至于热之稽留必有所挟，徐灵胎曰："如挟痰、食、瘀、虫、水、饮，视其所挟而兼治之，有形能去，其热自退。"⑤"喘生勿耗气。"外感之喘治肺，内伤之喘治肾；治肺宜开，所以宣其气也，治肾宜纳，所以固其气也，岂宜耗气以损真元。⑥此外，固精止遗是常法，通精止遗，是变法。昔贤在益气安神的基础上，用刺猬皮通精以止遗即此理，故王氏及之，都是遵"人为本，病为标"之旨。

观于此，通过病的现象，寻求病的本质，判别真假，是求本；分析证候，探索病因，明确病位，是求本。从错综复杂的见证中，分清主次，抓住主要矛盾和矛盾的主要方面，是最重要的。

【原文】

五脏者，皆禀气于胃，胃者五脏之本也。（素问·玉机真脏论）

【名家论述】

皇甫谧："人常禀气于胃，脉以胃气为本"。（《甲乙经》）

张景岳："胃为水谷之海，以养五脏，故为之本。"

【凡按】

此治病求本之另一意义，本之为言，根也。世未有无源之水，无根之木，澄其源而流自洁，培其根而枝乃茂，自然之理也。故善为医者，治病必须治人，治人必求根本，而本有先天、后天之辨。先天之本在肾，后天之本在脾（胃），故"肾为脏腑之本，十二经之根，呼吸之门，三焦之原"，人之资以为始者也。华元化云："胃者人之根本也，胃气壮则五脏六腑皆壮"，四时百病，皆以胃气为本。吴少怀云："治病求本，要维护脾胃，遣方用药，贵在冲和，否则只见其病，忽视根本，虽小病也难愈。"黄文东亦云："治病必须注意照顾脾胃，不能一见热象，就轻易用芩、连苦寒克伐，以免损伤脾胃，也不能一见阴血不足，就随便使用胶、地滋腻，以影响脾胃的运化功能。久病不愈与脾胃关系尤为密切。"人的先、后天又为本中之本，医者尤须注意于此，不可不深究也。

【原文】

谨察阴阳所在而调之，以平为期，正者正治，反者反治。（《素问·至真要大论》）

【名家论述】

吴崑："阴阳，脉证之阴阳也。不知阴阳所在，则以得为失，以逆为从，故谨察之也。调，治也。以平为期，勿令过也。正者正治，谓阳病见阳脉，阴病见阴脉，则以寒治热，以热治寒，治之正也。如阳证见阴脉，则以寒治寒，阴证见阳脉，则以热治热，治之反也。"

欧阳锜："疾病既然是人体平衡失调的结果，因此在治疗上，要恢复人体相对平衡的状态，关键在于能否准确地找到其不平衡之所在。阴阳五行学说用于分析病机，泛指病变的两个对立面及其彼此间存在的相互关系。所以，求衡方法，概括起来，可分为：①正面求衡，适用于平衡失调反映出寒热、虚实症状比较单纯的证候。②直接求衡，适用于平衡失调反映在上下，表里病位比较明确的证候。③反面求衡，适用于平衡失调反映出的假寒、假热、假虚、假实的证候。④间接求衡，适用于平衡失调彼此双方主次难分的证候。"按：此论已深得"谨察阴阳所在而调之，以平为期"的求衡经旨，特表述在此。

【凡按】

这是恒动的整体观，辨证论治的关键所在，"阴阳，脉证之阴阳也。不知阴阳所在，则以得为失，以逆为从，故谨察之也。调，治也。如'高者抑之，下者举之，有余折之，不足补之……'，以平为期，勿令过也"。"正治"、"反治"，旨在求衡以恢复自然也。

【原文】

审其阴阳，以别柔刚，阳病治阴，阴病治阳。定其血气，各守其乡，血实宜决之，气虚宜掣引之。(《素问·阴阳应象大论》)

【名家论述】

张景岳："柔静而刚动，柔弱而刚强。形证有柔刚，色脉有柔刚，气味尤有柔刚。柔者属阴，刚者属阳。知柔刚之化者，知阴阳之妙用矣，故必车而别之。"按：从动静刚柔，可以测知人的体质强弱，疾病浅深。故勇者气行则已，怯者着而为病。

王冰："壮水之主，以制阳光；益火之源，以消阴翳。皆阳病治阴，阴病治阳之道也。"按：善用针者从阴引阳，如《针灸赋》："鸠尾能治五般痫，下到涌泉人不死"。也可从阴引阴，《伤寒论》云："少阴病，下利，脉微涩者，当温其上（按：即系百会穴），灸之"，与"阳病治阴"，"阴病治阳"之义互发。

《古今医案按》："江西名医黄子厚，治一富翁久泻不止，用药浃旬莫效，黄辞归。读《周易》：'天行健'，得朱子的解释，'天之气运转不息，则物不坠'，乃悟富翁之病，乃气虚下降，以艾灸'百会'三四十壮，泄泻止矣"。

【凡按】

病之或在血分，或在气分，当据证诊察，血气实，宜用导泻之法，决谓泄去其血，如决水疏导之义。《通鉴》载唐高宗病头痛岑岑，秦鸣鹤为之刺百分出血则病减，类似现代治高血压中风，头部用水蛭吸血疗法。"气虚宜掣引之，"《甲乙经》"掣"作"掣"，挽也，气虚者为气衰之渐，故当挽回其气而引之使复也。如少气懒言，肛门下坠，内脏脱垂，睾丸偏坠等证，宜补中以益气是也。下气虚者，纳而归之，如久病喘咳不止，宜补肾以纳气是也。中气虚者温而补之，温其中则上下皆治。如脾胃虚寒而呕泻，用理中汤以温其中，则呕泻自止是也。

《孙子·计篇》注："阴阳，是指天道、五行、四时、风云、气象，善消息之，以助军胜"。"察其指归，皆本人事"。"奇正者，天人相应之阴阳"。可见"阴阳"这一规律性的物质变化，医者重之，兵家亦重之。

2. 治病治人

【原文】

一曰治神，二曰知养身，三曰知毒药为真，四曰制砭石小大，五曰知府脏血气之诊。五法俱立，各有所先。(《素问·宝命全形论》)

【名家论述】

郭霭春："①五神各安其脏，则寿延遐算；②形体内外之养周备，则不求生而久生；③毒药攻邪，顺宜而用，如知之不真，用之不当，则反伤正气矣；④砭石是古之外治法，今少数民族仍用之。（按：在铁器时代造九针以代之）；⑤知脏府血气之诊，精知脏府强弱，气血多少，则补泻万全。"按：此论"宝命全形"治人即是治病，以人为病之载体也。但是复杂的，如《左传》云"人心不同各如其面"，不仅内情不同而外形亦有差异。

徐灵胎："天下有同此一病，而治此则效，治彼则不效，且不唯无效，反而有大害者何也，则以病同，而人异也。"

匡调元："西方体质学说的研究学者云：'有些人瘦小，有些人肥胖，有些人热，有些人冷，有些人湿，有些人干，有些人便秘，有些人腹泻。人们研究疾病，研究外因，唯独不研究人体本身。惜这种见解未能纠正当时的潮流'。"

张斌："据最新统计：目前已发现的存在于人体的疾病种类已达 10000 余种，而分布于各种医学体系中形形色色的治疗方法，却已达数十万种。一个优秀的医生，即使穷其一生，也无法全部掌握这些治疗方法，这正是导致整体医疗水平下降和产生巨大医学资源浪费的真正原因。（按：这是治病不治人的客观反应。）作为医学科学研究对象的人，既是自然的人，又是社会的人，从而在健康与疾病中既有生物因素，又有心理和社会因素。随着疾病谱的变化，心理因素、社会因素成为更重要的因素"(《全息医学论》)。按：这进一步说明了治病必须治人的理论依据。

匡调元："中医治病求本，就是必须从体质去求本。致病的内外因子作用于人的机体，反应出病理生理不同的证候。唐·孙思邈说：'病有内同而外异，

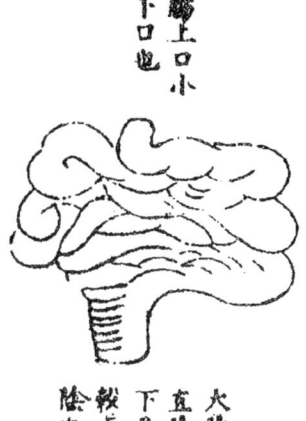

明代高武《针灸聚英》脏腑图之大肠上口、小肠下口图

亦有内异而外同.'所谓内就是人体内的体质特性,所谓外就是疾病所表现出来的临床证候。临床上往往可见某些证候现象类同的,治其同而诸病皆愈;有时亦可见某些疾病临床证候极为相似,而其本质却不同,治其不同而诸病亦愈。为什么?这里指的同是体质类型相同(按:如阳虚多寒,阴虚多热,肥人多湿,瘦人多火),故可同治而皆愈;所谓异即体质类型相异(按:如气虚者易倦,血虚者易疲,胃弱者纳少,脾弱者化迟),即体质类型相异,故须异治而获效。"按:这就是治病必须治人,辨病必须辨证,执简驭繁的实质所在。

《孙子·地形篇》:"故进不求名,退不避罪,唯人是保,而利合于主,国之宝也。"按:以国宝赞美良将者,以其进退有据,皆所以保人命而合主利,医乃仁术,何独不然。

3.审时度势

【原文】

必先岁气,无伐天和;无盛盛,无虚虚,而遗人夭殃,无致邪,无失正,绝人长命。(《素问·五常政大论》)

【名家论述】

张景岳:"五运有纪,六气有序,四时有令,阴阳有节,皆岁气也,人气应之以生长收藏,即天和也。设不知岁气变迁,而妄呼寒热,则邪正盛衰无所辨,未免犯岁气伐天和矣,夭枉之由,此其为甚。邪气实者,复助之,盛其盛矣,正气夺者复攻云,虚其虚矣。盛其盛是致邪也,虚其虚是失正也,更言之者,所以深戒'伐天和而绝人长命也'"。按:从个体言,前贤垂诫:"大家有羸状,误补益疾,至虚有盛候,反泻含冤",此皆惑于病的现象,忽视病的本质,而犯盛盛虚虚之戒也。

【凡按】

一般地说,天文因素(主要是太阳)所引起的气象变化,是以年为周期而有规律地交替进行着,它反映了大范围内气象变化的总趋势,因而是可以预知的;而地理因素引起的气象变化,相对而言是无规律的。前者主要是指风暑(火)湿燥寒,分别为春、夏、长夏、秋、冬各气的主气;故治病者,必明天时地理,阴阳胜复之机。

【原文】

地有高下,气有温凉,高者气寒,下者气热,故适①寒凉者胀,之温热者

疮，下之则胀已，汗之则疮已，此腠理开闭之常，太少之异耳。（《素问·五常政大论》）

【注释】

①适：作"往"字解，下文"之温热"的"之"字有同样意义。

【名家论述】

张志聪："西北势高，东南地陷，故高者气寒，下者气热。"《素问·六元正纪大论》曰："至高之地，冬气常在，至下之地，春气常在"。按：与此同义。

张景岳："胀在里，故下之则已，疮在表，故汗之则已，此其为胀为疮，虽为腠理开闭之常，然寒热甚者病则甚，微者，病则微，乃有大小之异耳。"

【凡按】

从总体上看，不同的地理条件，包括气候因素，造就了不同的人种和民族，地球上各种人群的自然分布，都是一定地理状况的反映。从个体来看，也在一定程度上反映了地理状态的信息。如到寒凉的地方，则腠理闭塞，气多不达，故作内胀；到温热的地方，则腠理多开，阳邪易入，故为疮疡。胀在里，通则不胀，故下之则胀已，否则腹胀气逆而喘促生。疮在表，表出则里和，故汗之则疮已，否则疮毒内陷而水肿起。一妇满身疮疥，自用草药洗之，一夜疮疥消，清晨四肢颜面浮肿，就诊时恶寒发热，脉浮数，尿蛋白，与麻黄连翘赤小豆汤，3剂汗出而肿消疮起，再与原方如土茯苓，疮愈而尿蛋白（一）。索其病因而治之，则其效必捷。

【原文】

西北之气散而寒之，东南之气收而温之，所谓同病异治也。（《素问·五常政大论》）

【名家论述】

王冰："西北之人腠理密而食热，故宜散宜寒；东南之人，腠理疏而食冷，故宜收宜温。"按：如咽喉痛，西北多急性病例，寒固于外，则热郁于内，故宜散其外寒，清其内热；东南多慢性病例，气泄于外，寒生于内，故宜收其外泄，温其内寒。是以有同病异治者，盖天气与地宜不同也。反之，西北之人体弱而久病者，仍宜收而温之；东南之人体强而急病者，仍宜散而寒之，所谓"因人制宜"是也。

【原文】

风淫于内，治以辛凉，佐以苦甘，以甘缓之，以辛散之。（《素问·至真要大论》）

【凡按】

风的自然特性是浮越、多变、善动，人体相应的病理反映就是病势偏于上部和外表，变化多端，易致肢体动摇。很明显，病理反应的特性和风邪的自然特性是一致的。风乃木气，金能胜之，故治之以辛凉。恐其伤气，故佐以苦甘。《素问·藏气法时论》："肝苦急，急食甘以缓之"。"木喜条达，故以辛散之"。风有内外之别，叶天士云："内风皆阳气所化，治宜和阳熄风。"亦即《内经》辛辣、甘缓、酸收，通而变之，实法中之法也。

【原文】

热淫于内，治以咸寒，佐以甘苦，以酸收之，以苦发之。（《素问·至真要大论》）

【名家论述】

吴崑："热为火气，水能胜之，故治以咸寒。佐之以甘，甘胜咸，所以防其过也。必甘而苦者防咸之过，而又以泻其实热之气也。热散于诸经，以酸收之。热结而不散，以苦发之。"

赵棣华："经文的提到的药物性味与治疗作用，一直沿用至今。现在仍用四气（寒、热、温、凉）、五味（酸、苦、辛、甘、咸）来阐明中草药的药理作用。四气表示药物的性质，性质不同，治疗的病证也不同。寒证用温热药，热证用寒凉药。药味不同，作用也不一样。如辛主散，酸主收，甘主缓，苦主坚，咸主软，淡主渗。辛入肺，酸入肝，甘入脾，苦入心，咸入肾。"

【凡按】

热（火）——散则为热，聚则为火。其自然特性是炎热燔灼，其性急烈，人体相应的病理反应是发病急、传变快，症候特征是发热明显，病理反应特性和热（火）邪的自然特性是完全一致的。热为火气，水能胜之，故治以咸寒，佐以甘而苦者，防咸之过，且以泻热之实也。热散于诸经，以酸收之，如生脉散之用五味子。热结而不散，以苦发之，如《伤寒论》诸泻心汤之用芩连是也。巫君玉云："'发之'，散之也，谓清散其热也。"

【原文】

湿淫于内，治以苦热，佐以酸淡，以苦燥之，以淡泄之。（《素问·至真要大论》）

【名家论述】

王洪图："湿浊之邪，其性属阴，最易阻碍阳气，使之不能畅达。不论其中于表、客于里、伤于下等不同部位，均可出现重滞不爽之类的症状。如大便溏稀，带下粘浊，肢体困重等，其中"首如裹"是其典型症状，所以《素问·生气通天论》特别提出。《阴阳应象大论》云：'阳气者，精则养神'，今湿邪困遏，清阳不升，是以头重昏蒙。"（《黄帝医术临证切要》）

【凡按】

湿的自然特性是趋下、重浊、粘滞，人体相应的病理反应是病势偏下，有沉重感及秽浊的表现，往往缠绵难解。如空间水蒸汽浓厚，阻碍人体水蒸汽的排泄，而损伤阳气。很明显，病理反应和湿邪的自然特性是一致的。湿为土气，燥能除之，故治以苦热。酸从木化，制土者也，故佐以酸淡，因酸以护津、淡能渗湿。以苦燥之者，苦从火化也。以淡泄之者，以淡能利窍也。《藏气法时论》："脾苦湿，急食苦以燥之"是也。东垣治腹泻用风药，如羌活、防风之类，以风能胜湿，别具一格了。

【原文】

火淫于内，治以咸冷，佐以苦辛，以酸收之，以苦发之。（《素问·至真要大论》）

【名家论述】

何廉臣："'气散为热'，如壮热，口渴，脉洪之白虎证之类；'气聚为火'，如痞满燥实之承气证之类是也。"

王秉衡："风寒暑湿悉能化火，血气郁蒸，无不生火，所以人之火证独多焉。"

嘉约翰："炎证为百病之源，中医西医其揆一也。"（《广温热论》）

【凡按】

火邪的病理反应，与热相似而不同者，热性散漫，火性聚结。"火淫于内，故治以咸冷，寒以胜热也，苦能泻，辛能散（按：火郁则发之），故当佐以苦辛"。热散于诸经，以酸收之，"以病发热于血中，碱性太多，必用酸质治之"。热结而不散，必以苦发之。与治热同义。

【原文】

燥淫于内，治以苦温，佐以甘辛，以苦下之。(《素问·至真要大论》)

【名家论述】

吴崑："燥为金气（按：为肃降之气），火能胜之，故治以苦温，苦温从火化故也。甘辛亦温也，燥而中寒者宜佐之。燥热之燥，以苦下之可也。"

沈目南："燥之胜气为病，起于秋分以后，小雪以前，燥病属凉，谓之次寒，病与感受风寒同类，故《内经》燥淫所胜，平以苦温，佐以甘辛，乃解表之剂，如杏苏散之类，是治燥之胜气也。"

吴鞠通："唯喻嘉言补论燥之复气，其方用甘润微寒，叶天士亦有燥气化火之论，其方用辛凉甘润，乃《素问》所谓'燥化于天（按：表现为空气干燥），凉润胜之，治以辛凉，佐以苦甘'是也。"

【凡按】

燥的自然特性是干燥、津液不足，人体相应的病理反应亦是干燥、津液不足，与燥邪的自然特性是一致的。燥为金气，燥之胜气为次寒，故治以苦温，如杏苏散之类；燥之复气为热，在肺宜清，如清燥救肺汤之类；在肠以苦下之可也，如麻仁丸，治脾约津不润肠是也。

【原文】

寒淫于内，治以甘热，佐以苦辛①。以咸泻之，以辛润之，以苦坚之。(《素问·至真要大论》)

【注释】

①治以甘热，佐以苦辛：王冰："以甘热治寒，是为摧胜，折其气用，令不滋繁也。苦辛为佐，以助通行也。"

【名家论述】

王冰："肾虚则寒动于中"。

李东垣："脏寒生满病。"按：皆寒自内生，宜温脾肾之

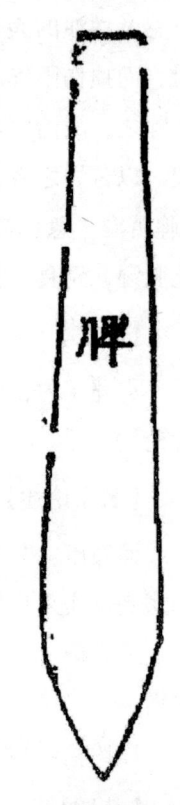

明代 高武
《针灸聚英》脏
腑图之脾脏图

阳,《内经》"以甘热治寒,苦辛为佐",如真武、理中为治是也。

刘完素:"寒闭肌腠,怫郁而为热,治宜辛温解表,汗出而散,同是寒淫,有内伤外感之别。"

【凡按】

寒的自然特性是寒凉、收引、凝滞,人体相应的病理反应是功能减退,阳气抑遏,气血运行迟缓,肢体收引不舒。显然和寒邪的自然特性是一致的。土能制水,热能胜寒,故治以甘热,苦而辛亦热品也,伤寒内热者,以咸泻之,《藏气法时论》:"肾苦燥,以辛润之,肾欲坚,以苦坚之。"

中医学并不是完全根据病因来判断疾病的本质(证)的,主要是根据已经认识的"因",(虽使用了风、热、火、湿、燥、寒等名词,但这些不是实际的自然气候)即根据病人临床表现来诊断的。而且将其与自然气候相类比并赋与相应的名称,它的真正根据是在人体内。外因的条件,必须通过内因的根据,才能起作用。所以中医治疗学采取"审证求因"、"审因论治",如疏风、清热(火)、化湿、润燥、祛寒等方法,并不是针对自然气候而言的,而是针对人体六种病理反应而言的。因其证候与外界六淫相似,故病证也取类似的名称,但它由内产生,所以被称为"内六淫"。内六淫排除了纯粹外邪的作用,正如《内经》云:"风雨寒热,不得虚,邪不能独伤人。"而外邪常为诱发因素,不可不注意。

4. 标本缓急

【原文】

知标本者,万举万当,不知标本,是谓妄行。(《素问·标本病传论》)

【名家论述】

张景岳:"标,末也。本,原也。犹树木之有根枝也。分言之则根枝异形,合言之则标出于本。""病之先受者为本,病之后变者为标,生于本者,言受病之原根,生于标者,言目前之多变也。"按:王冰亦云: "本,先病。标,后病。"

【凡按】

古人认为在任何一个比较复杂的事物中,都有起决定作用的方面,和被决定的、派生出来的方面。前者为主,后者为从;前者为本,后者为标。分言之则标本异形,合言之则标出于本。病之先受者为本,病之后变者为标。例如感受风寒,寒为发热之本，头痛为发热之标，解其恶寒之表（本），则发热头痛（标）皆止。

【原文】

夫阴阳逆从，标本之为道也，小而大，言一而知百病之害。少而多，浅而博，可以言一而知百也。以浅而知深，察近而知远，言标与本，易而勿及。（《素问·标本病传论》）

【名家论述】

张志聪："阴阳逆从，指三阴三阳之气有胜有复"。

吴崑："一者本也，百者标也。"

高世栻："言一标本逆从，而知百病之害。"

【凡按】

此标本阴阳之道，言浅而义深，言近而旨远。初学者不易掌握，但标的现象是由本质决定的，从不同的方面表现出来的，如胃寒的吴茱萸汤证，在阳明表现为"食谷欲呕"；在少阴表现为"吐利烦躁"；在厥阴表现为"干呕、吐涎沫、头痛"。一治其本则诸证自愈。

【原文】

治反为逆，治得为从。先病而后逆者治其本，先逆而后病者治其本。（《素问·标本病传论》）

【名家论述】

高世栻："如果不知标本，治之相反则为逆，识其标本（透过现象抓住本质），治得其宜，始为从。"

张景岳："逆，指血气之逆"。按：可谓别开生面。

【原文】

先寒而后生病者治其本；先病而后生寒者治其本；先热而后生病者治其本，先热而后生中满者治其标①。（《素问·标本病传论》）

【注释】

①中满者治其标：滑伯仁："此句当作先病而后生热者治其标，盖以下文自有先病而后生中满者治其标句，此误无疑。"查《灵枢·病本》热作病，盖滑本于此，可参。

【名家论述】

张景岳："诸病皆先治本，而惟中满者先治其标，盖以中满为病，其邪在胃，胃者脏腑之本也。胃满则药食之气不能行，而脏腑皆失其所禀，故先治此者，亦所以治本也。"

【凡按】

有因寒热而生病者。①先寒而后生病，如脾胃虚寒，而出现吐利之证，用理中汤温其中而吐利自止。②先病而后生寒，如肾虚则寒动于中，出现五更溏泻，用四神丸温其肾阳，则中寒自已。③先热而后生病者，如阳明热炽而神昏谵语者，用泻热通便之法而昏谵自除。④诸病皆先治本，而惟中满者先治其标。治此者亦所以治本也。

【原文】

先病而后泄者治其本；先泄而后生他病者治其本①；……先中满而后烦心者治其本。……小大不利治其标②，小大利治其本。……先小大不利而后生病者治其本。（《素问·标本病传论》）

【注释】

①先泄而后生他病者治其本：高世栻："治其先泄之本，先泄则中土先虚，既治其本，所以重中土也。"

②小大不利治其标：张景岳：小大指大小便，二便不通乃危急之候，虽为标病，必先治之，此所谓"急则治其标也。"

【名家论述】

钱仲阳："治脾胃久虚、腹泻频作不止，津液苦竭，口渴烦躁，继发身热，用七味白术散，健脾升清"。按：此治其本而泻自止也。

万密斋："泄泻有三，寒、热、积也。寒泻者口不渴，宜理中丸主之；热泻者口渴宜五苓散调六一散主之。"按：此先治其泄之例也。

【凡按】

大小便不利会危及生命，所以无论为本为标，都必须先设法排除，所谓"急则治标"。昔余在乡村治1例农民，剧呕数日并呕出胆汁粪液，前医和胃降逆失效，诊其腹胀如鼓，大小便不通。中医病名"关格"，实为肠梗阻而地道不通。

急用备急丸3克，调入50毫升麻油内和匀，用60毫升葡萄糖注射器装上导尿管，取侧卧位注入肛门深处。令病人强忍片刻，腹中雷鸣，大便倾泻半桶，以糜粥调养而愈。这就告诉人们，不能离开人的生命而抽象地看待病的标与本。至于大小便利则治其本，所谓"缓则治本"。如"脏寒生满病"，温其中而胀满自除，不在于利大小便也。先大小便不利而腹满，如《伤寒论》所载"哕而腹满知何部不利，利之则愈"是也。

但小便卒闭，利之不利者，宜提壶开盖，导水必自高原，所谓"上窍通，则下窍泄。《医界之警铎》载：蔡翔如病癃闭，小便不通，西医前后用导管抽尿20多次，茎管被伤，起肿发炎，而尿闭如故，最后抽出血丝痛极晕厥。乃延中医苏允若诊之，脉证合参，

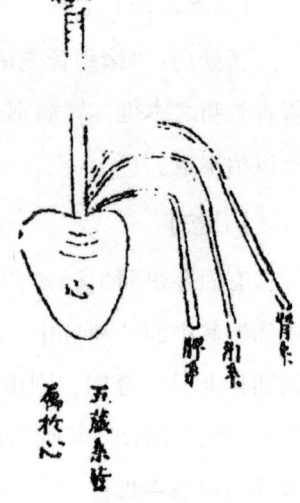

明代高武《针灸聚英》脏腑图之心脏图

断其病在肺不在膀胱，方用升麻、桔梗、紫菀、杏仁、甘草，煎汤饮之，小便竟如泉涌，即日喘汗平，癃闭愈。大便卒秘而通之不通者，宜启皮毛以疏表郁，所谓"外窍开则内窍泻"。王向天病大小便不通，住院七日，腹隆起如抱瓮，西医用开塞露、甘露醇无效，会诊拟手术，患者不同意。邀余面诊，察其发热无汗脉浮紧，舌质淡红苔白腻，此暑表外束，病在气化而非形质，用香薷饮重加苏叶、藿香，下午头煎，晚上二煎，半夜后，汗出而大小便畅通，患者如释重负也。此即《金匮》所谓，"阴阳相得，其气乃行，大气一转，其气乃散"是也。此皆欲求南风，须开北牖之意。诚法外法也。

【原文】

病发而有余，本而标之，先治其本，后治其标[1]；病发而不足，标而本之，先治其标，后治其本。谨察间甚[2]，以意调之，间者并行，甚者独行。（《素问·标本病传论》）

【注释】

①先治其本，后治其标：高世栻："病发而邪气有余，则本则标之，申明本而标之者，先治其邪气之本（按：邪去则正安），后治其正气之标（按：养正积自除）。"

②谨察间甚，以意调之：张景岳："间者言病之浅，甚者言病之重病浅者可

以兼治，故曰并行。病甚者难容杂乱。故曰独行。"

【凡按】

在决定治标治本如何选择时，必须注意人体本身的情况。如果病发的脏腑为太过，必然会侮及其他脏腑，此为由本传标，所以先治其本。如"肝邪犯胃"，"治应泻肝安胃"。相反，如果病发的脏腑为不足，必然会受到其他有关脏腑的乘侮，此为由标以传本，如《金匮》"见肝之病，知肝传脾，当先实脾"，这是脾虚召侮，先治其"虚则能受"之标，然后治其"实则能传"之本。间者言病之轻，甚者言病之重，病轻者可以兼治，参用君佐以调治，故曰并行（如平肝和胃之类）。病重者难容杂乱，非简要之药不能治，故曰独行（如用独参汤以救心衰之类），盖治不精专，为法之大忌，故当加意以调之也。

此篇标本之义，凡治本者十之八九，治标者惟中满及大小便不利二者而已。此二者亦不过因其急而先之也。如肝硬化腹水，中满小便不利，急则治标后，必须健脾助化扶正固本，以改善肝功能。故张景岳云："邪以正为本，欲攻其邪必顾其正，阴以阳为本，阳存则生，阳尽则死。"此阴阳逆从的深意所在。

《孙子·地形篇》："故知兵者，动而不迷，举而不穷"。张预曰："不妄动，故动则不误；不轻举，故举则不困。"此犹医家"知标本者，万举万当"。"动"与"举"，喻其灵活地变换战术，医家以此度越纵舍，治标在于疾速，治本在于持重，以其符合标本缓急之规律也。

5. 析情诊神

【原文】

得神者昌，失神者亡。（《素问·移精变气论》）

【名家论述】

宋爱人："'经云，积神于心，以知往今'，'得神者昌，失神者亡'，此视察病人之神不易，存全医人之神为尤难也。"按：故《内经》曰："凡刺之真，以先治神。"以吾神贯注病人之神，何者为藏，何者为露，察人寿夭，断病逆从，元不验矣。

张筱衫："神气为一身之主，神清气爽，神完气足主清吉，神夺气移，神疲气浊主夭亡。"

吴崑："神者心之所倚，以为君主，若心主明，十二官守位禀命，谓之得神，如此养生则昌而寿。若心主不明，十二官失守，谓之失神，如此养生则夭而亡矣。"

【凡按】

善医者注重病人的元气精神。日医·和田东郭云："凡大病眼中灼烁而光爽者为恶候（此精神外露也），不了了者反有生意。"病虽危，语言清亮，脉息调匀，神未失也。日医·后藤艮山云："虚惫证唇色不淡白，耳轮未萎者（神气内藏），可救活也，宜详审熟察"。

【原文】

粗守形，上守神[1]（《灵枢·九针十二原篇》）。形弊血尽而功不立者何？岐伯曰：神不使也[2]。（《素问·汤液醪醴论》）

【注释】

[1]粗守形，上守神：马莳："下工拘于形迹，徒守刺法"。"上工能根据精神变化，进行针刺。"

[2]神不使也：使，运用、使役。神不使，指精神衰败，不能使针药等治疗发挥作用。

【名家论述】

张景岳："凡治病之道，攻邪在于针药，行药在乎神气。故施治于外，则神应于中，使之升则升，使之降则降，是其神气可使也。若以药剂治其内，而脏气不应，针艾治其外，而经气不应，此其神气已去，而无可使矣。虽竭力治之，终不收效。"

马莳："下工泥于形迹，徒守刺法，上工则守人之神，凡人之血气虚实，可补可泻，一以神为主。不但用针如此，用药亦然。"

滑伯仁："药非正气不能运行，针非正气不能驱使，故曰针石之道，精神进，志意治，则病可愈。若精神越，志意散，虽用针药，病亦不愈。"

【凡按】

一例食道癌患者，探查有粘连，未行切除术，复关闭其切口，嘱病人病灶已除去须休养，患者高兴如释重负。转诊湖南省中医药研究院，余给以中药，出纳无阻，食量渐增，治8个月后，日食1斤，面色转红，体重增5公斤。一日他的外甥告诉他，医生说你的病并未切除，病人闻之说，小孩不会讲假话，从此不眠不食，月余而死。此即病人的"精神越，志意散"，虽亦用药而神不使也。故"凡治病之道，攻邪在于针药，行药在乎神气。治施于外，则神应于中，使之升则升，使之降则降，是其神之可使也。若以药剂治其内，而脏气不应，针灸治其外，而经气不应，此其神气已去，而无可使矣。虽竭力治之，而精坏神去，营卫不可复收，故不可愈"。

《孙子·行军篇》："先知敌情，制胜如神"，"倚杖而立者饥也，汲水先饮者渴也，夜呼者恐也，"与《素问·脉要精微论》："衣被不敛，语言善恶，不避亲疏者，此神明之乱也"，"言而微，终日乃复言者，此气夺也……"，其析情诊神乃殊途同归。

6. 内外察机

【原文】

凡治病必察其下①，适其脉，观其志意，与其病也。（《素问·五脏别论》）

【注释】

①必察其下：《太素》作"必察其上下"，上指受纳，下指排泻，宜从。

【名家论述】

薛雪："此治病之四要也。'上'指胃口，'得谷者昌，失谷者亡'。'下'言二阴，二阴者肾之窍，胃之关也。《素问·脉要精微论》曰：'仓廪不藏者，是门户不要也。得守者生，失守者死'，故二便为胃气之关键，而系一身元气之安危，此'下'安能不察!？'适'是测也，脉为气血之先，故独取寸口，以决吉凶之兆。如《素问·平人气象论》曰：'人无胃气（按：不能受纳）曰逆，逆者死。脉无胃气（按：失去中和），亦死'，此脉不可不察。志意者关乎神气，而存亡系之，此志意不可不察也。病有标本，不知求本（按：只看现象）则失其要矣。病有真假，不知逆从（按：认假作真），则及于祸矣。此病因不可不察也。合是四者而会观之，则知病人之要，无遗法矣。"

【凡按】

临病人察其"上""下"非常重要，因人以胃气为本，以新陈代谢正常为生机。饮食消化是营养生化之源，不可不察，二便排泄，是新陈代谢的关键所在，不可不察。它关系到整个治疗过程中的脉息、意志、病机。

【原文】

形盛脉细，少气不足以息者危①。形瘦脉大，胸中多气者死②，形气相得者生，参伍不调者病。三部九候皆相失者死。……形肉已脱，九候虽调，犹死。七诊虽见，九候皆从者不死。（《素问·三部九候论》）

【注释】

①形盛脉细，少气不足以息者危：张景岳："形盛脉细，而少气不足以息者，外有余而中不足，枝叶盛而根本虚也，故危亡近矣。"

②形瘦脉大，胸中多气者死：姚止庵："肌肉既脱而脉反浮大，为真原枯竭，胸中多气，为元气脱根。此等脉证，久病之人见之，死不旋踵矣。"

【名家论述】

张景岳："形盛脉细而少气不足以息者，外有余而内不足，枝叶盛而根本虚也（按：外强中干，气不胜形，本实先拨），故危亡近矣。"按：《玉机真藏论》曰："形气相得，谓之可治，色泽以浮，谓之易已，形气相失，谓之难治，色夭不泽，谓之难已。"与此互发。

姚止庵："肌肉既脱而脉浮大，为真元枯竭。胸中多气，多元气脱根。此等脉证，久病之人见之，死不旋踵矣。"

张琦："参伍谓以三部九候相比较（按：凡或大或小或迟或疾，往来出入无常度者皆病脉也）。三部者上中下也，九候者，天地人（按：即浮中沉）也，皆相失者，谓失其常度，乍疏乍数，缓速失调之类。七诊，谓独小者病，独大者病，独疾者病，独迟者病，独热者病，独寒者病，独陷下者病。《伤寒论·辨脉法》云："脉欲知病愈未愈者，何以别之？曰寸口、关上、尺中三处，大小、浮沉、迟数、同等（按：谓不甚大、不甚小、不甚浮、不甚沉、不迟、

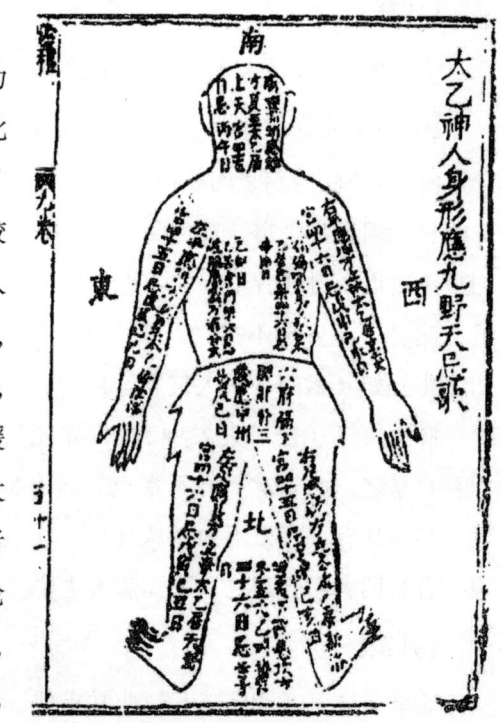

明代马莳《灵枢注证发微》中的
人身应九野天忌图

不数），虽有寒热不解者，此脉阴阳为和平，虽剧当愈。'此胃气和而正气复。

《孙子·形篇》注："力举秋毫，明见日月，聪闻雷霆，不出众人之所能也，故见于著，则胜于艰；见于微，则胜于易。既见于未形，察于未成，则百战百胜"。按：这些论述与医家"望而知之谓之神，闻而知之谓之圣，问而知之谓之工，切脉而知之谓之巧"，是同出一理的。

7. 权衡轻重

【原文】

气有多少，病有盛衰，治有缓急，方有大小，愿闻其约①奈何？岐伯曰：气有高下，病有远近，证有中外，治有轻重，适其至所为故也。（《素问·至真要大论》）

【注释】

①约：约，要约，可引伸为规律。

【名家论述】

张景岳："五运六气，各有太过不及，故曰气有多少。人之疾病，必随气而为盛衰，故治之缓急，方之大小，亦必随其轻重而有要约也。"

方药中："气有高下，这里的气，指气候变化'高下'，指地面远近，离地面远，影响就小，离地面近，影响就大。'病'，指疾病，'病有远近'指发病的快慢大小，与气候高下的变化密切相关。'证'指病证，'中外'，指浅深，亦指表里，'轻重'，病浅者处方用药宜轻，病重者，处方用药宜重。"按：此注一扫前人随文注释之陋。

张伯臾："《千金要方》的方证纪录朴实可信，其表里、寒热、补泻、升降、通涩等药常融合在一方之中，所谓疑难杂证者，大多病情复杂，非一法一方所能应对，当详细辨证，切中病机，因人制宜，方能奏效。"按：此诚临证有得之言，与"方成知约"并不矛盾。

【原文】

补上治上制以缓，补下治下制以急，急则气味厚，缓则气味薄，适其至所，此之谓也。（《素问·至真要大论》）

【名家论述】

吴崑："补上治上制以缓，恐其下迫也。补下治下制以急，恐其中留也。制急方而气味薄，则力与缓等，制缓方而气味厚，则势与急同，故急则气味厚，缓则气味薄，总之适至病所耳。"按：惟有缓急厚薄得其宜方可。

【凡按】

如古方倒换法，药只二味，小便不利，倍用荆芥，因其气味薄以宣肺；大便秘结，倍用大黄，因其气味厚以通肠，则适其病至之所而治得其要矣。吴鞠通："治上焦如羽，非轻不举，如银翘、桑菊之属；治中焦如衡，非平不安，如半夏泻心之属；治下焦如权，非重不沉，如三甲复脉之属。"符合此旨。

《孙子·军争篇》："兵以分合为变，故其疾（急）如风，其徐如林，侵掠如火，不动如山。"疾如风，轻而速也；徐如林，缓而重也；掠如火，迅猛也；不动如山，持重也。医家用药之权衡轻重，与此正同。

8. 方治逆从

【原文】

辛甘发散为阳，酸苦涌泄为阴[①]，咸味涌泄为阴，淡味渗泄为阳，六者或收或散，或缓或急，或燥或润，或软或坚，以所利而行之，调其气使其平也。（《素问·至真要大论》）

【注释】

①辛甘发散为阳，酸苦涌泄为阴：张志聪："言气味固分阴阳，而味中复有阴阳之别，辛走气而性散，甘乃中央之味，而能灌溉四旁，故辛甘发散为阳也。苦主泄下，又炎上作苦，酸主收降，又属春生之木味，皆能上涌下泻，故酸苦涌泄为阴也。"

【名家论述】

张景岳："涌，吐也；泄，泻也，渗泄，利小便及通窍也。辛、甘、酸、苦、咸、淡六者之性：辛主散，主润；甘主缓；酸主收，主急；苦主燥，主坚；咸主软；淡主渗泄。"

《藏气法时论》曰："辛散、酸收、甘缓、苦坚、咸软。"按：五味之用，升而轻者为阳，降而重者为阴，各因其利而行之，则气可调而平矣。

张志聪："如肝苦急而欲散，心苦缓而欲软，脾苦湿而欲缓，肺苦逆而欲收，肾苦燥而欲坚，各随所利而行之，调其五脏之气，亦使之平也。"

【原文】

寒者热之，热者寒之，微者逆之，甚者从之。（《素问·至真要大论》）

【名家论述】

张景岳："治寒以热，治热以寒，此正治法也。病之微者，如阳病则热，阴病则寒，真形易见，其病则微，故可逆之。'逆'即上文之正治也。病之甚者，如热极反寒（按：阳证似阴）、寒极反热（按：阴证似阳），真假难辨，其病则甚，故当从之（按：治真寒假热者，热药冷服，治真热假寒者，寒药热服，乃从治法）从即下文之反治法也"。

王冰："夫病之微小者，犹人火也，遇草而焫，得木而燔，可以湿伏，可以水灭，故逆其性气以折之攻之；病之大甚者，犹龙火也，得湿而伏，遇水而燔，不知其性以水湿折之，适足以光焰诣天，物穷方止矣。识其性者，反常之理，以火逐之，则燔灼自消，焰光扑灭。按：如"虚火喉疼，不肿不红不壅塞，治非实例，忌寒忌刺忌攻风"。此阴寒下盛，迫其无根之火上浮，温之则浮焰自息，养之则虚冷自化，用八味桂附地黄丸"柔剂养阳"、"引火归原"。比从治法也。

【原文】

坚者削①之，客者除之②，劳者温③之，结者散之，留者攻之，燥者濡之，急者缓之，散者收之，损者益之，逸者行之④，惊者平之⑤。上之⑥下之，摩之⑦浴之，薄之劫之⑧，开之发之，适事为故⑨。（《素问·至真要大论》）

【注释】

①削：夺除也，如热炽便坚而用硝黄是也。

②客者除之：客者，外来之邪；除，去也，如治之以兰，除陈气也。

③温：温养也。

④逸者行之：逸，安逸；行，行其逆滞也。

⑤平之：安之也。

⑥上之：吐之也。

⑦摩之：按摩也。

⑧薄之劫之：薄之，紧迫之，迫其隐藏也；劫之，夺其强盛也。

⑨适事为故：即适合病情为度。

方药中："对于疾病的治疗方法有两类，一类是'调气'，即进行全身调整，通过整体以改善局部；一类是'非调气'，即针对局部表现，进行对症处理。如前述'结者散之'、'留者攻之'等等"。

欧阳锜："经旨微奥，辞简意深，例如'留者攻之'，留邪发病，有痰、饮、水气、瘀血、食积、虫积等证，治之当以祛邪为主，如祛痰、逐饮、行水、化瘀、消食、杀虫等，皆属'留者攻之'之法。要注意的是，必须认真观察邪、正两方面的均势以权衡用药的轻重，才能去邪安正，不能病重药轻，或病轻药重。"（《证治概要》）按：此释用于本条可以隅反。

【凡按】

本条例十五个治则，至简至要，但每个治则不是孤立的，应针对体质之强弱，疾病之阴阳，时间之久暂，分析其个体差异而综合论治。

【原文】

逆者正治，从者反治，从少从多，观其事也。（《素问·至真要大论》）

【名家论述】

张景岳："以寒治热，以热治寒，逆其病者，谓之正治。以寒治寒，以热治热，从其病者，谓之反治。从少谓一同而二异，从多胃二同而一异，必观其事之轻重，而为之增损。"

【凡按】

有阳盛格阴，如"脉滑而厥"，胸腹之热如焚，白虎汤主之；阴盛格阳，"下利清谷"，里寒外热，手足厥逆，脉微欲绝，通脉四逆汤主之。假寒者清其内热，热清则厥冷自退；假热者温其内寒，中温则虚火归原。完素用白虎加生姜三片以安胃，仲景用通脉四逆加猪胆汁一枚热因寒用，皆从少从多之义也。

《孙子·势篇》云："凡战者，以正合，以奇胜。""先出为正，傍击为奇"，"动为奇，静为正，静以待之，动以胜之"。医家用药，若无君臣佐使、正反逆从、不以正合、不以奇胜、不能尽五味之变、不能药随病变而病随药愈、亦犹兵家之浪战也。

9. 表里浅深

【原文】

邪风之至[①]，疾如风雨，故善治者治皮毛[②]，其次治肌肤[③]，其次治筋脉[④]，其次治六腑，其次治五脏。治五脏者，半死半生[⑤]也。（《素问·阴阳应象大论》）

【注释】

①至：王冰："至谓侵入身形"。

②治皮毛：张志聪："故善治者助阳气以宣散其邪，不使内入于阴也。"

③治肌肤：张志聪："肌肤尚属外之气分，亦可使邪从外解，故其治之次也。"

④治筋脉：张志聪："知邪之经络。即从经而外解，不使内干脏腑，此又其次也"。

⑤半死半生：张志聪："邪在五脏经气之间，尚可救治而生，如干脏则死矣，故曰半死半生也。"

【名家论述】

张景岳："风邪急速，皮毛尚浅，用力少而成功易，邪愈深则治愈难，邪及五脏而后治之，必难为力。故曰上工救其萌芽，下工救其已成，救其已成者，用力多而成功少。《素问·缪刺论》曰："邪之客于形也，必先舍于皮毛，留而不去舍于筋脉，内连五脏，散于肠胃，阴阳相感，五脏乃伤'，亦言邪自皮毛而入脏腑，与此同义"。

【凡按】

经旨提倡治早、治小、治了，并非病一入五脏，就成不治之证。《难经·十四难》曰："损其肺者，益其气；损其心者，调其荣卫；损其脾者，调其饮食，适其寒温；损其肝者，缓其中；损其肾者，益其精。"此脏病治损之法也，至今仍指导于临床。

【原文】

病之始起也，可刺而已[①]；其盛，

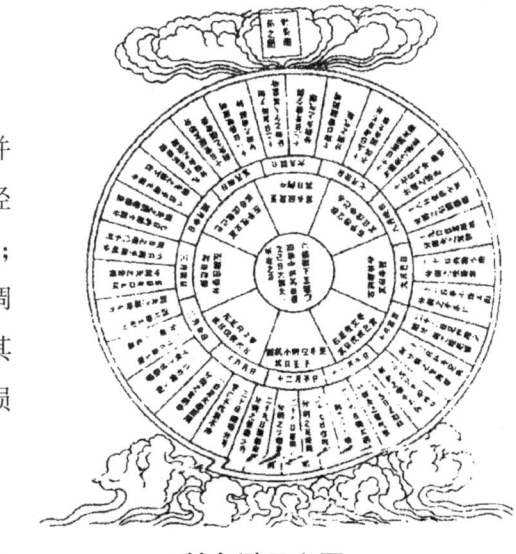

针灸避忌之图

可待衰而已。故因其轻而扬之，因其重而减之，因其衰而彰之。（《素问·阴阳应象大论》）

【注释】

①可刺而已：已，止也。张志聪："病之初起，尚在于外，故可刺而已。其病盛者，勿去其针（即留针），待其衰而后已。"

【名家论述】

吴崑："病之始起，邪气未盛，可刺而止之（按：如胃脘急痛，针足三里，针入则腹中气转而痛立止），病邪方盛则正气微，（按：针入宜留）可待其衰也刺止之。《刺法》曰：'无刺熇熇之热，无刺漉漉之汗，无刺浑浑之脉。'即此意。但《素问·刺疟论》曰：'先其发时，如食顷而刺之（按：取穴大椎、陶道、间使），一刺则衰，二刺则知（按：以小便利，腹中和为知），三刺则已'。"

巫君玉："盖一则待衰，一则未盛，未盛犹待衰之变法也。"

张景岳："轻者浮于表，故宜扬之，扬者发散也；重者实于内，故宜减之，减者泻下也；衰者气血虚，故宜彰之，彰者补之益之，如当归补血汤、归脾丸之属，而使气血复彰也。此三者表里虚实之异治也。"

【原文】

形不足者①，温之以气；精不足者②，补之以味。（《素问·阴阳应象大论》）

【注释】

①形不足者：姚止庵："形不足，谓肌肉消削也。治当温养其气，气和则血自运而肉自充，此阳生阴长之义也。"

②精不足者：姚止庵："精不足，谓精髓枯竭也。气本于精，精养于气，今精既枯竭，则已不能化气而气消亡，于是无形之精气，不得不借有形之饮食以补之。《五脏别论》曰：'五味入口，藏于胃以养五脏气'是也。"

【名家论述】

张景岳："以形精言，则邪为阳，精为阴；以气味言，则气为阳，味为阴。'阳者卫外而为固，阴者藏精而起亟'。故形不足者，阳之衰也，非补气不足以达表而温之（按：参芪之属）；精不足者，阴之衰也，非补味不足以实中而补之（按：龟鳖之属）。阳性暖，故曰温；阴性静，故曰补。然则气不能外乎味，味亦不能外乎气，虽气味有阴阳清浊之分，而实相须而为用者也。"

【原文】

其高者^①，因而越之；其下者^②，引而竭之；中满者，泻之于内^③；其有邪者，渍形以为汗^④；其在皮者，汗而发之。(《素问·阴阳应象大论》)

【注释】

①其高者：吴崑："高，胸之上也。越之，吐之也。此宜于因势利导也。

②其下者：吴崑："脐之下也。或利其小便，或通其大便，皆引而竭之：竭，尽也。"

③中满者，泻之于内：张景岳："'中满'二字，最宜详察，即痞满大实坚之谓，故当泻之于内。"

④渍形以为汗：张志聪："渍，浸也。古者用汤液浸渍，取汗以去其邪。"

⑤其在皮者：指邪在皮毛也。张志聪："邪在皮毛，取汗而发散之。"

【凡按】

"越"谓发扬、升散、吐涌，可治在上之表里也。如因感受山岚雾露之湿，头重鼻塞而晕眩者，以"卧龙丹"搐鼻取涕，则头部清爽矣。"竭"是祛除也，谓荡涤、疏利，可以治在下之前后也。"中满"二字最宜详审，原于痞满燥实者，当泻之于内。若外见浮肿而胀大不在内者非中满也，治宜开门洁府，宣布五阳。妄行攻泻，必为害。邪在肌表，故当渍形以为汗，"渍"是浸也，言令其汗出如渍。如许胤宗治柳太后中风不语，用黄芪防风汤数十斛置于床下以蒸其汗遂得语。或用药煎汤浴洗之。小女舜华二岁出麻疹，冒风早没，发热而喘咳昏沉，采用西河柳煎汤薰浴之，已隐的麻疹即复出，微汗热退，喘咳平而昏沉醒，皆渍形之法也。此皆"有邪"，乃兼经络而言，言其深。"其在皮者，汗而发之"言其浅也。如天暑畏热贪凉，阳气为阴邪所遏，"体若燔炭，汗出而散"皆为表证，均宜发汗也，宜香薷饮。夏月用香薷，犹冬月之麻黄也。

【原文】

其慓悍者^①，按而收之。其实者，散而泻之^②。(《素问·阴阳应象大论》)

【注释】

①其慓悍者：张景岳："慓悍指邪气之急暴，按得其状，可收而制之矣。"

②其实者，散而泻之：吴崑："表实则散，里实则泻，表里兼治，散泻并行是也。"

【凡按】

葛可久治一士人，病伤寒不得汗，发狂循河而走，葛就置水中，良久乃出之，裹以重绵，得汗而狂解，此即按而收之之意。《素问》"阳厥狂怒，治以铁落"。许叔微云："一妇狂厥踰年，予用惊气丸去附子加铁粉，不终剂而愈。铁落重坠，非但化涩镇心，至如摧抑肝邪乃特异耳。"亦按而收之之义，"慓悍"，乃狂之表现也。

《孙子·形篇》："善守者，藏于九地之下，善攻者，动于九天之上，故能自保而全胜也。""藏于九地之下，喻幽而不可知；动于九天之上，喻来而不可备。"亦犹医之用药，必究表里浅深。"因其轻而扬之"，"其高者，因而越之"，喻其浅表而在上、在外也。"柔剂养阳"，则阳不绝，"炉中覆灰"，则火不灭，喻其深藏于下，以固先天之本也。

10. 整体调节

【原文】

气反者[①]，病在上，取之下；病在下，取之上；病在中，旁取之。(《素问·五常政大论》)

【注释】

①气反者：张志聪："气反者，谓上下内外病气相反也。如下胜（下虚）而上反病者，当取之下；上胜（上虚）而下反病者，当取之上；外胜而内反病者，当取之于外旁。"

【名家论述】

俞长荣："'气反'一词，见于医籍记载的，首推《素问·五常政大论》。气是病气，反是相反，意思是内在的病理变化，与外在的症状表现不一致……正如张景岳所说的：'气反者，本在此而标在彼也。'所谓本，即指病变的脏腑经络、器官组织，标即指症状表现或病理变化所能形成的部位。古人根据人体在病理变化上这一特点，发现这种气反病变，采取从疾病相反的部位去施治，往往能够取得较快的满意疗效。"(《俞长荣论医集》)

李东垣："灵枢云：头有疾，取之足，谓阳病取阴也；足有疾，取之上，是阴病取阳也。中有疾，旁取之，中者脾胃也，旁少阳甲胆也，甲胆风木也，东方春也，胃中谷气，便是风化也（按：胆汁之化以形言，风化以气言），胃肠中湿胜而成泄泻，宜助甲胆，风胜以克之，又是升阳助清气上行之法。"按："中"指脾胃，宜助甲胆，此东垣另具一义，可参。

【凡按】

通其下而上病愈，升其上而下病愈，即"高者抑之，下者举之"之理。病在中而经脉行于左右，针灸熨药而旁取之。《灵枢·始终篇》："病在上者下取之，病在下者高取之，病在头者取之足，病在腰者取之腘（委中穴）"，此言刺法，药饵亦同此理。如晕厥戴

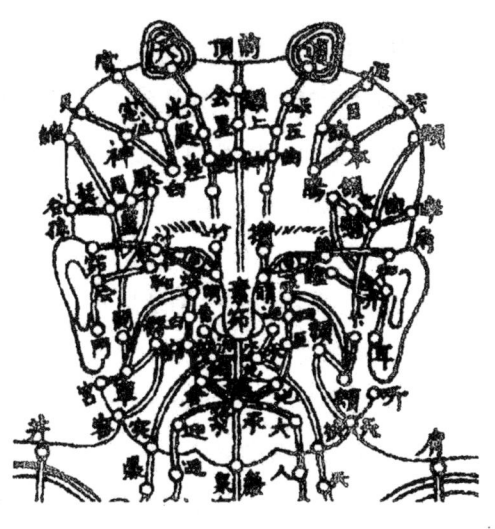

清代廖润鸿《针灸集成》中的明堂图（局部）

眼，针涌泉，此上病下取之法；久泄不止，灸百会，此下病上取之法，均收立竿见影之效。一例腰椎间盘压缩骨折，腰痛不可俯仰，久治不愈，余用中药地下明珠止痛膏，在痛点外部贴之，发泡后，刺孔排液，以消毒纱布盖之，数日愈，比中病旁取法也。

《史记·孙吴列传》："救斗者不搏撠，批亢捣虚；形格势禁，则自为解耳。"亦犹医家之"上病下取，下病上取，中病旁取"之义，而病自解，此即整体调节之法。

整体调节，首先要明确"整体"的含义。整体不等于部分之和，不等于一加一就是二，二加一就是三，亚里士多德的论点，"整体大于它的各部分的总和"因为事物是不断量变的。"这是基本的系统问题的一种表述，至今仍然正确。"（《全息医学论》）这就说明"整体调节"必须根据"唯变所适"。

11. 伏主先因

【原文】

热因寒用，寒因热用，塞因塞用，通因通用，必伏其所主，而先其所因，其始则同，其终则异，可使破积，可使溃坚，可使气和可使必已。（《素问。至要大论》）

【名家论述】

景岳云："伏其所主者，制病之本也，先其所因者求病之由也。"

【凡按】

热因寒用者，如大寒内结，当治以热，然寒甚格热，热不得入，则以热药冷服，下咽之后，冷体既消，热性便发，此热因寒用之法也；寒因热用者，如大热在中，以寒攻治则不入，以热攻治则病增，乃以寒药热服，入腹之后，热气既消，寒性遂行，而病遂减，此寒因热用之法也。如《素问·五常政大论》云："治热以寒，温而行之，治寒以热，凉而行之。"亦寒因热用，热因寒用法也。

塞因塞用者，如下气虚乏，中焦气壅，欲散满则更虚其下，欲补下则满甚于中。治不知本而先攻其满，药入或减，药过依然，气必更虚，病必渐甚。乃不知少服则资壅，多服则宣通，峻补其下，用金匮肾气丸，以疏启其中，用香砂六君汤送前丸，则下虚自实，中满自除。又如晚期血吸虫病，肝硬化腹水，大呕血后，腹水迅及四肢，颜面浮肿，A/G 比值倒置，小便 200 毫升/日，眼睑、唇、舌俱淡，少气懒言，而脉微弱，坚持用归脾汤，日服 1 剂，1 月后小便增而肿势定，又服两个月，小便 1400 毫升/日，A/G 比值正常，肿消，行摘脾手术而愈。此皆塞因塞用之法也。

通因通用者，如大热内蓄，或大寒内凝，积聚留滞，泻利不止，寒滞者以热下之，与《金匮》备急丸；热滞者以寒下之，与调胃承气汤，此通因通用之法也。然而，"其始则同，其终则异"者，如塞因塞用，则正气自强，故可使破积，可使溃坚。通因通用，则邪不能容，故可使气和，可使必已。近人黄益新提出临床见解：要重视"对因治疗"，他说，只顾"对症治疗"，忽视对因对疗，是许多疑难疾病和慢性病久治不愈的根本原因。冠心病往往把治疗的重点放在扩张血管上，反复扩张，加速了血管的老化过程，而对因治疗，把重点放在软化血管，消除血管壁的沉积物等根本病灶上，医疗效果就自然好得多。此"伏主先因"，中西医的共识。

《孙子·势篇》："乱生于治怯生于勇，弱生于强。"治、勇、强，因也；乱、怯、弱，果也。欲善其果，必重其因。故良医治病，必伏其所主，而先其所因也。

12. 中外先后

【原文】

从内之外者，调其内；从外之内者，治其外。从内之外而盛于外者，先调其内而后治其外[①]；从外之内而盛于内者，先治其外而后调其内。中外不相及，则

治主病。（《素问·至真要大论》）

【注释】

①先调其内而后治其外：高世栻："内病干脏腑，故曰调，外病干肌腠，故曰治"。

【名家论述】

张景岳："从内之外者内为本，从外之内者外为本，但治其本，无不愈矣。"

张志聪："如止内有病而不感外邪，或止感外邪而内无病，中外不相及者，则当治其主病焉。"

【凡按】

从内之外者，内为本。例如内伤发热，劳者温之，损者益之。东垣"甘温除大热"即属此类。从外之内者，外为本，例如风寒外束，郁而为热，体若燔炭，汗出热解，即属此类。但治其本，无不愈矣。

从内之外而盛于外者，此内因之病，发于外而与外邪相合。如"伤寒二三日，心中悸而烦者，小建中汤主之"（《伤寒论·太阳篇》），是当调其内病，以治其外邪。从外之内而盛于内者，此外因之邪，及于内而与内病相合，故盛于内也。如"喘家作，桂枝加厚朴、杏仁佳"（《伤寒论·太阳篇》），又当治其外邪，而调其内病，此调内外之要法也。而《伤寒论》内外先后之治，实例甚多，不可不深究。

【原文】

中外不相反，则治主病。（《素问·至真要大论》）

【名家论述】

高世栻："内病在内，外病在外，中外不相及，则但治其主病。"

张志聪："如止内有病而不感外邪，或止感外邪而无内病，中外不相及者，则当治其主病焉。"

【凡按】

中外不相及，谓既不从内，又不从外，则但求其现在所主之病而治之。此即三因之义也。如《金匮要略》云："千般灾难，不越三条。一者经络受邪，入脏腑为内所因也；二者四肢九窍血脉相传，壅塞不通，为外皮肤所中也；三者房室、金刃、虫兽所伤也。"故陈无择著《三因方》曰："有内因，有外因，有不内外因。"虽仿仲景三条，而无择之论实本诸此。饮食、房室之病，仍是内因、金刃、虫兽之伤，仍是外因，虽治主病，不可不审证求因。

【原文】

调气之方①，必别阴阳，定其中外，各守其乡，内者内治，外者外治，微者调之②，其次平之③，盛者夺之，汗之下之④，寒热温凉，衰之以属，随其攸利⑤。（《素问·至真要大论》）

【注释】

①调气之方：张景岳："方，法也"。吴崑："前问病之中外，答以调气只方法。"

②微者调之：张景岳："谓小寒之气，和之以温，小热之气，和之以凉也。"

③其次平之：张景岳："谓大寒之气，平之以热，大热之气，平之以寒也。"

④盛者夺之，汗之下之：张景岳："盛者夺之，谓邪气甚者当攻而取之，如甚于外者汗之，甚于内者下之。"

⑤寒热温凉，随所攸利：张景岳："凡宜寒宜热，当各求其属以衰之，惟随其所利而已。"

【名家论述】

张志聪："按本篇前数章，统论外淫之外，末章复论内因之病，其间又有外内之交感者，各有调治之法。至于气之寒热温凉，味之碱酸辛苦，皆调以和平，随其攸利，'谨道如法，万举万全'，故能使血气正平，而长有天命。"

【凡按】

"必别阴阳"，凡病、治、脉、药皆有关系。具体情况具体分析，才能把握此种关系，故必须详别之。然而，病轻而药重，病重而药轻，都是违反治疗规律的。如吴鞠通治一例水肿病，前医用麻黄附子甘草汤无效，吴主原方，重用麻黄二两，减轻附子、甘草之量，投之而效。至于盛者夺之，谓邪之甚者，当直攻而取之，如甚于外者，恶寒发热，脉浮紧，故宜汗之；甚于内者腹满便鞕脉沉实，宜下之。凡宜寒宜热宜温宜凉，当各求其属以衰去之，随其所利者，在于临证察机也。

《孙子·虚实篇》："兵无常势，能因敌变化而取胜者，谓之神。兵有常理，而无常势，兵有常理者，击虚是也，无常势者，因敌以应变也。"医家用药亦然，药有常理者，攻病是也，药无常势者，如朱丹溪所云："如操舟之工，应敌之将，治有中外先后，而时中"，"药随病变，病随药愈"是也。

13. 异法方宜

【原文】

医之治病也，一病而治各不同，皆愈何也？岐伯对曰，地势使然也。……故圣人杂合以治，各得其所宜^①，故治所以异，而病皆愈者，得病之情^②，知治之大体也。（《素问·异法方宜论》）

【注释】

①各得其所宜：张志聪："天有四时之气，地有五方之宜，随人之病，或用针灸、毒药，或以导引、按摩。杂合以治，各得其宜。"

②得病之情：张志聪："得病之情者，知病之因于天时，或因于地气，或因于人的嗜欲，得病因之情也。"

【名家论述】

匡调元："徐灵胎在'五方异治论'中对此作了一些发挥，其论述更为具体而明白，他说，人禀天地之气以生，故其气体随地不同。西北之人，气深而厚，凡受风寒，难于透出，宜用疏通重剂；东南之人，气浮而薄，凡遇风寒，易于疏泄，宜用疏通轻剂；又西北地寒，当用温热之药，然或有邪蕴于中而内反热甚，则用辛寒为宜；东南地温，常用清凉之品，然或有气随邪散，则易于亡阳，又当用辛温为宜；至交广之地，则汗出无度，亡阳尤易，桂附为常用之品；若中洲之卑湿，山陕之高燥，皆当随地制宜。故人其境必问水土风俗而细调之。"按：徐氏不仅看到了不同地区之人在体质上有其特殊性，更看到了同一地区之中的人，还能有其个体的特殊性。可见其识见之高。近世，时间医学、气象医学、地理医学等学科的出现和兴起，正是这种意识的觉醒。

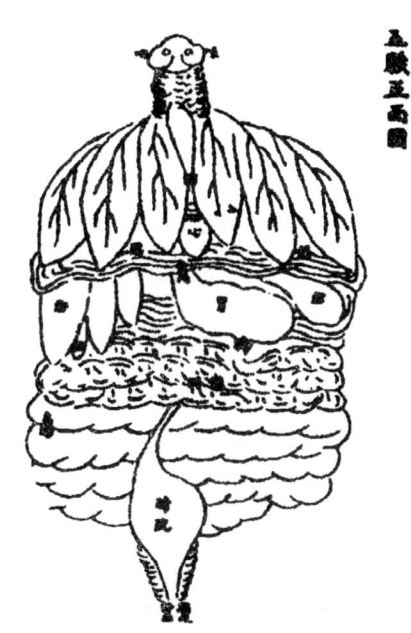

清代严振《循经考穴篇》中的五脏正面图

【凡按】

（1）五方之治，各不相同。如砭石、毒药、灸焫、九针、导引、按摩之类。一病异治而同效者，由于五方之地理环境有差别。"地势不同，则气习（按：指生活习惯）有异，故治法亦随之不一"。（2）杂合以治，各得其宜者，得病之情也，"异法方宜"是治之大体，而又不胶于"东方治宜砭石，西方治宜毒药也"。余治一例北人南下病脚气溃烂者，数年来回北方则愈，来南方又发，乃斟酌于气候之宜，与黄芪、升麻、粉葛、苍术、苡米、晚蚕砂，升阳除湿之剂，病愈而疗效巩固，此揆度以适方宜也。

然而，以个体而言，亦有寒热虚实兼夹杂之证集于一身者，如《伤寒论·厥阴篇》之麻黄升麻汤证。程门雪曰：本方的见证，"泄利不止"是里；"手足厥冷，脉沉而迟"是寒；"咽喉不利，唾脓血"是热；"不汗出"是表，复杂的病情，必须用复方来治，所以麻黄升麻汤具有发汗温中，清上滋下的作用，可谓"杂合以治"，"各得其所宜"是也。

《孙子·地形篇》："故知兵者，动而不迷，举而不穷"。张预曰："不妄动，故动则不误；不轻举，故举则不困。识彼我之虚实，得地形之便利，而后战也。"高明的医生，识异法方宜，所以举措不失。

14. 阴阳求属

【原文】

有病热者寒之而热，有病寒者热之而寒，二者皆在，新病复起，奈何治？（《素问·至真要大论》）

【名家论述】

张景岳："寒之而热，言治热以寒而热如故。热之而寒，言治寒以热而寒如故。及以寒治热者，旧热尚在而新寒生，以热攻寒者，旧寒未除而新热起。皆不得不求其详也。"

【凡按】

此超出一般正治规律，是矛盾的特殊性，所谓"热病未已，寒病又起"，用药违背了正反逆从之道。如王海藏治一上热中寒的咽痛病人，用理中丸以紫雪为衣服之。以温中为治本，清上为治标，良愈。此使方而不使于方也。

【原文】

诸寒之而热者取之阴，热之而寒者取之阳①，所谓求其属也。(《素问·至真要大论》)

【注释】

①取之阴、取之阳：张志聪："取取阳即补阴补阳，失以寒治热，以热寒，此平治之法也。补阴以胜热，补以胜寒，乃治病求本之法也。"

【名家论述】

王太仆："大寒而盛，热之不热，是无火也。大热而盛，寒之不寒，是无水也。""倏然往来，时发时止，是无火也，昼见夜伏，夜见昼止，时节而动，是无水也。当求其属而主之。无火者，益火之源以消阴翳，无水者，壮水之主以制阳光。""脏腑之源，有寒热温凉之主，取心者不必齐（剂）以热，取肾者不必齐（剂）以寒，但益心之阳，寒亦通行，强肾之阴，热之犹可"（按：热自消退）。

张景岳："此王氏之心得也。然求其所谓'益'与'壮'者，即温养阳气，填补真阴也。求其所谓'源'与'主'者，即求其属也。属者根本之谓，水火之本则皆在命门之中耳。"

赵养葵："必须六味、八味（汤丸），出入增减，以补真阴真阳，诸证自退。"

《孙子·计篇》注："阴阳之象无定形，用阴则沉重固静，用阳则轻捷猛厉。阴阳者刚柔盈缩也"。按：医家亦然，从阳引阴，从阴引阳，补阴以胜热，补阳以胜寒，治以阴阳为本，即求属也。犹兵家"自有阴阳刚柔之用，非天官日时之阴阳也"，这都是符合唯物辩证法的。

15. 过正必偏

【原文】

五味入胃，各归所喜，故酸先入肝，苦先入心，甘先入脾，辛先入肺，咸先入肾，久而增气，物化之常也。气增而久，夭之由也①。(《素问·至真要大论》)

【注释】

①气增而久，夭之由也：言偏味过久，而气增，致脏气偏胜，故有此失。

【名家论述】

张志聪："气增而久，夭之由也。凡物之五味，以生化五气，味久则增气，气增则阴阳有偏胜偏绝之患矣。盖甚言其气味之不可偏用也。"

【凡按】

此言气味不可偏用，四时有寒热温凉之气，五脏有酸苦甘辛咸之味，四气五味，皆当和调而用之，若偏用则有偏胜之患矣。如味过于酸，则肝多津液，津溢于肝则脾气乃绝其转输矣。《本事方》载：一舟装运木瓜，舟人口渴即食之，数日而小便不通，求救于名医，医问近食何物，曰：木瓜。医曰得之矣，木瓜味酸，《灵枢·五味论》云："膀胱之胞，薄以懦，得酸则缩绻，约而不通，水道不行，故癃。"戒酸，多饮开水则愈。

《孙子·作战篇》注："《春秋·左传》曰：兵犹火也，勿戢将自焚。"杜佑曰："兵者凶器，久则生变"，此即《内经》"久而增气，物化之常也，气增而久，夭之由也"。四气五味，过正必偏，用药如用兵，故有勿戢将自焚之诫。《汉书·艺文志》曰："有病不治，常得中医。"亦不戢自焚之反义语。

16. 制方有约

【原文】

病有久新，方有大小，有毒无毒，固宜常制①矣。大毒治病，十去其六；常毒治病，十去其七；小毒治病，十去其八；无毒治病，十去其九；谷肉果菜，食养尽之，无使过之，伤其正也。不尽，行复如法。（《素问·吾常政大论》）

【注释】

①常制：正常的制度。张景岳："病重者宜大，病轻者宜小，无毒者宜多，有毒者宜少，皆常制之约也。"

【名家论述】

张景岳："病重者宜大，病轻者宜小（按：如大小承气之类），无毒者宜多（按：如炙甘草汤之类），有毒者宜少（按：如三物白散之类），皆常制之约也。"

王冰："大毒之性烈，其为伤也多，小毒之性和，其为伤也少。常毒之性减大毒之性一等，加小毒之性一等，所伤可知也，然无毒之药，性虽平和，久而多之，则气有偏胜，必有偏绝，久攻之则脏气偏弱，既弱且困不可长也，故十去其九而止。病已去其八九，而有余未尽者，则当以谷肉果菜饮食之类，培养正气而余邪自尽矣。"

【凡按】

病重宜大剂，病轻者宜小剂，如大小承气之类；无毒者宜多，如炙甘草汤之类；有毒者宜少，如三物白散之类，皆常制之约也。《素问·脏气法时论》曰："毒药攻邪，五谷为养，五果为助，五畜为益，五菜为充。"然毒药虽有约制，而饮食亦贵得宜，皆不可使之太过，过则反伤其正也。如此则留人治病，以充分发挥机体的自然疗能。

【原文】

妇人重身①，毒之何如？岐伯曰：有故无殒，亦无殒也②。……大积大聚，其可犯也，衰其太半而止，过者死。（《素问·六元正纪大论》）

【注释】

①妇人重身："重"读平声。张景岳："妇人怀孕，身中有身，故曰重身。"

②有故无殒，亦无殒也：高世栻："有寒热之病，谓之有故，用寒热有毒之药（按：如附子、大黄之类），有病则病当，无殒灭之患，然亦不宜过用而致殒灭，故曰过者死。"

【名家论述】

张景岳："重身，孕妇也；毒之，谓峻利药也；有故，指'大积大聚其可犯'之故，有是故而用是药，所谓有病则病受之，故孕妇可以无损，而胎气亦无损也。身虽孕而大积大聚，非用毒药不能攻，攻亦无害，故可犯也。然但宜衰其大半，便当止药。如上篇云'大毒治病，十去其六'是也"。

【凡按】

殒音允，重读平声，没落地。"有故无殒"：如肥人多痰，恶心呕吐，则半夏、生姜是安胎良药，如热病火毒内逼，大便燥实，以大黄攻其肠胃秽毒，邪去而胎自固。吴汉仙曰："大黄"但攻肠胃之秽毒，胎附于脊，实在肠胃之外，用之得当，全无妨碍。"如素禀虚弱，足冷，"少腹如扇状"，也就是少腹有寒冷的感觉，用芩术则坠，用姜附则安，均"有故无殒，亦无殒也"之例。

【原文】

人有重身，九月而瘖①，此为何也？岐伯曰：胞之络脉绝也②。胞络者系于

肾，少阴少脉，贯肾系舌本，故不能言。无治也，当十月复。（《素问·奇病论》）

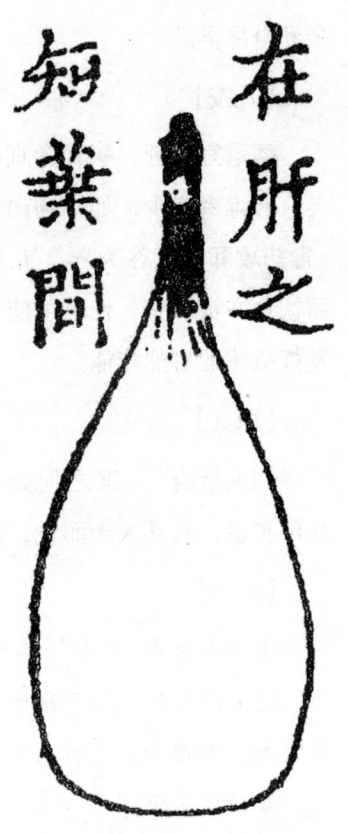

明代吴嘉言《针灸原枢》脏腑图中的胆形象图

【注释】

①瘖：声哑不能出。吴崑："失音也，这里指'子瘖'。"

②胞之络脉绝也：胞，即子宫，绝，即阻绝的意思。王冰："绝谓脉断色而不流通，不能言，真天真之气断绝也。"张志聪："盖妊至九月，胞长已足，设有碍干胞络（胞中之络，冲任之络也）即因此阻绝而不通。

【名家论述】

张志聪："声音之道，在心主言，在肺主声，然由肾间之动气，循经络而上出于舌，而后能发其音声。故曰：舌者声音之机也，胞之络脉系于肾，足少阴之脉，贯肾系舌本。胞之络脉阻绝，则少阴之脉亦不通，是以舌不能发机而为瘖矣。"

【凡按】

"重身"是怀孕也。妊娠母子，性命相关。舌者声音之机，胞之络脉系于肾，足少阴之脉贯肾系舌本，孕至九月，胎长已足，设有碍于胞络，压其肾系，则舌不能发机而为喑矣。十月分娩，则胞络通而声音复矣。此症并不罕见。吾乡彭姓妇怀孕九月忽然不语，其家求神拜佛无效，迎余视之，令勿服药，十月顺产一婴，产妇随即发声，问是男是女。经言如操左券。

《孙子·作战篇》："不尽知用兵之害者，则不能尽知用兵之利。"李筌曰："利害相依之所生，先知其害，然后知其利也。"用药如用兵，利在于用得其宜则攻病，害在于用失其宜则损人，所以医家制方有约。

17. 平治权衡

【原文】

平治于权衡①，去菀陈莝，微动四极②，温衣，缪刺③其处，以复其形。开鬼门，洁净府④，精以时服⑤，五阳⑥已布，疏涤五脏，故精自生，形自盛，骨肉相

保，巨气⑦乃平。（《素问·汤液醪醴论》）

【注释】

①平治于权衡：吴崑："平治之法，当如权衡，阴阳各得其平，勿令有轻重低昂也。"

②四极：胡天雄：《汉书艺文志》师古曰"四方极远之处也"，这里喻四体远端，宜从。

③温衣、缪刺：张景岳："温衣，欲助肌表之阴而阴凝易散，缪刺，以左取右，以右取左（按：即交叉使用）而去其大络之留滞。"

④鬼门、净府：张景岳："鬼门，汗孔也。肺主皮毛，其藏魄，故曰鬼门。净府，膀胱也，渣滓所不能入，故曰净府。"张志聪："开鬼门，发汗也，洁净府，利小便也。"

⑤精以时服：张景岳："水气去则真精服。服，行也。"

⑥五阳：王冰："五阳是五脏之阳气也。"

⑦巨气：马莳："巨气，大气也，即正气。"

【名家论述】

胡天雄：" '菀陈'，郁积陈腐之物，包括瘀血和积液等。'莝'有二义，马莳作名词用，故曰'陈莝，陈草也'。张景岳作动词用，故曰'莝，斩草也'。不论作名词还是作动词，总觉得解释是别扭的。其实原文不误，误在注家。这种错综复杂的句子，清·愈樾《古书疑义举例》曾经引用《论语》'迅雷风烈'——即迅雷烈风的错综句子，……可见此处不说'去菀莝陈'而说'去菀陈莝'，'莝'字作动词用，也是同一个道理。特引之以澄清旧注畅达原文之意，亦即'降去郁积，推动陈腐'（按：此为寓汗下排泻之法）"。

【凡按】

平治之法当如权衡者，欲得其平也，即以达到"以平为期"之目的。肾主水，水须何法以平之。然肺金生于脾，肾水制于上，故治肿胀者，其标在肺，其本在肾，其制在脾，如肺之治节不行，脾之健运失职，肾之关门不开，则水病成矣，故求肺脾肾三脏，随盛衰而治得其平，是为权衡之道也。只是经义微奥，有难解之间。而胡氏释之是也。温衣欲助其肌表之阳，而阴凝易散也，然后缪刺之，病左取右，病右取左，而去其大络之留滞也。"鬼门"，汗孔也；"净府"，膀胱也。邪在表者散之，在里者化之，故曰"开鬼门，洁净府也"。水气去则真精服，"服"，是行也，阴邪除则五阳布，"五阳"，五脏之阳气也。由是精生形盛，骨肉相保，而巨气可平矣。此节是治胀满水肿的要法。

吾乡一老医彭国俊者，治范炳焕律师全身水肿，形寒而无汗尿少，脉沉而喘，服五子五皮无效。彭老为疏方：麻黄二两，桂枝二两，细辛五钱，附片一两，炙草五钱，生姜一两，大枣十二枚，即《金匮》桂甘姜枣麻辛附子汤。另一医见之曰，花甲高年，岂能受此大剂。彭曰：无妨，用大砂锅煮之，一小时后边煮边饮，时在冬令，身拥棉絮，面向火炉，不时助以热粥，三日夜尽三剂，始汗出而尿利，效不更方，一星期肿全消。愈后，患者亲诣桃花庙，上一匾，题曰："示医活我"。可见经方用之中肯则效如桴鼓。此慢性肾炎属阴水症征，故用温阳发汗也。

《孙子·军争篇》："悬权而动。"张预曰："如悬权于衡，量知轻重然后动也。"如华佗用药心识锱铢，医家因时、因地、因人制宜，发汗则汗，利尿则尿，除陈莝，则除莝除。药随病变而病随药愈，即平治权衡之旨也。

18. 苦乐异治

【原文】

形乐志苦[1]，病生于脉，治之以灸刺；形乐志乐，病生于肉，治之以针石[2]；形苦志乐，病生于筋，治之以熨引[3]；形苦志苦，病生于咽嗌，治之以甘药[4]；形数惊恐，经络不通，病生于不仁，治之以按摩醪药[5]，是谓五形志也。（《素问·血气形志篇》）

【注释】

①形乐志苦：形，指形体，志，指精神意志。

②针石：指针刺与石砭。

③熨引：指温熨与导引。

④甘药：指温养平和之药。

⑤醪药：指药酒。

【凡按】

形，指形体；志，指精神意志。①形乐者身无劳，志苦者心多虑，心主血脉，深思过虑则脉病而循环不利，故宜灸刺以促进血液流畅。②形乐者逸，志乐者闲，饱食终日，无所运用，所谓"太逸伤脾"，多见于"尊荣人，骨弱肌肤盛，重因疲劳汗出，卧不时动摇，加被微风，遂得血痹之病。""治宜针引阳气，令脉和紧去则愈"。③"形苦者身多劳，志乐者心无虑，劳则伤筋，故病生于筋"。"筋伤遇热则弛缓，遇寒则拘急，熨而引之则柔和而无缓急之患矣"。④形苦志苦，必多忧思，忧则伤肺，思则伤脾，脾肺之脉，上循咽嗌，忧思郁结，气滞不行，则病生咽嗌（出现异物感）。甚则"隔塞闭绝，上下不通，则暴忧之疾也"。病生咽嗌，内关情志而损及于脏，故以甘药补之。丹溪治此断为膈噎，用牛乳、白蜜、韭菜汁之属，至今用之仍效。⑤"惊则脉气散，恐则神不收，脉散神浮故经络不通，而为不仁或振颤之疾矣。按摩所以开通闭塞，导引阴阳。醪药者所以养正祛邪，调中理气，即药酒也"。药以调阴阳，益气血，酒以行经脉，悦神志。缓以治之，量变则质变矣。

《孙子·计篇》："校之以计，而索其情。"杜牧曰："校，校量也；计，计算也；索者，搜索也；情者，彼此之情也。"兵家如此，医家亦然。苦乐异治者，如形乐志乐，身安而体肥，则按兵法："佚能劳之，饱能饥之，安能动之"，则肥减而身轻，如形苦志苦，身羸而神萎，则反其道而行，"劳者佚之，饥者饱之，动者安之"。则体丰而色润。此苦乐异治，在乎索情也。

19. 精神治疗

【原文】

动作以避寒①，阴居以避暑，内无眷慕之累，外无伸宦之形，此恬惔②之世，邪不能深入也。故毒药不能治其内，针石不能治其外，故可移精祝由③而已。（《素问·移精变气论》）

【注释】

①避寒、避暑：王冰："动则生温，故身热足则御寒，凉气生寒，故阴居可以避暑矣。"

②恬惔：指恬静、憺泊。

③祝由：祝说病由，通过调整病人的精神活动，来达到治疗目的。

【名家论述】

吴鞠通："按：'祝由'二字，祝告也，由，病之所从出也。近世以巫家为祝由科，并列于十三科之中，扁鹊谓'信巫不信医不治'，巫岂可列入医科中哉。吾谓内伤者，必先祝由，详告以病之所由也，使病人知之，而不敢再犯。又必须细体变风变雅，曲察劳人思妇之隐情，婉言以开导之，壮言以振惊之，危言以悚惧之，必使心悦诚服，而后可以奏效如神。"按：吴氏明确指出祝由科不得与巫医之流混列，并具体指明精神疗法的内容。罗马名医盖伦氏说："医者三件法宝，语言、药石、刀圭。"张子和治一妇，遇盗受惊，以后闻声则惊厥。张曰：惊者阳从外入，为不自知故也。以木击茶几，其妇闻声大惊欲厥，反复击之，徐徐惊完而笑，问日是何治法？子和曰《内经》云："惊者平之"，平者常也，常见之物必无惊。夫惊者神上越，从下击几，使之下视，所以收神也。通过语言和物理疗法，使阴阳和而神气通畅，患者从此遂

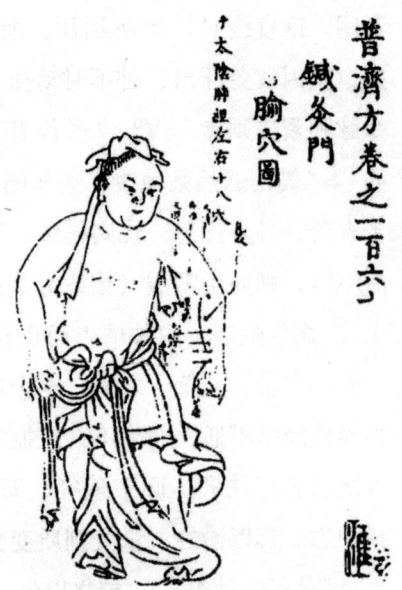

明抄本《普济方》中的四肢经穴图之手太阴肺经左右五十八图

愈。可见良性语言解除病人的思想负担，可以导致疾病的好转或治愈。恶性语言增加病人的思想包袱，可以促使病情恶化或死亡。为人司命者，不可不慎。

李聪甫："李东垣倡脾胃学说，还主张精神治疗。东垣云：'善治疾者，使心无凝滞，或生欢欣，或逢喜事，或居温和之处，或食滋味，或眼前见所爱事物，则慧然如无病矣，盖胃中元气得舒伸故也。'说明良性的精神刺激因子对病人的重要性。"按：治病必须治人，治人除调整机体外，必须治其思想，东垣之学，李老深得之。

【凡按】

这是运用某种方法，转移病人的精神，改变其气血紊乱的病理状态，从而达到治愈疾病目的之方法，名为"移精变气"，类似近世的催眠术，是古代所用精神疗法。近人研究心理因素的致病作用，研究出，"认知疗法，行为疗法，精神分析、放松法，脑波疗法，漂浮疗法等。为解决心身疾病，提供了最佳途径。

《孙子·军争篇》："以治待乱，以静待动。此治心者。"用兵尚且如此，故医家对精神、神经性疾病，不贵药物而重精神治疗，索其七情致病之根，以语言暗示解其疑，使病不药而愈。此不治而治，"攻心为上"，乃最高明的一种疗法。

20. 防重于治

【原文】

不治已病治未病，不治已乱治未乱……。夫病已成而后药之，乱已成而后治之，譬犹渴而穿井①，斗而铸锥②，不亦晚乎？（《素问·四气调神论》）

【注释】

①穿井：即钻井、凿井。

②斗而铸锥：《说文》："铸，销金成器也。锥，锐器也。"宋刻本《太素》、马莳、吴崑、张志聪等，"锥"均作"兵"。兵，即兵器，故"锥"作"兵"义同。

【名家论述】

太史公："使圣人预知微，能使良医得早从事，则病可已，身可活也。"按：此语通乎治术，寓意甚深。另一意义是"寓防于治"。

张志聪："《金匮玉函》曰：上工治未病，何也？师曰：夫治未病者，见肝之病，知肝传脾，当先实脾。以防患未然也。"

尤在泾："实脾者助令气旺，使不受邪，所以治未病也。设不知此而待治其肝，则肝病未已，脾病复起矣。"

【凡按】

《周易·下经》云："君子以思患而预防之。"《内经》亦然，此重预防之道，治于未形，用力少而成功多，以见其安不忘危也。要知渴而穿井，无济于饮，斗而铸锥，无济于战，形容其见事迟而行为晚矣。而病不早为之计者，亦犹是也。若扁鹊之初见齐桓侯曰：君有疾在腠理，不治将深，又五日复见曰，君有疾在血脉，不治将深，又五日复见曰，君有疾在肠胃，不治将深，而桓侯俱不能用。再后五日见，扁鹊望颜而退走曰，疾之居腠理也，汤熨之所及也，在血脉，针石之所及也，在肠胃，酒醪之所及也，其在骨髓（五脏），虽司命无奈之何矣。后五日，齐侯疾作，使人召扁鹊，而扁鹊已去，桓侯遂死。及其病深而求治，亦犹渴而穿井，斗而铸锥也。

《孙子·谋攻篇》注："备预不虞，善之大者也"，"有备无患"。卫生保健，重在预防医学，医家防重于治，提高群体及个体的免疫功能，与兵家"有备不败、"防患未然的思想是一致的。

《黄帝内经》灵素类证百家系方

一、风病类（附：疠风）

　　风，属于自然界的"空气流动"。但在古代人体所患疾病往往与风有广泛的联系。在《内经》中以"风"命名的病症有"酒风"、"漏风"等，隋·巢元方《病源候论》就有60个诸风病候。《内经》用于病因的，如"风"为六淫之首，"因于露风乃生寒热"。其用于病机的"风者善行数变"，如后世之缠喉风、马脾风之类。其用于外证的有经络、皮肤之风，如头风、痛风、痒为泄风，甚至"脉风成为疠"。其用于内证的有脏腑之风，如肝风之掉眩，心风之善怒吓（狂妄），肾风之面部庬肿，胃风之善胀满（风气演化），肠风之下血等。风有内外之别，在中风证上，明·张景岳提出"非风"之说；清·叶天士："内风皆阳气所化"。然而，外风宜疏，内风宜熄，从外之内之风，宜先治其外，如人参败毒散治痢疾初起；从内之外之风，宜先治其内，如三甲复脉潜阳熄风之类。风是流动不居的，如内风、外风之类，多伴有汗出之证，治在因应制宜。或疏而汗止，或熄而汗止，通过治疗达到人体的自然调节，而获得机体内部的相对平衡。

（一）概　述

【原文】

　　风者百病之长①也，至其变化，乃为他病也，无常方②，然致有③风气也。（《素问·风论》）

【注释】

　　①长：读上声。王冰："长，先也，先百病而有也。"

　　②方：《吕氏春秋·顺说》高注："方，道也"。

③有：于鬯曰："有字吴崑本作自字。当从之。上文云无常方，故作转语云，然致自风气也。"即许多病由风气诱发。

【名家论述】

张景岳："风之始人，自浅而深，至其变化。乃为他病，故风为百病之长。"按：长即先导的意思。

尤在泾："人禀阴阳五行之常，而其生其长则实由风与气。盖非八风则无以动盗而协和，非六气则无以变易而长养。然有正气即有客气，有和风即有邪风，其生物害物并出一机，如浮舟、覆舟总为一水。故得其和则为正气，失其和即为客气。得其正则为和风，失其正即为邪风。其生物有力，其害物亦有力，所以中人多死。"按：此论是对自然界风气的特性认识。

【凡按】

《素问·至真要大论》云："夫百病之生也，皆生于风寒暑湿燥火以之化之变也。""气之正者六气为化，气之邪者六淫为变"。与此互发。

【原文】

风者百病之始①也。（《素问：骨空论》）

【注释】

①风者百病之始：张景岳："风之中人，必先皮毛而后及于经络脏腑，由浅入深，自微而甚，善行数变，所以为百病之始，避风如避矢石者，正以防其微也。"

【名家论述】

裘沛然："古人把风邪当作外感致病因素的总称。验诸临床，风邪兼挟其他病邪易致病者极为广泛。如风挟热邪袭表侵肺，而成风温病；风挟火毒上攻头目诸窍，而致局部红肿热痛；风挟寒邪外束肌表，而为风寒表证；风挟湿邪侵入人体，而见头重身胀，肢体重着、胸闷、恶心、苔腻。此外，还有脑风、目风、漏风、首风、肠风、五脏风病等。"

【原文】

风者善行而数变①。（《素问·风论》）

【注释】

①数变：《史记·游侠传》《索隐》"数，频也"。姚止庵曰："善行者无处不到，数变者证不一端。"

【名家论述】

万友生："如风性的抽掣、疏泄、动摇，风痹的痛无定处，风疹、风疱的忍隐忽现，反映出风性'善行'与'数变'的特点。"（《寒温统一论》）

【凡按】

近人认为，"数变"是风邪致病的又一特性，由风邪为先导的外感病，一般多发病迅速，传变快，变幻无常。

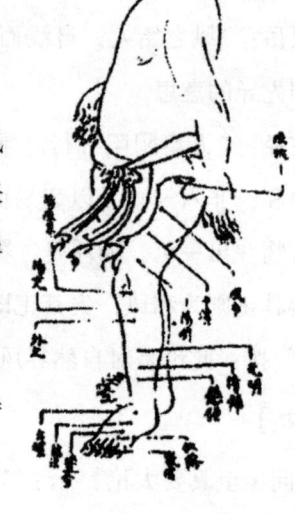

明抄本《普济方》中的足少阳胆经左右三十六穴图

【原文】

伤于风者，上先受之。（《素问·太阴阳明论》）

【名家论述】

张景岳："阳受风气，故上先受之。"

【凡按】

风为阳邪，主动主升，其性轻浮，故风邪易侵犯人体的上部。

【原文】

邪之所凑，其气必虚。（《素问·评热病论》）

【名家论述】

张景岳："邪必因虚而入，故邪之所凑，其气必虚，经文只此二句，奈何后人有续之者曰：留而不去，其病则实。此言大有不通，夫凑即邪之实也，又何必留而后实耶？留而实者，固然有之，（按：如"痰"与"瘀"可为病之果，亦可为病之因）愈留而愈虚者，尤为不少，倘执前言成训，则未免虚实误用"。

【原文】

正气存内，邪不可干。（《素问·遗篇刺法论》）

吴汉德："要知风易为病者，表气素虚；寒易为病者，阳气素弱；易热为病者，阴气素衰；易伤食者，脾胃必亏；易劳伤者，中气必损。须知发病之日，即正气不足之时。(《医理辑要锦囊觉后篇》)

匡调元："这里明确指出了体质因素往往能决定个体对某种致病因子的易感性。反之，'正气存内，邪不可干'，这就可以解释为什么同样的致病天气条件下，有人生病有人不生病的现象。近代欧洲学者也看到这一现象称之为'气象敏感'。"

【凡按】

"风为百病之长"，所以为六淫之首，"风为百病之始"，诸病多冠以风名，如巢氏《诸病源候论·卷一、二风病诸候》即有 60 种冠以"风"字的病名，如五脏六腑之风，四肢上下之风（如头风、历节风、恶风须眉堕落等）。风邪易于上受，无论外邪入侵或内阳化风皆同，以风性轻浮也。然而"邪之所凑，其气必虚"，此句非常重要，可以认识到"正气存内，邪不可干"的预防作用。

肖佐桃治 1 例中风，男，61 岁。证候右侧半身不遂，口眼歪斜，语言塞涩，口解流涎。脉缓者为气不足，舌有紫块当为瘀血内阻经脉，故而猝然昏愦。气血偏虚，虚邪客于身半，以致半身不遂。西医诊为"脑溢血"。治宜益气活血，逐瘀通络。用补阳还五汤，服药一旬，病侧手足能动；去防风再服三旬，而手能举，足能步。

钟时珍评曰："脉缓，舌有紫块，为使用本方眼目。"用此方的关键，脉缓，知其血压不高；舌有紫块，知其瘀血内阻。故重用黄芪配归、芎以益气活血，桃、红合地龙以化瘀通络，方药中肯，所以捷效。

（二）分 述

【原文】

肝风之状，多汗恶风，善悲，色微苍，咽干善怒，时憎女子，诊在目下，其色青。(《素问·风论》)

【名家论述】

张景岳："气并于肺则悲，肝病而肺气郁故善悲。色微苍。肝主青色也，足厥阴脉循喉咙之后，上入颃颡，故嗌干，善怒肝之志也，肝为阴中之阳，其脉环阴器，肝气治则悦色而欲女子，肝气衰则恶色而憎女子，肝气通于目，故诊在目下，色当青也。"

叶天士："肝风，属于内风，乃身中阳气之变动"，常为外风引动内风。

巫君玉："举凡脏腑偏头痛，以及精神异常之一部分均可有肝风症。"

华岫云："肝为风木之脏，体阴用阳，其性刚，主动主升，全赖肾水以涵之，血液以濡之，肺金清肃下降之令以平之，中宫敦阜之土气以培之，则刚劲之质，得为柔和之体，遂其条畅之性，则何病之有？"

【凡按】

此证治宜用《金匮》甘麦大枣汤，缓其中以培敦阜之土，加白芍平肝敛阴，桑叶柔肝熄风止汗也。风性疏泄故多汗恶风，以下心风等多汗恶风同此，病名曰风亦此义。

【原文】

心风之状，多汗恶风，焦绝①，善怒吓，赤色，病甚则言不可快，诊在口，其色赤。（《素问·风论》）

【注释】

①焦绝：谓唇焦而纹理断绝也，何者，热则皮脱故也。

【名家论述】

王冰："风搏于心则神乱，故善怒而吓人也。心脉支别者，从心系上挟咽喉而主舌，故病甚则言不可快也。口唇色赤，故诊在焉，赤者，心色也。"

【凡按】

"心者生之本，神之变也，其华在面"，多汗，善怒，语言謇涩，因为舌乃心苗，面色赤，此属心阴不足，心阳有余而动内风也。《太平圣惠方》卷四，立龙骨散，治心风悲伤不乐，此证宜用《千金方》的孔圣枕中丹，方中龟板、龙骨以潜其阳，远志苦泄热而辛散郁，菖蒲辛开窍以治痰阻舌根，语言謇涩而香舒脾，所谓"火郁则发之"，加丹参之活血清营，枣仁之养心安神，且为治"失心风"劳神苦思，所致精神失常之良方也。

【原文】

脾风之状，多汗恶风，身体怠惰，四肢不欲动，色薄①微黄，不嗜食，诊在

鼻上，其色黄。（《素问·风论》）

【注释】

①色薄：薄字疑衍。

【名家论述】

张景岳："身体怠惰，四肢不用者，脾主肌肉四肢也。色薄微黄，土之色也。不嗜食，脾病不能化也。鼻为面主，主应脾胃，故色诊当见于鼻上。"

【凡按】

《难经·十六难》曰："脾病者，腹胀满，食不消，体重节痛，怠惰嗜卧，四肢不收"，"其外证：面黄"与此互发，可见《难经》的"病"字即《内经》"风"字的代词。脾为后天之本，主运化水谷精微，化生气血，濡养全身，以维持人体的正常功能，此为脾的"升清"作用。如运化功能不健，升清作用失常，则表现为腹胀纳呆，肠鸣腹泻，以及面黄肌瘦，四肢无力等。治宜香（藿香）砂六君子汤健脾以助化，加黄芪、苡仁补气以行湿，中气足，卫外之阳固，则多汗恶风自止。

【原文】

肺风之状，多汗恶风，色皏①然白，时咳短气，昼日则瘥②，暮则甚，诊在眉上，其色白。（《素问·风论》）

【注释】

①皏：皏音捧，薄白色也。

②瘥：瘥音差，病减轻也。

【名家论述】

王冰："肺色白，在变动为咳，主藏气，风内迫之，故色皏然白，时咳短气也。昼则阳气在表，故瘥，暮则阳气入里，风内应之，故甚也。眉上，谓两眉间之上，阙庭之部，所以外司肺候，故诊在焉，白，肺色也。"

黎炳南："一般认为哮喘为气逆于上，治法以降为顺，参、芪补气升提，常被视为发作期的禁用之品。但一药之性不能代表一方之性，放胆用之则非但无害而反有益，有些屡治不能平喘的病人，用参芪反而获缓解者。"按：读此，必须注意"屡治不能平喘的病人"，余治一例心脏性喘咳，用消炎抗感染不愈反剧，胸闷气短不足以息，重用参芪配远志、枣仁，五剂而喘咳平，复查：肺部感染亦相应消失，此不治肺而治心阳不振之喘咳也。以胸闷气短，提气不上，为用参芪的指征。

【凡按】

肺为气之主，调节着机体的气化，随着气的升降出入，它既为血液提供充足的清气，同时又协助心脏推动血液运行，"肺朝百脉"，实际上就是肺的这种生理功能的概括。在病理变化方面以咳

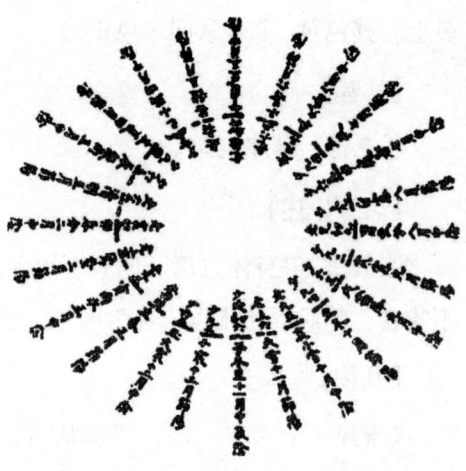

天道以节气相交图，选自宋代朱震《汉上易传·卦图》

嗽为多见，伴有"多汗恶风"者，因"肺主皮毛"，肺气虚而卫阳不足，则形成病反复发作。治宜益气祛风，与玉屏风散加杏仁、桑叶，则风息咳止，而卫外之阳亦固。黄芪实表与杏仁平咳，并行不悖。

【原文】

肾风之状，多汗恶风，面庞然[①]浮肿，脊痛不能正立，其色炲[②]，隐曲[③]不利诊在肌上，其色黑。（《素问·风论》）

【注释】

①庞然：庞音茫，面目浮起状。

②炲：炲音台，煤烟尘也。

③隐曲：指小便。

【名家论述】

张景岳："风邪入肾，则挟水气上升，故而为浮肿。肾脉贯脊络肾，故脊痛不能正立。肾主水，故色黑台炲。肾开窍于二阴，故为隐曲不利，肌肉本主于脾，今其风水合邪，反侮于土，故诊见肌上，色当黑也。"

【凡按】

《素问·奇病论》云："病生在肾，名为肾风"，与此互发。肾为水脏，主津液，与全身水液的输布排泄有密切关系。水液的输泄，有赖于肾阳的温煦蒸化。如果肾阳不足，则水液不能蒸化排泄，停积而成水肿病。正如华元化在《中藏

经》中所说："肾气壮，则水还于海（肾），肾气虚，则水散于皮。"本条"汗出恶风，面庞然浮肿"，属肾虚水泛无疑，宜真武汤培土、制水、温经、回阳，加黄芪以补气行湿而小便利，此丹溪心法也。

【原文】

胃风之状，颈多汗恶风，食饮不下，鬲①塞不通，腹善满，失衣②则䐜胀，食寒则泄，诊形瘦而腹大。（《素问·风论》）

【注释】

①鬲：同膈。

②失衣：少穿衣服。

【名家论述】

姚止庵："胃脉诊于人迎，人迎在颈，故风入胃，颈独多汗恶风。"

张志聪："胃腑受邪，故饮食不下，鬲塞不通，腹善满也。胃气不足，则身以前皆寒，腹胀满。是以形寒则䐜满；饮冷而泄者，胃气虚弱也。胃者肉之应，腹者胃之郭，故主形瘦而腹大。"

【凡按】

胃为水谷之海，胃气壮，则五脏六腑皆壮。所谓胃气，一是泛指脾胃的运化功能；二是指脉的胃气和缓有力。"四时百病，胃气为本"，胃气的强弱，反映在食欲，如饮食不下，膈塞不通，腹善满，失衣则䐜胀，食寒冷物则泄，属脾胃阳虚，而命门火衰也。治宜温中以助化，与附子理中汤，加砂仁、鸡金。

【原文】

久风入中①，则为肠风飧泄。（《素问·风论》）

【注释】

①中：姚止庵曰："中，脾胃也"。

【名家论述】

张景岳："久风不散，传变而入肠胃之中，热则为肠风下血，寒则水谷不化而为飧泄泻痢。"

【凡按】

肠中热，则泻出黄如糜，发热而口渴，宜《伤寒论》葛根芩连汤，清里热以升清阳；如出现肠风下血，则宜《本事方》的槐花散，方中侧柏叶养阴燥显，最清血分，槐花疏肝泄热，能清大肠，荆芥散瘀疏风，枳壳宽肠利气，妙在炒荆芥，扩张表层血管以收缩里层血管，止血甚捷。如肠鸣飧泄（食物不化）属寒，宜理中汤加荜澄茄、砂仁、鸡金，以温中助化。

【原文】

风气循风府而上，则为脑风。（《素问·风论》）

【名家论述】

张景岳："风府督脉穴，自风府而上，则入脑中，故为脑风。"

【凡按】

脑为元神之府，精髓之海，髓不足则脑为之痛，即脑风头痛也。此属脑虚风入，治宜祛风益肾，以肾主骨生髓也。与《千金方》三五七散，即附片9克、山茱萸15克、淮山药21克，用炉中覆灰的方法温养肾阳，以治其根本，加枸杞、天麻者，滋养强壮，以熄其内风也。

【原文】

风入系头，则为目风。（《素问·风论》）

【名家论述】

张志聪："足太阳经有通项入于脑者，正属目本，名曰眼系，风入于头，干太阳之目系，则为目风。"

张景岳："风邪入之，故为目风，则或痛或痒或为眼寒而畏风羞涩也。"

巫君玉："目风当包括风热、肝虚风入等目疾，宜分别而论证系方。"

【凡按】

目者，脏腑之精华，宗脉之所聚。肝之外候也。"风入系头，则为目风寒疾"，所谓"眼无表不发"，如表现为"赤涩泪冷"，形寒畏风者，此属寒邪犯脑的"寒沙眼"，切勿误以结膜发红而认为"火眼"，治宜麻黄汤，以温经散寒，加苍术、荆芥穗、晚蚕砂、夜明砂，祛风胜湿以散凝滞之血，勿下冷水，汗出则愈。

【原文】

外在腠理，则为泄风。泄风之状，多汗，汗出泄衣上，口中干，上渍其风，

不能劳事，身体尽痛则寒。(《素问·风论》)

【名家论述】

张景岳："泄风者，表不固也，上渍者，身半以上，汗多如渍也。口中干，津液涸也，液涸则血虚，故不能劳而身痛。汗多则亡阳，故令人寒也。"

巫君玉："其有阳虚而自汗甚者，尤需温其中下以固根本。宜《千金》三五七散，取附子之温阳，山茱萸、淮药以敛汗固脱也。"

【凡按】

新较正引孙思邈云："新房室竟取风为内风，其状恶风，汗流沾衣裳。"疑此泄风乃内风也。即上文"入房汗出中风，则为内风"是也。因内耗其精，外开腠理，"邪之所凑，其气必虚"，故曰内风。此证临床多见，以肾主封藏，若不慎保精，入房太过，则精气泄而肾气虚，阴虚则口干，阳虚则身痛而形寒，治宜益气以生津，温阳以固表，生脉散合芪附汤，加淮药、浮小麦，以阴在内为阳之守也，冬桑叶、黄芪止汗如神。

【原文】

饮酒中风，则为漏风，漏风之状，或多汗，常不可单衣，食则汗多，甚则身汗，喘息恶风，衣常濡，口于善渴，不能劳事。(《素问·风论》)

有病身热解惰，汗出如浴，恶风少气，此为何病？岐伯曰：病名曰酒风。帝曰：治之奈何？岐伯曰：以泽泻、术各十分，麋衔五分，合，以三指撮，为后饭。(《素问·病能论》)

【名家论述】

张景岳："酒性温散，善开玄府（汗孔），酒后中风，则汗漏不止，故曰漏风。《病能论》谓之酒风。酒性本热，过饮而病，故令身热。湿热伤于筋，故懈惰。湿热熏蒸于肌肤，故汗出如浴。汗多则卫虚，故恶风，卫虚则气泄，故少年。因酒得风而病，故名酒风。"

【凡按】

适量饮酒可以舒筋活血，过饮则会出现胡言乱语，神志昏愦等。酒后出现的漏风、酒风，是一种自我排毒的生理作用，由于湿热内阻，《内经》立有泽术麋衔汤，即泽泻利尿，苍术祛湿，麋衔草（近世均用鹿衔草）有祛风胜湿的作用，以排体内的剩余水湿，故本方亦治风湿性关节痛。

【原文】

痱①为病也，身无痛者，四肢不收，智乱不甚，其言微知，可治；甚则不能言，不可治也。（《灵枢·热病篇》）

【注释】

①痱：同废，以手足废痿不用故名。《圣济总录》："谓病痱而废，肉非其肉者，以身体无痛，四肢不收而无所用也。"

【名家论述】

《医宗金鉴》："风痱、偏枯、暗痱三病，虽属外中于风，而重在内因，但有微甚浅深之别也。偏枯，谓半身不遂，自有痛处，其言不变，智不乱，乃邪微浅，病在分腠营卫之间，以黄芪五物汤能补营卫而散风邪也。甚者不能言，志乱神昏，则为暗痱，乃肾虚内夺，少阴不至而厥，其邪已入脏，故曰病多凶也。"

【凡按】

中风后遗症，表现在半身不遂、神志清而便尿自控，血压稳定者，可用王清任补阳还五汤，益气活血以通络；若证见神志欠清，暗痱而便尿失控，此属内关肾脑，治宜滋肾阴、补肾阳、安神开窍，与河间地黄饮子，以"浊药轻投"为法。

二、伤寒病类

《内经》之伤寒列于《素问·热论篇》，是属于广义的伤寒。所以，其开宗明义说："今夫热病者皆伤寒之类也。"金·刘完素说："人之伤于寒也则为病热，寒虽与热相反，然寒气闭郁，阳气不得宣散，郁而转化为热证。"（《伤寒直格》）《热论》云："凡病伤寒而成温者，先夏至日者为病温，后夏至日者为病暑。"此以热之多少盛衰为义。《素问·热论》对于热病的病因、病机、症状、治疗、预后以及恢复期应注意"食肉则复"的禁忌，都作了切要的说明，宜究心焉。

（一）概　述

【原文】

今夫热病者，皆伤寒之类……。（《素问·热论》）

【凡按】

《素问·热论》的伤寒，是指一切外感发热病而言。即广义伤寒。《难经·五十八难》云："伤寒有五，有中风、有伤寒、有湿温、有热病、有温病，其所苦各不同。"与此互发。

【原文】

人之伤于寒也，则为病热，热虽甚不死。（《素问·热论》）

【名家论述】

李士材："寒邪外束，皮肤闭而为热，寒散即愈，故曰不死。"

【凡按】

太阳主一身之表，其气通于风府，而与诸阳相会。外邪入侵，则阳气起而与之相争，虽伤于寒邪，亦邪正相争而为病热。其热为阳气抗邪所发，故曰："热虽甚不死。"

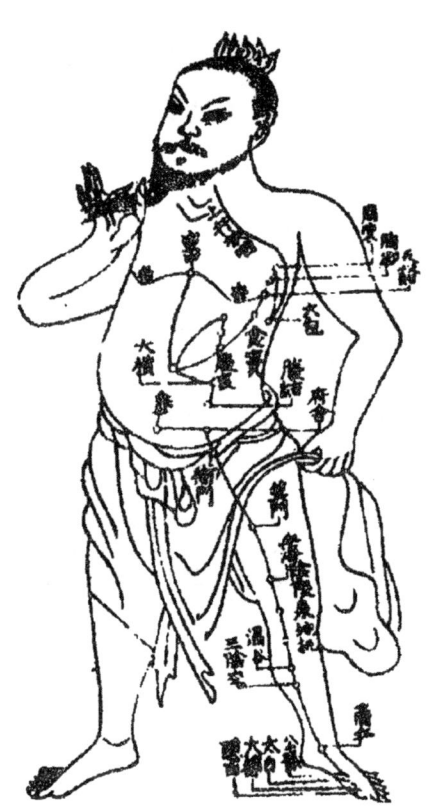

《十四经发挥》图中的足太阴脾经之图

【原文】

人伤于寒而传为热，何也？岐伯曰：夫寒盛则生热也。（《素问·水热穴论》）

【名家论述】

张景岳："寒邪外束，则阳气内郁，故传而为热，所以寒盛则生热也。"

【凡按】

本条与前条病机相同，但更强调了寒盛阳郁的特点。

【原文】

风寒客于人，使人毫毛毕直，皮肤闭而为热，当是之时，可汗而发也。（《素问·玉机真藏论》）

【名家论述】

张景岳："客者，如客之自外而至，居非其常也。毕，尽也。风客于皮肤，则腠理闭密，故毫毛尽直。寒束于外，则阳气无所疏泄，故郁而为热。斯时也，寒邪初中在表，故可取汗而愈。"

柴中元："古人之所以称伤寒为热病，因为伤寒为热病之诱因，热病为伤寒之归宿。"

【凡按】

以上诸条，既指出了风寒郁而为热的病因病机，又指出"体若燔炭，汗出而散"的治法总则。与一见发热，便投寒凉，使病邪郁遏不解，其差别何啻千里！1957年，毛泽东同志患感冒，发热多日不退，山东省委荐刘惠民老中医赴诊。刘老诊后，认为外感日久，表未解而蕴热，急需表里双解，采用大青龙汤重剂加减，一剂热退病除。

（二）分　述

【原文】

伤寒一日，巨阳受之，故头项痛，腰脊强。（《素问·热论》）

【名家论述】

张景岳："巨阳，足太阳也，为三阳之表，而脉连风府。故凡病伤寒者，多从太阳始。太阳之脉，从头项下肩背，挟脊抵腰中，故其为病如此。"

【凡按】

此属太阳伤寒，治宜辛温发表解肌，无汗宜麻黄汤，有汗宜桂枝汤，不汗出而烦躁宜大青龙汤，此孙思邈治伤寒初起三法也，亦即近贤所谓"阻断"疗法之嚆矢。如风寒在表而失治，则形成不汗出而烦躁的大青龙汤证，如再失治则形成大热、大汗、大渴、脉洪大的白虎汤证，如挟宿食则发展为承气汤证矣。"乘其未集而击之"，此兵家妙法而孙氏得之。

【原文】

七日巨阳病衰，头痛少愈。（《素问·热论》）

【凡按】

此条说明病邪已衰，正气渐复，发挥了自我平衡的作用，以下八、九、十、

十一、十二日均同此义。"七日巨阳病衰"，符合近世流感七日病愈的一般规律。

【原文】

伤寒二日，阳明受之，阳明主肉，其脉侠鼻络于目，故身热目疼而鼻干，不得卧也。（《素问·热论》）

【名家论述】

张景岳："伤寒多发热，而独此云身热者，盖阳明主肌肉，身热尤甚也。阳明之脉行于面，故见目疼，鼻干之证，邪热在胃则烦，故不得卧也。"

【凡按】

此属阳明表证，治宜清阳明经络之热，与《伤寒论》葛根汤加减。

【原文】

八日阳明病衰，身热少愈。（《素问·热论》）

伤寒三日，少阳受之，少阳主胆，其脉循胁络于耳，故胸胁痛而耳聋。（《素问·热论》）

【名家论述】

张景岳："邪在少阳者，三阳已尽，将入太阴，故为半表半里之经，其经脉出耳前后，下循胸胁，故为胁痛、耳聋等证。"

【凡按】

此属少阳经证，治宜和解表里，与小柴胡汤加减。

【原文】

九日少阳病衰，耳聋微闻。（《素问·热论》）

【凡按】

"衰"字形容病情减轻，症状向好的方向发展。

【原文】

伤寒四日，太阴受之，太阴脉布胃中络于嗌，故腹满而嗌干。（《素问·热论》）

【名家论述】

朱肱："伤寒四五日，腹满、嗌干，此足太阴脾经受病也……在里者宜下之。"

【凡按】

此属太阴里热之证，治宜清热泻下，以便秘热结为依据，与凉膈散加减，发火郁以通地道，使其表里之热上下分消。

【原文】

十日太阴病衰，腹减如故，则思饮食。（《素问·热论》）

伤寒五日少阴受之，少阴脉贯肾络于肺，系舌本，故口燥舌干而渴。（《素问·热论》）

【名家论述】

朱肱："伤寒五六日，口燥舌干而渴，此足少阴肾经受病也。少阴病，口燥舌干者急下之。"

【凡按】

此属热炽伤阴，治宜增液泻下，与《温病条辨》的增液承气汤

【原文】

十一日少阴病衰，渴止不满，舌干已而嚏。（《素问·热论》）

伤寒六日，厥阴受之，厥阴脉循阴器而络于肝，故烦满而囊缩。（《素问·热论》）

【名家论述】

吴汉仙："缩阴一证，方书皆以为肝肾阴寒所致，盖寒主收缩故也。然亦有阳证缩阴，宜从下解者，程钟龄已言之矣。余尝临证，审系口渴便闭，即用解毒承气汤，大下而解，此亦厥阴内热囊缩，宜从下解，不得概认缩阴为寒也。"按：烦满囊缩反宜下，即指此证。

【凡按】

此属烦满重证，治宜清热泻下，与大承气汤。

【原文】

十二日厥阴病衰，囊纵少腹微下，大气皆去，病日已矣。（《素问·热论》）

【凡按】

病有治而不治，不治而治者，即此类之自然转归也。"衰"字下得最妙，以

人体的自然疗能发生作用，则病邪自然衰减也。

【原文】

其两感于寒而病者，必不免于死。（《素问·热论》）

【凡按】

伤寒两感证，是指阴阳表里脏腑，同时感受邪气，由于邪气充斥经络脏腑，不得外泄，营卫气血不通，机体不能驱除病邪，邪盛正衰，生机有竭绝的危险，古人认为："不治之证"。但后人对于两感证有急救之法，并非皆死。后世医家指出，两感病俱作，治有先后缓急，表证急，当先治表；里证急，当先治里；表里俱急，表里同治。仲景《伤寒论》曾详论之，可资参考。

【原文】

治之各通其脏脉①，病日衰已矣。其未满三日者，可汗而已；其满三日者，可泄而已。（《素问·热论》）

【注释】

①各通其脏脉：日医·森立之曰："善通脉者，谓麻桂诸汤发汗剂；通脏者，谓大小承气泄下剂也。脏犹腑也，与脏结之脏同义。"（《内经素问校注》）

【凡按】

伤寒最重汗下二法，《内经》开其端而仲景《伤寒论》演其绪，两汉魏晋六朝之间，常用"火法"取汗，犹《内经》刺热论之遗意也。如南史载："范云初为梁武帝属官，时武帝有九锡之命，云忽感伤寒，恐不得参预庆事，召徐文伯诊视，问曰：可便得愈乎？文伯曰：便瘥甚易，恐取汗先期，促其寿限，云曰：朝闻道，夕死可矣。文伯于是以火煅地，怖桃叶铺席置云其上，顷刻汗出，以温粉扑之，翌日遂愈。云喜甚，文伯曰不足喜也，二年果卒，夫取汗先期尚促寿限，况表

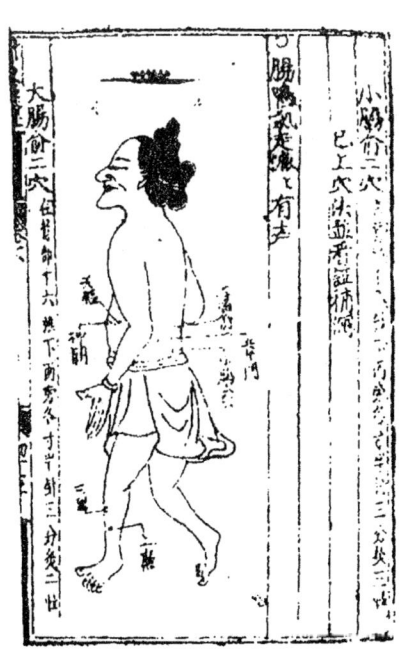

明代何㻋《针灸捷径》针灸方图中的肠鸣气走漉漉有声取穴图

里之治失法乎"。

梁·姚僧坦精医理,元帝尝患心腹疾,诸医皆用清平药,僧坦曰:"脉洪实宜用大黄"(下法),元帝从之,下宿食而愈。观此,则汗下有时限,也可以不拘时限,主要是凭脉辨证,如上述徐文伯、姚僧坦的临证汗下,都不出《内经》、《伤寒论》的传统心法。

【原文】

病热少愈,食肉则复,多食则遗,此其禁也。(《素问·热论》)

【名家论述】

姚止庵:"病热少愈,胃气尚虚,食肉难化,郁而助热,热病当复发如故矣。肉固不可多食,凡不可多食者而多食之,则病热有所遗焉,当禁者也。"

【凡按】

关于伤寒病的"病遗"与"食复"问题,与现代医学发热病人吃流汁、不宜多食、禁油腻是一致的,说明祖国医学很早就有了丰富的护理知识,以此来配合治疗,具有重要的临床意义。

三、温热(火)病类

《内经》:"冬伤于寒,春必病温";《史记·仓公传》:"齐中御府长信,冬时堕水濡衣,有间——至春夏病热。"此伏气化热可证。《伤寒论·太阳篇》:"发热而渴,不恶寒者为温病。"此伏气内发之温也,必小便浑浊。温病之因、机虽然如此,但《内经》更进一步揭其深义:"夫精者,身之本也,故藏于精者,春不病温。"而"藏精"有天时、人事之分,如冬时,"桃李反花",人事"以妄为常",均致冬不藏精,此又冬时受寒之由也。清。柳宝贻著《温热逢源》详论伏气温病而别于后世"新感之温。"实承《内经》论温之旨,诚与《素问·刺热论》之五脏热病紧密相连,以伏气温病皆热自内发也,宜注意及之。

(一)概 述

【原文】

冬伤于寒,春必病温。(《素问·生气通天论》)

冬伤于寒,春生瘅热。(《灵枢·论疾诊尺篇》)

张景岳："瘅音旦，即温热之病"。按：原文"冬伤于寒"，应理解为冬季因感受寒邪而患热病，否则何以知其"伤于寒"。冬季由于伤寒病而使机体气阴耗伤，抵抗力下降，或余热内伏，至春日感受温热之邪，则易发为温病。

巫君玉评：" '必'字须当活看。"

【原文】

夫精者，身之本也。故藏于精者，春不病温。（《素问·金匮真言论》）

【名家论述】

胡天雄："王注'精气伏藏，阳不妄升'，恰与此合。后世医家亦有悟及《内经》藏精之精，指阳气之密藏而言，并非精液之精。如吴鞠通云：'不藏精，非专主房劳说，一切人事动摇其精者皆是，即冬时天气应寒而阳不潜藏，如春日之发泄，甚至桃李反花之类亦是也。'此藏精之义，了无余蕴矣。"

朱佑武："上二条，首言'冬伤于寒，春必病温'；次言'藏于精者，春不病温'。提示伤寒、藏精两者均有内在联系。章虚谷以'冬寒伏藏于少阴，郁而化热，乘春阳上升而外发'而阐述之，故后世立'伏气温病'说。揆伏气温病乃区别于新感温病的另一类温病，因其人平素内有积热，加之感受时邪，从而内伏之郁热，自里透出。其特点是起病即见烦渴、舌绛、尿赤、脉数等里热证候，卫分证候则不明显。如春温、伏暑、温疟等均属此类。从临床实际辨证观之，对区别新感与伏气之病机传变，判断预后，指导治疗等，均具有重要意义。"

匡调元："分析以上诸论，可见其认识有二：①有无伏气，如果认为'风寒暑湿'等作为生物性病原因子侵入体内伏而不发，待机体抵抗力下降时，再为害于人体，这一点颇类似于西方医学中所谓的'感染性病灶'，这是可以理解的。②伏于何处？体质是整体性的，不是局灶性的，因此并无严格的定位。中医学素有'温邪独击下虚人'之称。我们理解所谓下虚即指的肾虚。所谓肾虚主要是指的肾阴虚。《素问》称：'阳虚则外寒，阴虚则内热'。外感大淫之邪侵入人体，如为阳虚者则多从寒化，如为阴虚者则多从热化。故温热之邪，多犯肾阴素虚者。故温热学家历来强调养阴保津的重要意义"。

【原文】

人一呼脉三动，一吸脉三动而躁，尺热曰病温，尺不热脉滑曰病风，脉涩曰

痹。（《素问·平人气象论》）

【凡按】

呼吸各三至，是一息六至，为数脉，躁是脉搏急疾，脉数而急疾，兼之皮肤发热，当系内有伏热，外感风邪的症状，是温病的脉象。本条脉数尺热是以伏气内发的温病为主，脉滑曰病风，脉涩曰病痹，一为邪从外入，一为湿气内留，而尺肤均不热，故鉴别诊断的要点，即尺肤发热与否。

【原文】

尺肤热甚，脉盛躁者，病温也，其脉盛而滑者，病且出也。（《灵枢·论疾诊尺篇》）

【名家论述】

张景岳："尺肤热者，其身必热，脉盛躁者，阳邪有余，故当为温病；若脉虽盛而兼滑者，是脉已不躁而正气将复，故不久当愈。出，渐愈之谓。"

【凡按】

以上二条均以脉躁、尺肤热为诊断伏气温病之要领，神烦脉躁是热自内生，与"或已发热，或未发热必恶寒……，脉阴阳俱紧名曰伤寒"（《伤寒论》）、寒从外入其人宁静者绝然不同，其鉴别诊断昭然若揭。必须指出，以治寒之法治温，以治温之法治寒皆误也。

【原文】

热病已得汗而脉尚躁盛，此阴脉之极也，死；脉盛躁得汗静者，生。（《灵枢·热病篇》）

【名家论述】

张景岳："热病已得汗，则邪乃退，脉当静矣。若汗后脉尚躁盛者，孤阳不敛也。此以阴脉之虚极，有阳无阴耳，乃为逆证。若汗后脉静者，邪去正复也，乃为顺证，得逆者死，得顺者生。"

张志聪："热病已得汗而脉尚躁盛者，此内因之热，外虽汗出，而里热不解，此内热之极也，死。其得汗而脉静者，热已清而脉平和，故生。"

吴锡璜："治温热病虽宜用凉解，然虑其寒滞，宣透法不可少。"按：此与何廉臣"用苦寒须防冰伏，宜兼辛散"之说同一实践经验。前人治温热病用凉膈散中有薄荷、连翘、竹叶，亦同此理。

董建华：“叶天士‘在卫汗之可也，到气才可清气，入营犹可透热转气，入血就恐耗血动血，直宜凉血散血’的论述，科学地阐述了温病辨证论治的基本原则，尤以‘汗、清、透、散’四字为眼目，突出了宣畅气机，因势利导，驱邪外出是贯串于温热病各个阶段辨证论治的这一特点。”按：在治疗原则上吴氏洁其流，而董氏澄其源。

【凡按】

从概述中可以理解四种规律性的东西。一是冬病伤寒，郁而为热，病虽治愈而机体的气阴耗伤未复，至春阳气升动，外因通过内因而起作用，发为春温，瘅热；二是精为身之本，故藏于精者春不病温，说明病温是先有气阴耗伤这一内在因素的；三是诊尺肤之灼热与脉搏的躁动，是温病与一般风寒感冒的鉴别之处；四是“汗后脉静，身凉则安，汗后脉躁，身热则难”，王孟英所谓：“有如剥蕉抽茧层出不穷”是也。观于此，叶天士认为藏于少阴，入春发于少阳，昔贤以黄芩汤为主方，而柳宝贻则以本方加玄参、豆豉，顾少阴也。夏暑发自阳明，古人以白虎汤为主方，王孟英评叶氏玉女煎云：“若治温热病，地黄宜生，牛膝宜删”。即白虎加生地，仍顾肾阴也。此皆到气才可清气之方，（不拘泥于“卫之后方言气”，有此证用此药，外入内出皆同，才符合辩证法。）至于入营犹可透热转气，叶氏善用《千金》犀角地黄汤加银翘即其例证，但叶氏必验其舌，热在气分，舌正赤而苔黄；其热传营，舌色必绛。此大较也。验舌为此鉴别诊断之要点。

（二）分　述

【原文】

肝热病者，小便先黄，腹痛多卧身热。热争，则狂言及惊，胁满痛，手足躁，不得安卧。（《素问·刺热篇》）

【名家论述】

张景岳：“肝脉环阴器，故小便黄，抵少腹，故腹痛，肝主筋，筋脉罢极，故多卧，邪在厥阴经，则行于阴股腹胁，故身热，热入脏，则邪正相胜，故曰争。气争于肝，则肝气乱，故狂言而惊，肝病主惊骇也（实手厥阴心包病也），肝脉布胁肋，故胁肋为满痛。热极则生风，风淫四末，故手足躁扰，木邪乘土，必及于胃，胃不和则卧不安矣。"

【凡按】

王旭高云："肝气、肝风、肝火，三者同出异名。"肝郁化火或肝经湿热蕴结，而肝的疏泄失职，证见尿黄赤，身热而安卧者，多出现黄疸，宜茵陈蒿汤以清热利湿治之；如肝气郁结日久，则可化为肝火，如证见惊、狂，手足躁扰，不得卧者，为热甚而动风，以致上扰清窍而为眩晕，或见抽搐，由于肝阳上亢，升动过极，所以不得卧，宜黄连阿胶汤加羚羊角 3 克（如无羚羊角以水牛角 10 倍代之）、钩藤 15 克，以养阴清热，镇痉熄风。

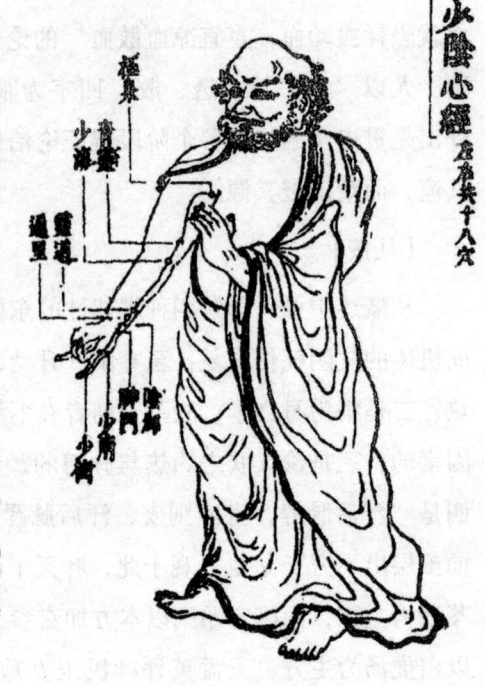

明代张介宾《类经图翼》经穴图之手少阴心经图

【原文】

心热病者，先不乐，数日乃热。热争，则卒心痛，烦闷善呕，头痛面赤无汗。（《素问·刺热篇》）

【名家论述】

张景岳："心者神明之所出，邪不易犯，犯必先觉之，故热邪先入脏，则先有不乐之兆。"按：热与心气分争，故卒然心痛而烦闷，心火上炎，故善呕，头者精明之府，手少阴之脉上出于面，故头痛，面赤，汗为心液，心热则阴亡，故无汗。

【凡按】

"先不乐，与膻中臣使有关——'膻中者臣使之官，喜乐出焉'（按：实际上是邪热犯脑）。数日乃热"，病自内发也，治宜清心泻热，与导赤散加黄连、麦冬、朱砂拌长灯芯。应认识到："心主火，而制于肾水，是肾乃心脏生化之源。"（《素问集注·五脏生成》）心主血脉，血脉的正常运行，固然受心的功能所主宰，但与肾的功能密切相关，故善治心火者，必使水火互济而阴阳平衡。于泻心火于小肠之外，滋肾阴以整体调节。"烦闷"、"面赤"乃心火上炎之象。可用《伤寒论·少阳篇》的黄连阿胶汤以泻南补北，此为苦寒合咸寒之方，苦寒泻心火以下降，咸寒滋肾水以上潮。柯韵伯认为此方是治疗手少阴心之热病，张锡纯则点明此方为治疗气化热而窜入少阴者也。

【原文】

脾热病者，先头重颊痛，烦心颜青欲呕，身热，热争，则腰痛不可俯仰，腹满泄，两颌前。（《素问·刺热论》）

【名家论述】

张景岳："脾胃相为表里，脾病必及于胃也，阳明胃脉循颊车、上耳前、至额颅，故头重颊痛，脾脉注于心中，故烦心，脾病则肝木乘之，故颜上色青，脾胃受邪则饮食不纳，故欲呕，太阴阳明主肌肉，故邪盛则身热。"

巫君玉："其湿热重于内者，又需苦辛开降。"

【凡按】

脾主湿，本条证见头重（因于湿首如裹），恶心欲吐（脾胃相连），湿热相争，一则腰肌痛，二则腹满而便泄，常兼见胸闷不饥，午后潮热，此属"湿遏热伏"，而湿重于热。宜三仁汤和藿朴夏苓汤加减，方中重用藿香，化其湿则热自退。

【原文】

肺热病者，先淅然厥，起毫毛，恶风寒，舌上黄，身热。热争则喘咳，痛走胸膺背，不得太息，头痛不堪，汗出而寒。（《素问·刺热篇》）

【名家论述】

张景岳："肺主皮毛，热则恶寒，故先淅然恶寒，起毫毛也，肺脉起于中焦，循胃口，肺热入胃，则胃热上升，故舌上黄，身热。热争于肺，则其变动为喘为咳。肺者胸中之脏，背者胸中之府，肺气郁极故痛走胸中及背，且不得太息也。喘逆在肺，气不下行，则三阳均壅于上，故头痛不堪，热邪在肺，则皮毛不敛，故汗出而寒。"

【凡按】

肺在脏腑中位置最高，有"华盖"之称。它内司呼吸而外合皮毛，六淫之邪无论从肌表外袭，或从口鼻而入，总是首先犯肺，外感病中呼吸系统的病最为常见。外邪袭肺，用药贵在宣发肺气，疏解表邪，即吴鞠通所谓"治上焦如羽，非轻不举"是也，如骤用苦寒沉降之药，郁遏其邪，令不得外解，反而内传。如本条身热恶寒，喘咳，头痛，汗出，舌上苔黄，属邪热壅肺之证，宜清热宣肺，与麻杏甘石汤。此方麻黄发汗祛肺邪，杏仁降肺气，甘草缓肺急，石膏清肺热，药简功专，所以速效。如胸中痛甚，乃气滞血瘀，宜复合《本草纲目》中皱肺丸的五灵脂配蒲黄名失笑散，止痛如神。

【原文】

肾热病者，先腰痛胻痠，苦渴数次，身热。热争，则项痛而强，胻寒且痠，足下热，不欲言，其逆则项痛，员员澹澹然。（《素问·刺热论》）

【名家论述】

张景岳："足少阴之络贯腰脊，故先为腰痛，其脉循内踝之后，以上踹内，故为胻疼，又其直者循喉咙挟舌本，邪火耗伤肾水，故苦渴数饮。少阴与太阳为表里，太阳之脉，从巅下背，抵腰走足，故为身热。热争在表，则太阳经也，太阳之脉别下项，故项痛面强。热争在里，则少阴经也，少阴之脉，斜走足心，上踹内，挟舌本，故为胻行寒且痠，足热不言等病。"

【凡按】

本条的着眼点，在"腰痛胻（按：胫骨）痠"，"项痛"乃脏病移腑，"员员澹澹"状其痛甚无奈也。朱丹溪云："肾气一虚，凡冲寒、受湿、伤冷、蓄热、血涩、气滞、水积、堕伤与失志、劳伤，种种腰痛，叠见而层出矣。"盖腰者肾之府，肾气又为元气所系。肾气充盛则腰脊坚强，外邪不得入侵，气血不致阻滞，水液代谢正常。肾气一虚，于是种种腰痛，叠见层出。据此，在诊治腰痛时，应以补益肾气为要。如本条有"苦渴数饮"，"足下热"之证。治宜滋阴降火，与知柏地黄汤之类。

【原文】

病温虚甚死。（《素问·玉版论要》）

【名家论述】

张景岳："病温邪有余（按：常常表现为高烧不退），其正不足（按：是指阴亡液脱），正不胜邪故死。"按：今人退烧补液双管齐下，可以挽回。

【原文】

有病温者，汗出辄复热，而脉躁急，不为汗衰，狂言不能食……病名阴阳

交，交者死也。（《素问·评热病论》）

【名家论述】

崔紫虚："汗后脉静，身凉则安，汗后脉躁，身热则难"（《四言举要》）。按：此诚阅历有得之言，盖高热不退则神志昏迷而"狂言"，知觉失常而"不能食"。故张志聪曰"阴阳交者，乃正不能胜邪，而邪伤正气，故为死证"。此证后世温热学家多深究之。如叶天士曰："交者阴液外泄，阳邪内陷（按：指脉躁身热）也。"王孟英曰："温证误作伤寒治，而妄发其汗，多有此候。"可谓一言中的。

【凡按】

如高热昏迷，证见"烦渴舌赤"，宜《温病条辨》的清营汤；如"湿遏热伏"，舌红苔腻者宜《温热经纬》的甘露消毒丹，清宣温化而热自退。王孟英曰："温热暑疫诸病，邪不即解，耗液伤营，逆传内陷，痉厥昏狂，谵语发斑等证，但看病人舌色干光，或紫绛，或圆硬，或黑苔，皆以神犀丹救之。"胡天雄曰："如此古人认为不治之证，后世亦不可治，则读书死于句下，迂腐可笑矣。"

特别要提出，王孟英认为甘露消毒丹治湿温时，是"湿遏热伏"病在卫分、气分之主方。刘渡舟引叶天士之言曰："此方治湿不用燥热之品，皆以劳香淡渗之药，疏肺气而和膀胱，此为良法"。孟英治病在营分、血分，痉、厥昏狂者主神犀丹，（见《温热经纬》卷五）本方之妙在犀角之清神、生地、紫草之凉血活血，石菖、香豉之开窍醒脑，银花、连翘、粪清、板兰根之清热解毒，玄参、花粉保存津液也。然而犀角难办，以水牛角10倍代之，粪清乃古之"金汁"，可以人中黄代之。

【原文】

诸治热病，以饮之寒水，乃刺之，必

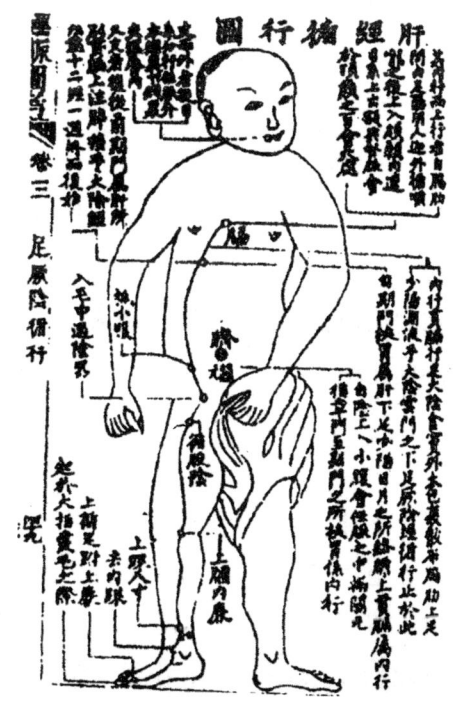

清代陈惠畴《经脉图考》经脉图中的肝经循行图

寒衣之，居止寒处，身寒而止也。（《素问·刺热篇》）

【名家论述】

张景岳："先饮寒水而后刺，欲其阴气自内达表，而热泄于外也，故必寒衣处，皆欲其避温就凉耳。"

【凡按】

此即现代的"冰枕"、"冰罨"的物理降温法。《三国志·华佗传》载："一妇病寒热注，冬十一月，佗令坐石槽中，平旦用寒水汲灌，云当满百，始七八灌，患者寒战欲死，灌者惧，欲止，佗令再灌，将至八十灌，热气乃蒸出，高二三尺，灌满百，佗乃使燃火温床，厚覆衣被，良久汗出周身，扑粉止汗而愈。"此证外虽形寒，内有伏热，故用刺激疗法而愈。此理同而法异也。若证外虽形寒，内有伏热，故用刺激疗法而愈。此理同而法异也。若因风寒之邪外束，郁而为热者，则宜宣表发汗。"体若燔炭，汗出而散"，如误用此类冷罨疗法，是犹解闷而增搏也。

【原文】

五疫之生，皆相染易，无问大小，病状相似，不施救疗，如何可得不相移易者。曰：不相染者，正气存内，邪不可干。（《素问·刺法论》）

【凡按】

"正气存内，邪不可干"，外因是通过内因而起作用的。此与《素问·评热论》所言的"邪之所凑，其气必虚"，是一个问题的两个方面，故《素问》下文曰"阴虚者阳必凑之"而病热；反之，"阳虚者阴必凑之"而病寒矣。五疫相染亦同此理。

四、暑病类

春夏日行北陆，秋冬日行南陆，太阳所临其气燠。故四方风气，各有偏胜。秦晋地气寒，遂寒病多而暑病少，吴、越、滇、黔及粤地气暖，故寒病少而暑病多。清·张凤逵云："暑热盛行时，湿热熏蒸，暴伤元气。人初感之，精神怠倦，昏睡懒言。烦渴引饮，小便黄少，大便或溏，以暑必兼湿，脉多弦细芤迟，暑伤气而挟湿故也。"（《伤暑全书》）此诚阅历之言，此证夏令甚多，完素、子和主桂苓甘露，东垣、孟英主清暑益气汤。宜加减适应病机"杂合以治"。至于夏月卒然晕倒，不省人事，手足逆冷者为"暑厥"，急宜就地针刺十宣出血，并针涌泉醒迷，此《内经》引而未发之旨。

（一）概　述

【原文】

凡病伤寒而成温者，先夏至日者为病温，后夏至日者为病暑，暑当与汗皆出，勿止。（《素问·热论》）

【名家论述】

章虚谷："此言凡病伤寒，则不独指冬时之伤寒也，盖寒邪化热，随时皆有也。"

张志聪："春温夏暑随气而化，亦随时而命名也，伏匿之邪（按：与新感之'温邪上受，首先犯肺者'不同），因其邪自内发，宜与汗共并而出，故不可止之。"

王孟英："脉要精微论曰：彼春之暖，为夏之暑，夫暖即温也，热之渐也。然夏未至则不热，故病发犹曰温（按：此言温病、暑病各有其时也）。若夏至后则渐热，故病发名曰暑。夏至后的小暑、大暑，与冬至后的小寒、大寒相对待也。"

【凡按】

沈宗淦云："此言其常，然温时亦有热病，夏日亦有温病（按：如暑温、湿温）。温，热之轻者；热，温之重者也，故古人往往互称。"（《温热经纬》）但春温发自少阳（证见口苦、咽干、目眩、发热、胸胁满痛、舌红、苔黄、脉弦数）；夏热发自阳明，证见壮热、烦燥、口渴引饮、舌赤、苔黄，脉洪滑，观发知受，均源于少阴（肾），语云："伤寒偏死下虚人"。

【原文】

四时八风之中人也。故①有寒暑，寒则皮肤急而腠理闭，暑则皮肤缓而腠理开……，然必因其开也，其入深，其内极病，其病人也卒暴；因其闭也，其入浅以留，其病人也徐以迟②。（《灵枢·岁露篇》）

【注释】

①故：《甲乙》卷六第一，"故"作"固"。

②徐以迟："迟"作"持"，杨上善曰："谓病充徐，持以留之也。"

【凡按】

此言贼风邪气之伤人，形成寒暑，发无定期，并不依据四时八风的规律，但必须借人体在皮腠开泄时，乘虚深入，邪气愈深入，病就愈严重，发病亦急暴。若在皮腠闭合时，即使邪气侵入，只能逗留在浅表部位，其发病也比较迟缓。且"壮者气行则已，怯者着而成病"，外感六淫如此，内伤饮食亦然。"四时百病，胃气为本"，华佗《中藏经》云："胃者，人之根本也，胃气壮则五脏六腑皆壮"，气行不着则何病之有，同一诱发因素，有病与不病，有病浅与病深之分，乃人的内因不同故也。

（二）分 述

【原文】

气虚身热，得之伤暑。（《素问·刺志论》）

【名家论述】

张景岳："气虚身热，得之伤暑者，暑伤气也。"

【凡按】

寒伤形，元汗而脉浮紧；暑伤气，多汗而脉虚弱。以暑为阳邪，暑邪中人，气伤于中，故出现身热、汗出、口渴、舌红苔黄、脉洪大等证，宜清暑益气，用人参白虎汤；若气阴两虚，舌红无苔，脉细数者，宜王孟英的清暑益气汤。

更有小儿疰夏，又称"注夏"，因夏季发病而得名。是婴幼儿时期特有疾病。一到夏令，表现为朝热暮凉，或暮热朝凉，口干、尿多，无汗或少汗，体倦神息。原因大多由于婴幼儿阴气未充，阳气未盛，调节机能尚未完善。王肯堂曰："凡脾胃之气不足者，遇长夏溽暑熏蒸，从而发病。（《幼科证治准绳》）治

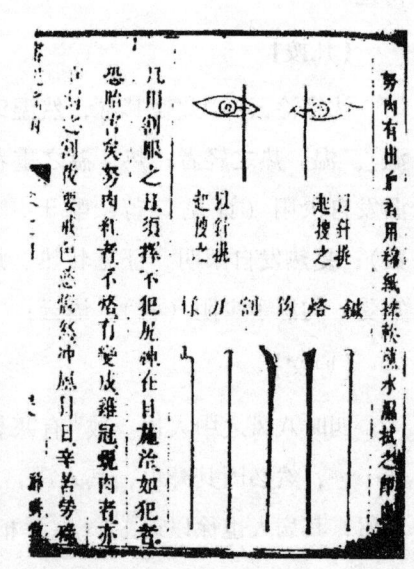

明代傅仁宇《审视瑶函》中的眼科针刀图

宜健脾、益气、养阴以治本，如参苓白术散加黄芪、桑叶、生北山楂、鸡内金之类。此"气虚身热，得之伤暑"的另一个侧面，如无并发证，一般预后良好。

【原文】

天暑衣厚则腠理开，故汗出。（《灵枢·五癃津液别篇》）

【名家论述】

张景岳："此津液之为汗也，热蒸于表则津泄，故腠理开而汗出。"

【原文】

暑当与汗皆出，勿止。（《素问·热论》）

【名家论述】

张景岳："暑气侵入令有汗，则暑随汗出，故曰勿止。"

【原文】

因于暑，汗，烦则喘喝①，静则多言，体若燔炭②汗出而散。（《素问·生气通天论》）

【注释】

①喘喝：即喘息时喝喝有声。

②燔炭：燔，烧也；燔炭，指发高烧。

【名家论述】

路志正："暑证汗出，即是邪热蒸迫津液外泄之象，又是邪热得以外解之途，非表虚亡阳之汗可比。故初起需'汗出而散'，绝对不可以止汗。后世以新加香薷饮治暑温初起无汗，用白虎汤加减治暑温壮热、烦渴、汗出之证，无不取辛散退热之意，所谓'暑当与汗俱出，勿止'之谓也。"按：此论澄清了注家曲解之误。

五、湿病类

《春秋左传》："雨淫腹疾。"《内经》："湿胜则濡泄"与之互发。"雨淫"则空间水蒸气浓厚，影响人体水蒸气的排泄。"腹疾"、"濡泄"，皆人体自然疗能之代偿。"壮者气行则已，怯者着而为病"，正不胜邪而湿气滞留，内则腹胀、腹泄，外则湿流关节。语云："治湿不利不便非其治也。"（按：谓开支河以分流疏导）。而金·李东垣认为，"寒湿之淫，从外入里，若用淡渗之剂，是降之又降，重竭其阳气矣。必用升阳风药（羌防粉葛之类），大法云：寒湿之胜，助风以平之，又云：下者举之，是因曲而为直也。若不达升降浮沉之理，一概施治，其愈者幸也。"（《脾胃论》）按：此治病必须治人，重要整体调节也。

（一）概　述

【原文】

伤于湿者，下先受之[①]。（《素问·太阴阳明论》）

【注释】

①下先变之：张景岳："阴变湿气，故下先受之。"【名家论述】

尤在泾述《金匮》曰："五邪中人，各有法度，风中于前（按：多在清晨），寒中于后（按：多在傍晚），湿伤于下，雾伤于上，风令脉浮，寒令脉急，雾伤皮腠，湿流关节。"－

【凡按】

"伤于湿者，下先受之"，此着眼于外因也，但船夫、井工终日以水为事，不见湿从下受者，亦"正气存内，邪不可干"，亦即"壮者气行则已"，反之，"弱者着而为病"而跗肿节痛起矣，宜《金匮》防已黄芪汤加苡米、晚蚕砂，补气行湿则愈。

（二）分　述

【原文】

因于湿，首如裹，湿热不攘，大筋緛[①]短，小筋弛长，緛短为拘，弛长为痿。（《素问·生气通天论》）

【注释】

①緛短：緛音软，收缩。

【名家论述】

姚止庵："湿邪中人，其气上蒸，头面浮肿，如有物裹之者，是宜轻扬发散之剂以去其湿，庶不致邪气内侵，若不急治，则湿化为热，而湿热交并。攘者，除而去之之谓，不攘，则着而不去。湿热郁蒸，筋络受病，或急而为拘挛，或缓而为痿躄矣。”

周凤梧：“1953 年，济南市发生了‘流行性乙型脑炎’。共同症状是突发高烧（40℃左右）、头痛、呕吐、抽搐、嗜眠、首如裹而昏迷、烦躁、谵妄、头项强直，四肢痉挛等。中医诊断证属湿温而热重于湿，亟宜辛凉淡渗、芳香开窍，以白虎汤加犀角、滑石等，大锅煎剂普遍投服，根据病情，分别给以至宝丹等醒脑清神灌服或鼻饲，均先后治愈，无一例死亡。1955 年又发生同样的‘乙脑’，中医辨证认为是湿温病，属湿重于热的范畴，在治则上仍用至宝丹醒脑清神外，则着重以芳香化浊，辛开苦降，淡渗利湿如三仁汤、甘露消毒丹综合加减。若机械搬用白虎汤，是无效的。”

程杏轩：“至于湿热成痿，乃不足中之有余也，宜健脾益气，清热渗湿，用防己黄芪汤加苡仁、晚蚕砂；若精枯涸成痿，乃不足中之不足也，宜健脾胃（按：所谓治痿独取阳明），滋肝肾，丹溪主虎潜丸加减是也。”

【凡按】

头为诸阳之会，其位高而气清，其体虚灵，故聪明而能应万变，“因于湿，首如裹”属雾露之湿上受，浊气熏蒸，清阳不爽，故头部昏重，有似蒙蔽。治宜芳香化浊，用藿香正气散。“湿遏热伏”而发热者，多见于夏秋之交，特点是“因于湿首如裹”。

【原文】

感于寒湿，则民病身重肘肿，胸腹满。（《素问·六元正纪大论》）

【名家论述】

张景岳：“寒凝湿滞，故其为病如此。”

【凡按】

此言民病，是指群体发病，适逢雨水之年，“雨乃时降，寒气随之。”空间水蒸气浓厚，影响人身蒸气的排泄，致寒湿之邪内外充斥。此属寒湿在里，治宜健脾利水，朱丹溪与胃苓汤加减。此方既有平胃散中之苍术，又有五苓散中之白术，二术合用，健脾燥湿相得益彰，且苍术有发汗解郁的作用，协五苓散化气利水，虽云平“敦阜”之胃，实以治其“身重、肘肿、胸腹胀满”也。

【原文】

湿胜则濡泻，甚则水闭胕肿。（《素问·六元正纪大论》）

【名家论述】

马元台："脾胃恶湿喜燥，而湿气太过，则土不胜水，而濡泻之病作矣，甚则水闭肘肿，唯土不制水，则不能输膀胱而内为水闭，及水气泛溢四肢，而外为肘肿，较濡泻为尤甚矣。"

【凡按】

"湿胜则濡泄"，春夏之交雨水过多，空间水蒸气太浓，影响人体汗腺的自然排泄，此即《左传》上医和讲的"雨淫腹疾"，腹泄是汗腺排泄的代偿作用，甚则"水闭肘（浮）肿"，这是病的进一步发展，治宜参芪二术益气健脾，五苓化气利水，麻、附、细辛温肾阳以启皮毛，"开门洁府"则愈。

【原文】

中盛脏满，气胜伤恐者，声如从室中言，是中气之湿也。（素问·脉要精微论》）

【名家论述】

吴崑："脏满，脏气壅塞而满盛。"

张琦："'气胜伤恐者'五行衍文，湿伤脾土，故中湿满盛。

【凡按】

中，指腹中，即中焦脾胃之气，中盛脏满，声如从室中言者是中气之湿也。如古寺钟声，气候潮湿，其声沉闷，天气晴朗，其声清亮，与此同理。此属湿盛于中，气机不利，宜胃苓汤加减，文中"气盛伤恐者"五字，张琦疑是衍文，可从。又"阳主声，阳气亡则声不出"，与此互发。

【原文】

寒湿之中人也，皮肤不收，肌肉坚紧，荣血泣，卫气去，故曰虚。（《素问·调经论》）

【名家论述】

张志聪："夫表阳之气，主乎皮肤，寒湿之阴邪伤人阳气，是以皮肤不收，阳气不能外卫，致邪入肌肉，而肌肉坚紧也，营卫涩而不行，卫气去于皮肤，故为里虚气不足而寒湿内聚也。"

【凡按】

此属阳虚湿阻，治宜温阳除湿，与桂枝加附子汤。此方出自《金匮》，用治

"伤寒八九日，风湿相搏，身体疼烦（按：其烦属痛而非热），不能自转侧，不呕不渴（按：是无内热），脉浮虚而涩者（按：知其风湿外搏而卫阳不振），宜桂枝附子汤主之"。以桂枝汤去芍药之酸收，加附子之辛温振阳气而散阴邪，必藉附子之大力健行，以并走皮中而逐水气，亦因势利导之法也。

六、燥病类

《内经》"燥气流行"与"秋高气爽"、"天高日晶"是相连系的。所以"燥胜则干"，《易经·说卦》："燥万物者，莫熯乎火"，故"燥"字从火。金·刘完素在《内经》病机十九条后，补出"诸涩枯涸，干劲皱揭，皆属于燥"，明其燥病之症状。因此，在治法上得出"燥者润之"，润万物者莫泽乎水。如地干则土袭，物干则"枯涸"、"皱揭"，非水无以济之人。上燥治肺，养其气阴也，下燥治肾，壮其水主也，中燥治脾胃，资其化源也。"亢则害，承乃制，其理一也。

【原文】

燥胜则干。（《素问·阴阳应象大论》）

【名家论述】

张景岳："燥胜者，为津液枯涸，内外干涩之病。"

【凡按】

叶天士云："上燥治气，下燥治血"，徐灵胎说："上治肺，下治肾。""气谓津气，补津气，如生脉散之类，血谓精血，滋精血如熟地、苁蓉之类。"燥胜者为津液枯涸，而"燥者润之"，此乃治燥之法。

【原文】

岁金太过，燥气流行，肝木受邪。民病两胁下少腹痛，目赤痛眦疡，耳无所闻。……其则喘咳逆气，肩背痛。（《素问。气交变大论》）

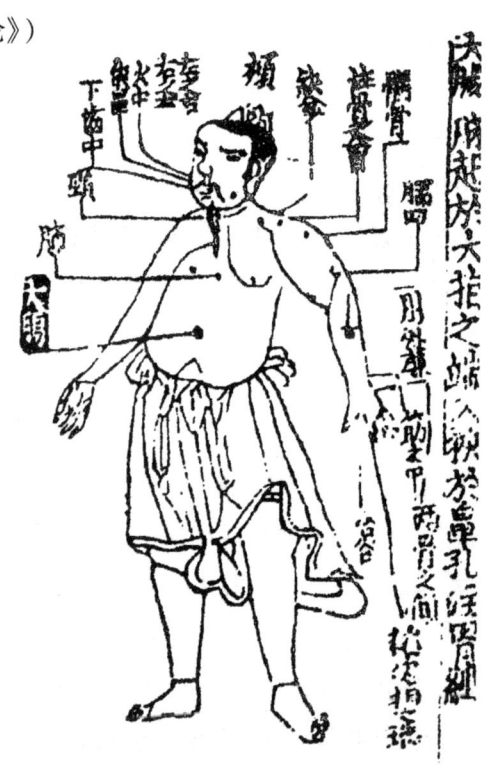

金代《子午流注针经》经脉图中的大肠脉走向图

【名家论述】

张景岳："两胁少腹耳目，皆肝胆经气所及，金胜则木脏受伤，故为是病……甚则金邪有余，肺金自病，故喘咳气逆，肩背痛。"

王晋三："炙甘草汤仲景治心悸，王焘治肺痿，孙思邈治虚劳，三者皆是津涸燥淫之证，《至真要大论》云：燥淫于内，治以苦辛是也。故复脉为叶氏治秋燥常加减用之。"

金寿山："炙甘草汤中之麻仁，柯韵伯疑为枣仁之误，似属有理，但在临床上看到心脏病患者，在大便干结之时，病情往往增剧，必须保持大便通畅（不是泄泻），就体会到炙甘草汤中所以用麻仁之理。"按："此亦"燥者润之"之经旨。

【凡按】

《内经》直接言燥者少见，刘完素在其所著《原病式·病机十九条》中指出："诸涩枯涸，干劲皴揭，皆属于燥"，以补内经不足，并以阐明"燥胜则干"的病因病机及临床表现。但细考经文应是"秋伤于湿"一条，历代医家随文作释，不察其讹，唯清·喻嘉言特为正之，大意谓，春伤于风，夏伤于暑，长夏伤于湿，秋伤于燥，冬伤于寒（见《素问·生气通天论》），六气配四时，与五运不相背戾，而千古之大疑始一决也，其《素问》原文，"秋伤于燥，上逆而咳，发为痿厥"。与《素问·至真要大论》病机十九条"诸气膹郁，诸痿喘呕者皆属于肺（上）"，是一致的，故喻氏以此为论据，创立清燥救肺汤，为治燥之复气的著名方剂，此又补河间之不足也。

七、寒热病类

《内经》："因于露风，乃生寒热"，此寒热之诱因也。其"衰饮食"、"消肌肉"，则人得寒热病的病理、生理变化。近世恽铁樵将《内经》阴阳寒热20个字，缩为16个字，即"阴盛则寒"，谓外寒侵袭躯体，毛窍洒渐恶寒；"阳盛则热"，谓体温集表，驱逐外寒而发热；"阳虚则寒"，谓病之重心在里者，阴争于内，阳扰于外，汗出不止，体痛恶寒之寒；"阴虚则热"，谓神经反射以为救济，血行失其调节，体工互助之机能败坏，躯体内蕴之热力毕露于外之热。此四句，一步深一步，其理甚精，可以概括为一般寒热病之全局。虽与《内经》原文之意和诸家注释同而不同，但是符合临床实际，可与《内经》之旨互参。

（一）概 述

【原文】

因于露风①，乃生寒热。（《素问·生气通天论》）

【注释】

①露风：孙鼎宜曰："按《文选·长扬赋》注，露，暴露，露与冒字通，风气内搏，故生寒热，即郁而为热也。"

【名家论述】

巫君玉："'露'风之露，以作雾露解于义为长，若以暴露为言，则邪仅属于风，而冲雾冒露亦可以为寒热之义则缺矣。"

【原文】

风成为寒热。（《素问·脉要精微论》）

【名家论述】

张志聪："腠理开则洒然寒，闭则热而闷，此风病已成而变生寒热也。"

【原文】

风者善行而数变，……其寒也，则衰食饮，其热也，则消肌肉，故使人怵慄①而不能食，名曰寒热。（《素问·风论》）

【注释】

①怵慄：怵音秋；怵慄，卒振寒貌。

【名家论述】

张景岳："寒邪伤阳，则胃气不化，故衰少饮食，热邪伤阴，则津液枯涸，故消瘦肌肉，寒热交作则振寒，故为怵慄不食，以明风成为寒热也。"

【凡按】

首条是言其病因，由冒风而引起寒热；次条言其病机，所以邪被郁遏而成寒热；三条，风是善行数变的，进一步的病理变化是，其寒影响胃的受纳，故饮食减少，其热损耗津液，甚至形成脱水而肌肉消瘦。三者联系类似近世的风温感冒，首宜辛凉解表，如银翘、桑菊之属。至于寒则衰饮食，热则消肌肉，碍难用药，如此寒热复杂之证，必用寒热综合之方。刘完素治此，用白虎汤加生姜，吐天士治此，用白虎汤加桂枝。主药都是甘寒生津，佐少量辛温之药，是寒因热用的反佐法，且不碍脾胃。

（二）分　述

【原文】

风气藏于皮肤之间，内不得通，外不得泄。风者善行而数变，腠理开则洒然寒，闭则热而闷。（《素问·风论》）

【名家论述】

张景岳："风寒袭于皮腠，则玄府闭封，故内不得通，外不得泄，此外感之始也。风本阳邪，则主疏泄，故令腠理开，开则卫气不固，故洒然而寒，若寒胜则腠里闭，闭则阳气内壅，故烦热而闷。"

【凡按】

此属表邪外郁，治宜疏风解表，宜人参败毒散去羌活、独活、柴胡、前胡加荆芥、防风。

【原文】

人身非衣寒也，中非有寒气也，寒从中生①者何？岐伯曰：是人多痹气也②，阳气少，阴气多，故身寒如从水中出。"（《素问·逆调论》）

【注释】

①寒从中生：指畏寒的感觉从内部发生。

②痹气：气闭也，气血运行不畅。

【名家论述】

张景岳："无所因而寒者，寒生于中也。痹者，正气不行也，阳少阴多，则营卫不能充达，故寒从中生。"

【凡按】

此属寒从内生，治宜温阳通痹，与桂枝人参汤。人参汤即理中汤，以治从内部发生的中寒，加桂枝者温经宣阳以通痹气也。

【原文】

人之振寒者，……寒气客于皮肤，阴气盛，阳气虚，故为振寒寒慄。补诸

阳。(《灵枢·口问篇》)

【名家论述】

马元台："寒气客于皮肤，其阴气盛，阳气虚，故阴盛则为寒，且寒而发战栗，当补诸阳以温之。"

【凡按】

此"肾虚则寒动于中"而见于外，治宜温里以胜寒，与附子理中汤。用理中以温中寒，附子温肾以壮元阳。此治"肾虚则寒动于中"的受病之源，可见仲景《伤寒论》所立经方丝丝入扣，用之者不仅在于方证对应，更在于加减变通。

【原文】

阳盛生外热奈何？岐伯曰：上焦不通利，则皮肤致密，腠理闭塞，玄府[①]不通，卫气不得泄越，故外热。(《素问·调经论》)

【注释】

①玄府：即汗孔。

【名家论述】

张景岳："上焦之气，主阳分也，故外伤寒邪，则上焦不通，肌表闭塞，卫气郁聚，无所流行，而为外热，所谓人伤于寒，则为病热，此外感证也。'体若燔炭，汗出而散'矣。亦即王太仆'寒气外薄，阳气内争'之意"。

【凡按】

刘渡舟治一壮年在抗旱打井时，于遍身汗出如洗的情况下，缒绳下井。井底寒气逼人，顿时汗消，出井随之即病。证见发热恶寒，一身疼痛，烦躁难耐。予大青龙汤，仅服用一煎，病人遍身汗出，热退身凉而安。此亦阳气为阴邪所遏，导致壮热无汗。治宜发汗解表，所谓"体若燔炭，汗出而散"是也。发热恶寒，无汗脉紧，宜麻黄汤；不汗出而烦躁者，宜大青龙汤，发表寒以清里热，刘氏用药切合病机，所以，效加桴鼓。

【原文】

阴盛则生内寒奈何？岐伯曰：厥气上逆，寒气积于胸中而不泻，不泻则温气去，寒独留，则血凝泣，凝则脉不通，其脉盛大以涩[①]，故中寒[②]。(《素问·调经论》)

①盛大以涩：盛大之脉指浮取而言，脉涩指沉取而言，亦即《素问·至真要大论》"脉至而从，按之不鼓，诸阳皆然。"之义。

②中寒：即内寒之意。

【名家论述】

张景岳："厥气，寒厥之气也，或寒气伤脏，或食饮寒凉，寒留中焦，阳气乃去，经脉凝滞，故盛大而涩，盖阳脉流利多滑，不滑则无阳以温脾胃之阳。"

龚廷贤："中焦虚寒，手足冷，肚腹痛，大便不实，饮食少思而口舌生疮者（按：应有舌淡、白泡、涎多等症），与附子理中汤；一男子舌破而无皮状，或咽喉作痛，服清凉药愈甚（按：应有必尿清足冷），予以附子理中汤乃愈。此肾虚则寒动于中'口舌生疮，慢性咽喉痛，均是虚火土炎'。"按：如尤在泾云："温之则浮焰自熄，养之则虚冷自化"是也。

【凡按】

此属脾肾阳虚中寒内凝，治宜温中以祛寒，与附子理中汤，龚氏深得其旨。

【原文】

阳虚则外寒……阳受气于上焦，以温皮肤分肉之间，令寒气在外，则上焦不通，上焦不通，则寒气独留于外，故寒慄①。（《素问·调经论》）

【注释】

①寒慄：即恶寒战慄。

【名家论述】

张景岳："寒邪在外，阻遏阳气，故上焦不通，卫气不温于表，而寒气独留乃为寒栗，此阳虚则外寒也。治宜温经以散寒。"

巫君玉："阳虚而致上焦不通，其所以不通，一可因阳之本虚，一可因于相对之寒气独留于外，故不可概以外邪而言。"

万友生："病人内因阳盛，伤寒外邪入侵，体内正阳奋起抗邪的，则必发热恶寒（按：寒邪外束故恶寒，正阳亢进故发热）；病人内因阴盛，伤寒外邪入侵，体内正阳无力奋起抗邪的，则必无热恶寒（按：寒邪外束恶寒，正阳衰退故无热）。"

黄铉："若阴证则无头痛项强，但恶寒而倦，脉沉细，病在阴，可温里也。"

胡天雄："阳盛生外热与阳虚生外寒，皆指太阳表证而言。风寒初感，机体反应未起，则恶寒，此时体表阳气呈虚弱状态，故曰阳虚；及反应既起，卫阳骤旺以抗邪，则发热，此时阳热聚于体表，故曰阳盛。仲景所谓'太阳病，或已发热，或未发热必恶寒'即指此。"

【凡按】

"体重呕逆，脉阴阳俱紧者，名曰伤寒"，治宜温经散寒的麻黄汤；如失去汗出而散的治疗之机，则将发展成为"不汗出而烦躁"的大青龙汤证；若再失治机、则将发展成为"渴欲饮水无表证者的白虎汤加入参汤主之证。"由"阳虚则外寒"到"阳盛则外热"，惟仲景《伤寒论》表述了全过程，而仲景之学，实渊源于《内经》也。

【原文】

阴虚生内热奈何？岐伯曰：有所劳卷，形气衰少，谷气不盛，上焦不行，下脘不通①，胃气热②，热气③熏胸中，攻内热。（《素问·调经论》）

【注释】

①上焦不行，下脘不通：高世栻曰："上焦不能宣五谷味，故上焦不行。下焦不能化谷之精，故下脘不能"。

②胃气热：郭霭春："谓不行、不通，以致胃气郁遏生热"。

③热气熏胸中：《甲乙经》卷六第三、《病源》卷十二《寒热候》并无"热气"二字。

【名家论述】

张景岳："形气阴气也，上焦之气水谷精微之所化也。今劳倦不慎，而形气衰少，伤脾阴也，故谷气不盛则上焦不行，上不行则下脘不通，以致胃府郁热熏于胸中，此阴虚生内热也。"

李东垣："劳倦内伤发热，唯当以辛甘温之剂，补其中以升其阳，甘温以泻其火则愈矣。经曰：'劳者温之，损者温（益）

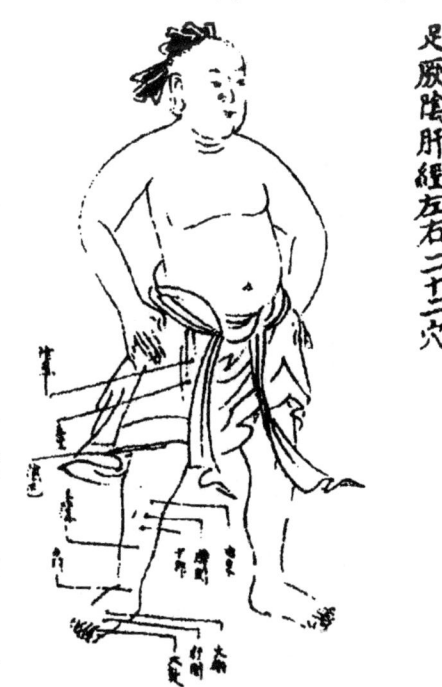

明抄本《普济方》中的足厥阴肝经左右二十二穴图

之'。甘温能除大热，大忌苦寒之药损伤脾胃。主用补中益气汤。"按：但非绝对，有时少佐甘寒或苦寒，而标本兼顾主次分明，所谓"升降浮沉则顺之，寒热温凉则逆之"才是东垣用药特色。

万友生："李东垣根据《内经》'有所劳倦，形气衰少，谷气不盛，上焦不行，下脘不能，胃气热，热气熏胸中，故内热'而提出的'饮食不节则胃病，胃病则气短精神少而生大热'的理论，是符合临床实际的。这种胃中灼热之症，是因脾脏气虚不运，胃腑谷气停滞而阴火内焚所致。它和胃阴虚而气不虚的阳火炽盛的胃中灼热而饥时尤甚，大便但结不溏，舌质干红瘦薄，脉象细数之症是同中有异的。前者属于气虚阴火的虚热证，必须甘温才能除其热；后者属于阴虚阳火的虚热证，必须甘寒才能清其热，二者阴阳大别，是不能混淆的。"

【凡按】

此论澄清了二种阴火在治疗上的区别，是信而有征的。这是因为"阴虚生内热"，在证候上实有两种含义：一是散温之热，一是聚集之热。东垣联系了"今劳倦不慎，而形衰气少"，其发热表现，常为散漫之热，与《素问》"阳气者烦劳则张"同义。虽体表发热，而舌淡口和，脉大无力，此属脾虚气弱，治宜甘温除热，治其劳倦伤脾、形衰气少之本也。另一义是"胃气热，热气熏胸中"，其发热表现，常为聚集的局部而体表不热，万氏指出，"此是胃阴虚而气不虚的阳火炽盛的胃中灼热，其特点是，饥时尤甚，大便但结不溏，舌质干红，脉象细数"。虽同属"阴虚生内热"而含义不同。治宜先清后滋，治其灼热之源也。五百年之后，叶氏补东垣之不足，而万氏得之。

此外尚有胃酸过多的胃脘灼热（宜用制酸法）和瘀血内阻的胃脘郁热（宜活血化瘀法），不在此例。

【原文】

安卧脱肉者，寒热，不治。（《灵枢·论疾诊尺篇》）

【名家论述】

张景岳："无邪而脱肉，寒热者，真阴败也，故不治。"

【凡按】

此证多见于结核、肿瘤病人的晚期，舌红、口干、脉细数，表现为阴竭难医，所以二级预防、"阻断"治疗非常重要。

八、疟疾类

疟疾，《内经》述其病因，详其症状，明其发病机理，别为风、寒、温、瘅。在内脏联系上，独重少阳——乃寒热之枢机；兼重太阴——脾为生痰之源，前人谓"无痰不作疟"。但痰不是疟病之因，而是疟病之果，所以又称疟为"脾寒"。至于治法，《内经》有刺疟论。金·张子和、近世朱链证之良效。语云："陈琳之檄，可愈头风，杜甫之诗，能驱疟鬼。"此旧时代的精神疗法，亦寓有科学道理，使胆气壮而正气伸，发挥人体的自然疗能之作用也。

（一）概　述

【原文】

夏伤于暑，秋为痎疟①。（《素问·生气通天论》）

【注释】

①痎疟：疟之总称。

【名家论述】

张志聪："暑汗不泄，炎气伏藏，秋时凉气外加，与热相遇，发为痎疟。"

【凡按】

气候环境是产生疟蚊、繁殖疟原虫的外部条件，而不是致病的直接因子。叶天士云："疟因暑发居多"。（《幼科要略》）此从宏观论断也。

【原文】

疟先寒而后热者……夏伤于大暑，其汗大出，腠理开发，因遇夏气凄沧之水寒，藏于腠理皮肤之中，秋伤于风，则病成矣。（《素问·疟论》）

【名家论述】

张景岳："凄沧之水寒，谓浴水乘凉之类也。因暑受寒则腠理闭，汗不出，寒邪先伏于皮肤之中，得清秋之气，而风袭于外，则病发矣。"

【凡按】

这是可以避免的人为诱发因素。

【原文】

疟之始发也，先起于毫毛，伸欠乃作，寒慄鼓颔，腰脊俱痛，寒去则内外皆

热，头痛如破，渴欲冷饮。……阴阳上下交争，虚实更作，阴阳相移也。（《素问·疟论》）

【名家论述】

张景岳："起于毫毛，憎寒而毛竖也，伸者伸其四肢，邪动于经也，欠、呵欠也，阴阳争引而然，阳气者，下行极而上，阴气者上行极而下，邪气入之，则阴阳上下交争矣。"

【凡按】

本条描述疟疾发作的规律及典型的症候群。

【原文】

夫疟气者，并于阳则阳胜，并于阴者阴胜，阴胜则寒，阳胜则热。疟者，风寒之气不常也，病极则复至。（《素问·疟论》）

【名家论述】

张景岳："此疟证或寒或热之故也，或阴或阳，疟本不常，有先寒后热者，极则复于阳也，有先热后寒者，阴阳极则复于阴也。"

【凡按】

"病极则复至"谓反复发作也。

（二）分　述

【原文】

风疟，疟发则汗出恶风。（《素问·刺疟论》）

【名家论述】

张志聪："暑汗未出，风寒袭于肌腠也；疟发则汗出恶风者，表阳之气虚也。"

【凡按】

此属疟邪内伏，风袭肌表。针对汗出恶风，宜用桂枝汤解肌和营卫，虽汗出而热不为汗衰，加柴胡、青蒿调升降以祛疟热，常山是治疟名药，再配以知母治阳明独胜之热，草果治太阴独胜之寒，以调整脾胃，澄清寒热发作的根源。如身无寒但热，骨节烦疼者，可与白虎加桂枝汤。

【原文】

夫寒者，阴气也，风者，阳气也，先伤于寒而后伤于风，故先寒而后热也。病以时作，名曰寒疟。（《素问·疟论》）

【凡按】

《内经病证辨析》云："先伤于寒邪，寒邪为阴，阴胜则先恶寒，后伤于风，风为阳邪，阳胜则发热，此亦阴阳交争而为恶寒发热之理。"以其先寒后热，故名寒疟，属寒邪内伏，感受风邪而发，治宜散寒祛风，与柴胡桂姜汤。《金匮要略·疟病脉证篇》云："柴胡桂姜汤治疟寒多微有热，或但寒不热，服一剂如神。"

【原文】

先伤于风，而后伤于寒，故先热而后寒也，亦以时作，名曰温疟。（《素问·疟论》）

【凡按】

《内经病证辨析》云："温疟以先发热后恶寒为特征，由于冬天感寒发热，阴气损伤，至春天阳气发动，阴虚阳盛热自内发，此属于潜伏期较长的伏气温病范畴。"《金匮要略·疟病脉证篇》云："温疟者，其脉如平（按：病非乍感，故脉如其平时），身无寒但热，骨节烦疼（按：热从肾出），时呕（按：上犯阳明），白虎加桂枝汤主之。"

【原文】

但热而不寒者，阴气先绝，阳气独发，则少气烦冤，手足热而欲呕，名曰瘅疟[①]。（《素问·疟论》）

【注释】

①瘅疟：瘅，热也，极热为之也。

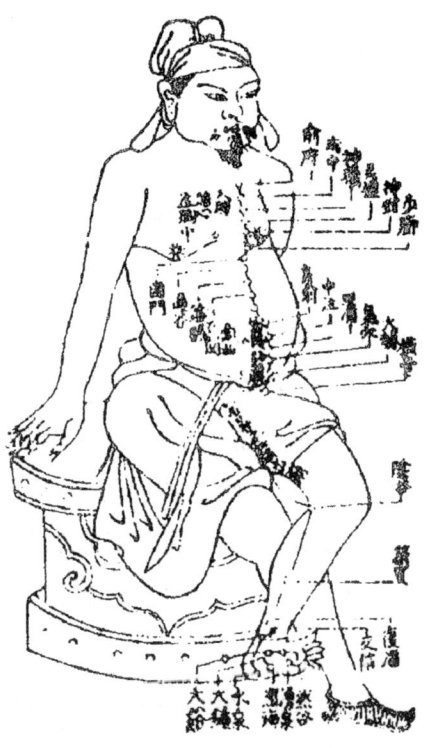

《十四经发挥》图中的足少阴**肾经之图**

【名家论述】

马元台："风邪舍于皮肤分肉之间，则阳气盛而独发也，所以但热而不寒，少气者，气虚也，烦冤者，烦热不安也。"

王冰："欲呕，胃热不降也。"

【凡按】

《金匮要略·疟病脉证篇》云："阴气孤绝，阳气独发，则热而少气烦冤，手足热而欲呕，名曰瘅疟。若但热不寒者，邪气内藏于心，外舍分肉之间，令人消烁肌肉。"尤在泾云："此与《内经》论瘅疟大相同，夫阴气虚者，阳气必发，发则足以伤气而耗神，故少气烦冤也。四肢者诸阳之本，阳盛则手足热也。欲呕者，热干胃也。邪气内藏于心者，瘅为阳邪，心为阳脏也，消灼肌肉者，以热胜则干也。"此属阳明热盛，气阴两伤，治宜清泄阳明，益气生津，与人参白虎汤加竹叶、薄荷，此辛凉重剂中加以宣发也。

【原文】

足少阳之疟，令人身体懈㑊①，寒不甚，热不甚，恶见人，见人心惕惕然②，热多汗出甚，刺足少阳。(《素问·刺疟论》)

【注释】

①懈㑊：谓不耐烦劳，形体困倦也。

②惕惕然：恐惧战粟之意。

【名家论述】

张景岳："寒不甚，热不甚者，病在半表半里也，见人惕惕然，邪在胆也，少阳为木火之经，故热多于寒而汗出甚也。"

喻嘉言："此邪在少阳经，治宜和解，与小柴胡汤加常山截疟神效。"

王孟英："此惟风寒正疟，邪在少阳者，可以按法而投，则参、甘、姜、枣补胃充营，半夏利其枢机，柴、芩解其寒热，病无不愈矣。"

【凡按】

少阳正疟，用小柴胡汤，调枢机升降，加鸡骨常山吐痰截疟，更用草果温脾，知母清胃，使寒热分解，邪势转化，余屡用良效。袁鹤侪云："此方治疟，最为有效，但宜加减，寒重者加柴胡，热者加黄芩，若但热无寒之温疟不适用也。"如少阳疟偏于热重者，其证见暮热朝凉，此少阳温疟，营分伏热也。宜青蒿鳖甲汤。吴鞠通云："以青蒿领邪外出，且芳香逐秽开络之功，则较柴胡有独胜"。青蒿治疟，首见于葛洪《肘后方》，叶天士屡用之，非无源之水也。

【原文】

脾疟者，令人寒，腹中痛，热则肠中鸣，鸣已汗出，刺足太阴。(《素问·刺疟论》)

【名家论述】

张景岳："脾以至阴之脏而疟邪居之，故令人寒，脾脉自股入腹，故为腹中痛，寒已而热则脾气行，故肠中鸣，鸣已则阳气外达，故汗出而解也。"

【凡按】

此属疟邪伤脾，出现胃寒肠热，治宜寒温并用，宜《伤寒论》之黄连汤，此方即小柴胡汤去柴胡、黄芩、生姜，加桂枝、黄连、干姜，原治胃热肠寒，亦可治胃寒肠热之证，即"异病同治"艺法也。

【原文】

夫疟之未发也，阴未并阳，阳未并阴，因而调之，真气得安，邪气乃亡，故工不能治其已发，为其气逆也。(《素问·疟论》)

【名家论述】

张景岳："邪气正发，乃阴阳气逆之时，故不可以强治。"

【原文】

无刺熇熇之热，无刺浑浑之脉，无刺漉漉之汗，故为其病逆，未可治也。(《素问·疟论》

【名家论述】

张景岳："此言疟之诸变，须其自衰乃治之，谓不可刺于病发之时，熇熇之热，热正盛也，不可刺之，盖避其来锐之势。浑浑之脉，阴阳虚实未定也。漉漉汗大出，其时邪正未分，故不可刺。于此三者而刺之，是逆其病气也。"

【原文】

凡治疟，先发如食顷①乃可以治，过之则失时也。诸疟而脉不见②，刺十指间出血，血去必已，先视身之赤如小豆者，尽取之。(《素问·刺疟论》)

【注释】

①食顷：约一顿饭的功夫。

②脉不见：脉沉浮不见。

【名家论述】

张志聪："此言邪在皮肤气分者，宜刺十指之井穴也，疟在气分，故不见于脉，……当刺十指之井穴出血，血去其病立已。盖所出为井，乃经气始相交会之处，故刺之可泄气分之邪，身有赤如小豆者，邪在肤表气分，……当先取而去之。"（《素问集注》）

张戴人云："尝观《刺疟论》，必欲试之，会陈下有病疟二年不愈者，屡服温热之剂，渐至衰羸，乃命余治之，余见其羸，亦不便投寒凉药，乃取《内经·刺疟论》详云，曰诸疟不已刺十指间出血，正当发时，余刺其十指井穴出血，血止而寒热立止，咸骇其神。"（《古今医案按》）

吴棹仙："抗战初，日寇空袭重庆，市民纷纷退避山洞内。是年病疟者特多，服奎宁、疟涤平等无效。"吴氏分析道："此是洞中受寒，夏暑而汗不出，故病疟，分别采用烧山火、透天凉之法，按子午流注理论按时取穴，治愈疟病不知凡几，深得市民称颂。"（《名老中医之路》）注经者少下手功夫，吴氏深以为憾。按：英医延得尔医生认为，要使阴阳平衡，就必须保持阴阳通道的通畅，如果不畅通人就会生病，这时用针灸打通不流畅的部位，就会使人恢复健康，这就是针灸的原理。（《中国中医药报》）此非仅仅针对致病因子，都是调整人体机能，与吴氏治疟意义相同。

【凡按】

吴氏"烧山火、透天凉"引而未发，兹补焦勉斋针灸手法：

"烧山火"一针刺入穴道内，先找酸胀感觉，以后利用捻转紧按慢提，不断增强刺激，针下有麻胀波动，上下循行时得气，术者运用丹田之气，提贯持针之上肢，令鼻不断吸气，口不断呼吸，热感出现后，停止呼吸运气。

"透天凉"一针刺入穴道内，先找酸胀感，后利用紧提慢按捻转针柄，不断增加刺激，针下胀麻（得气），医者将丹田气提至持针之上肢，令口不断吸气，鼻不断出气，达到冷感时，停止呼吸运气。（《中医经验和特色》）朱链《新针灸学》治疟取穴：大椎、陶道、间使、内关等，均于疟发前，两小时用之。有增强白细胞吞噬疟原虫的作用，与此互发。

九、咳嗽病类

咳嗽，是一个症状，所以《内经》说："五脏六腑皆令人咳，非独肺也。"咳嗽的诱因，常因于外感，所以《内经》又说，"感于寒之为病，微则为咳。"徐灵胎在其《慎疾刍言》中说，"伤风不醒则成痨，"治早治小重视诱因也。《内经·咳论》详于五脏六腑的咳嗽症征，并阐述了相关的证候反应。如咳而呕，此胃气上逆也，咳而遗尿，此咳久气虚，膀胱失禁也。说明人是一个整体，绝不能见咳止咳，如"掘井及泉水即在此"，以局部观点而概括全局也。《内经》在咳论中，最后总结一条经验，"此皆聚于肺，关于胃"，乃画龙点睛之笔。

（一）概　述

【原文】

肺之令人咳何也？岐伯对曰：五脏六腑皆令人咳，非独肺也。……皮毛者肺之合也，皮毛先受邪气，邪气以从其合也。其寒饮食入胃，从肺脉上至于肺，则肺寒，肺寒则外内合邪，因而客之，则为肺咳。（《素问·咳论》）

【名家论述】

张志聪："肺主气而位居尊高，受百脉之朝会，是咳虽肺证，而五脏六腑之邪皆能上归于肺而为咳。"

高士宗："皮毛先受邪气，则外寒，饮食寒气入肺，则内寒，外内合邪，因而客之于肺，是为肺咳，此言形寒饮冷而为肺咳也。"

【原文】

感于寒则受病，微则为咳，甚则为泄为痛。（《素问·咳论》）

【名家论述】

张景岳："邪微者浅而在表（肺合皮毛），故为咳。甚者深而入里为痛，较濡泻为尤甚矣。"

（二）分　述

【原文】

肺咳之状，咳而喘息有音，甚则唾血。（《素问·咳论》）

【名家论述】

王冰："肺藏气而应息，故咳则喘息而喉中有声，甚则肺络逆故唾血也。"

张景岳："唾血者，随咳而出，其病在肺，与呕血者不同。"

【凡按】

此属痰热壅肺，肺失清肃，治宜涤痰清热，肃肺降逆，与《千金》韦茎汤，即韦茎、苡仁、桃仁、冬瓜子四味药组成。此方具有下热散结通瘀之功，为清肃肺脏之良剂。"唾血"乃咳甚而肺络损伤，本方加白及、田三七，则止血而不凝瘀。

【原文】

心咳之状，咳则心痛，喉中介介如梗状，甚则咽肿喉痹。（《素问·咳论》）

【名家论述】

张景岳："心脉起于心中，出属心系，上挟于咽，故病喉中梗介，咽肿喉痹也，介介如有所梗，妨碍之意。"

【凡按】

此属心火上炎，治宜清热泻火，润肺止咳，与凉膈散去硝黄。取方中之连翘、山栀以清心经郁热；火郁宜发，故用竹叶、薄荷以宣发之，甘草、白蜜以缓和之；手少阴之脉其支者从心系上挟咽，故喉中介介如梗状，加桔梗合甘草名甘桔汤；再加杏、木蝴蝶润肺清咽以止咳。

【原文】

肝咳之状，咳则两胁下痛，甚则不可以转，转则两胠[①]下满。（《素问·咳论》）

【注释】

①胠：音区，即胁肋。杨上善曰："胠，有本作胁也"。

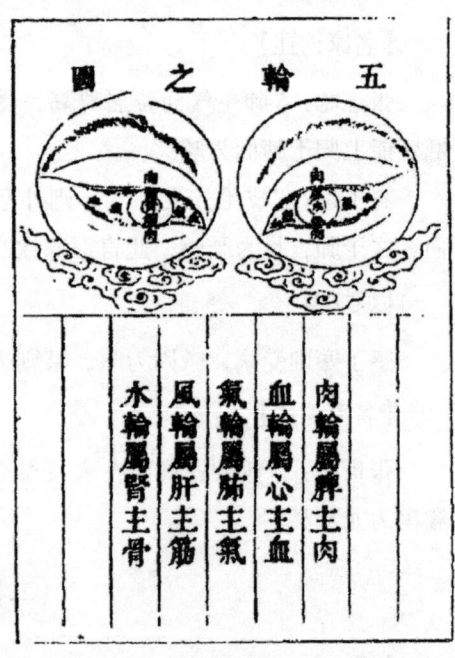

《医宗金鉴·眼科心法》中的五轮图

张志聪："肝邪上乘于肺则为咳，甚则下逆于经而不可以转，转则胠下满也。"

【凡按】

咳动肝气，治宜清肺平肝，与泻白散合金铃芍甘汤。方中之桑白皮泻肺气之有余，能利二便；地骨皮泻肺中伏火，凉血退蒸；甘草、粳米清肺而养胃；肝主疏泄，郁则两胁下痛，故合金铃子以泄肝；白芍以平肝、延胡疏肝止痛；甘草缓肝以调胃，共奏舒肝止咳之功。

【原文】

脾咳之状，咳则右胁下痛，阴阴引肩背，甚则不可以动，动则咳剧。（《素问·咳论》）

【名家论述】

张景岳："脾脉上膈挟咽，其支者复从胃别上膈，故为胁下痛而阴阴然痛引肩背。脾应土，其性静，故甚者不可以动，动则增剧也。"

【凡按】

此属升降失司，治宜润肺、健脾、纳气归肾。余治此，常用六君子汤健脾助化，以治"生痰之源"，杏仁、冬花、木蝴蝶润肺清咽止咳。咳甚不可以动，动则咳剧，属肾不纳气，加淮药、杜仲、补骨脂补肾纳气，以固其根本，用之屡验。

【原文】

肾咳之状，咳则腰背相引而痛，甚则咳涎。（《素问·咳论》）

【名家论述】

张景岳："肾脉贯脊系于腰背，故相引而痛，其直者入肺中循喉咙，故甚则咳涎，盖肾为水藏，主涎饮也。"

【凡按】

此属肾阳不足，水气上泛，治宜温阳利尿，与真武汤。《未刻叶氏医案》云："阳微饮逆，咳嗽呕噁，必用真武制水之剂，此"上病下取"之法也。

【原文】

脾咳不已，则胃受之，胃咳之状，咳而呕，呕甚则长虫出。（《素问·咳论》）

【名家论述】

张景岳："脾与胃合，故脾咳不已，胃必受之，胃不能容，则气逆为呕。长虫，蛔虫也，居小肠之中，呕甚则随气而上出。"

【凡按】

治宜温胃安蛔，与椒梅理中汤。用黄连1克泡水兑药，以少量多次分服，蛔得花椒之辛则麻痹，得乌梅之酸则体软失控，得黄连之苦则下行。

【原文】

肝咳不已，则胆受之，胆咳之状，咳呕胆汁。（《素问·咳论》）

【名家论述】

王冰："肝与胆合，又胆之脉从缺盆以下胸中，贯膈络肝，故肝咳不已，胆受之也，胆气好逆，故呕出苦汁也。"

【凡按】

咳呕胆汁是胆胃同病，治宜利胆和胃，可与黄连温胆汤，方中的茯苓、半夏、陈皮和胃止呕；枳实、黄连、竹茹利胆除烦，乃胆胃同治之法；再加杏仕、冬花则止咳更速。

【原文】

肺咳不已，则大肠受之，大肠咳状，咳而遗矢。（《素问·咳论》）

【名家论述】

王冰："肺与大肠合，又大肠脉入缺盆络脉，故肺咳不已，大肠受之，大肠为传导之府，故寒入则气不禁焉。"

【凡按】

此久咳气虚大肠受累，咳而遗矢，则"中气不足，溲便为之变也"，治宜温肺以固肠，可与理中汤合杏仁、百合、冬花、淮山药、杜仲、补骨脂、益智仁，温其中则上下之病皆愈。

【原文】

心咳不已，则小肠受之，小肠咳状，咳而失气①，气与咳俱失。(《素问·咳论》)

【注释】

①失气：即放屁。

【名家论述】

王冰："心与小肠合。又小肠脉入缺盆络心，故心咳不已，小肠受之，小肠寒盛，气入大肠，咳则小肠气下奔，故失气也。"

【凡按】

心与小肠相表里，心咳久而肠虚，则气下陷而放矢气，宜与苓桂术甘汤助脾健运，合党参、黄芪、炙远志、枣仁益心阳以提振下陷之气，则循环正常，咳嗽失气自己。

【原文】

肾咳不已，则膀胱受之，膀胱咳状，咳而遗溺（尿）。(《素问·咳论》)

【名家论述】

王冰："肾与膀胱合，又膀胱脉从肩髆内侠脊，抵腰中，入循膂，络肾属膀胱，故肾咳不已，膀胱受之，膀胱为津液之府，是故遗溺。"

【凡按】

肾虚久咳，动则气喘，此上虚不能制下，肾虚不能纳气，且肾咳之状常为冲咳，故上下失控而尿自遗出，此症衰老患者为多见，与"膀胱不约为遗尿"证同而因异。宜缩泉丸加人参、胡桃、炮姜、炙草，上下同治可以收效。

【原文】

久咳不已，则三焦受之，三焦咳状，咳而腹满，不欲食饮。(《素问·咳论》)

【名家论述】

张景岳："久咳不已，则上中下三焦俱病，出纳升降皆失其和，故腹满不能食饮。"

吴崑："久咳不已，则伤元气，故三焦受邪而令咳，且腹满不欲食饮，所以然者，三焦火衰，不足以生胃土也。"

【凡按】

"咳而腹满，不欲食饮"，病在上焦之纳、中焦之化、下焦之排出，故曰："三焦受之"，实质上是久咳气虚，而脾胃之阳不足，宜附子理中汤加砂仁、鸡内金，温中暖下以助化。

【原文】

此皆聚于胃，关于肺，使人多涕唾，而面浮肿气逆也。（《素问·咳论》）

【名家论述】

马莳："夫五脏六腑之咳如此，然皆聚于胃，以胃为五脏六腑之主也。关之于肺，以肺先受邪，而后传之于别脏别腑也，使人多涕唾，而面浮肿，皆以气逆于上故耳，此乃脏腑咳疾之总语也。"

【凡按】

"聚胃关肺"是《咳论》画龙点睛的总结性文字，说明治咳既要注意外在的诱因，如"感于寒之为病，微则为咳，甚则为泄为痛"，更要注意内在的因素，咳虽有脏腑之分，但咳而"多涕唾，而面浮肿"，甚则呕吐，皆胃气上逆的临床表现，此气聚痰凝的机理，在治疗肺的同时，结合和胃降逆，顺气化痰，特别注意生痰之源的脾，和水泛为痰之肾，所谓"润肺、健脾、纳肾气"进行整体调节，则事半功倍矣。此即"寓防于治"的道理。

【原文】

劳风法在肺下[①]，其为病也，使人强上冥视[②]，唾出若涕[③]，恶风而振寒，此为劳风之病。帝曰：治之奈何？岐伯曰：以救俯仰[④]，巨阳引[⑤]，精者三日，中年者五日，不精者七日[⑥]，咳出青黄涕，其状如脓，大如弹丸，从口中若鼻

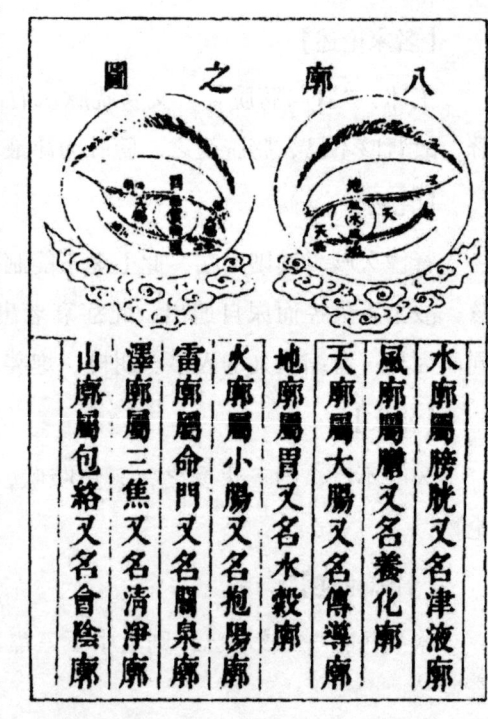

《医宗金鉴·眼科心法》中的八廓图

中出，不出则伤肺，肺伤则死也。（《素问·评热病论》）

【注释】

①劳风法在肺下：劳谓肾劳也，肾脉者从肾上贯肝膈，入肺中，故肾劳风生，上居肺下也。胡天雄云："肺下犹言肺内"，可从。

②强上冥视：强上即项强，冥视即瞑视（视不审貌）。

③唾出若涕：丹波元简曰："古无痰字，此云唾出若涕，谓吐稠痰也。"

④以救俯仰：尤在泾曰："肺主气而司呼吸，风热在肺，其液必结，其气必壅，是以俯仰皆不顺利而喘，故曰当救俯仰也，救俯仰者，即利肺气，散邪气之谓。"

⑤巨阳引：巨阳，指足太阳膀胱经，凌耀星云："引"是针刺用词。"故善用针者，从阴引阳，从阳引阴"，"巨阳引"是言针刺足太阳膀胱经穴位。张璐云："邪在肺下，既不能从表而解，又非实热燥结，可攻下而除，势必借资膀胱气化上吸胸中，使闭郁之邪从下引而解。"

⑥精者：指强壮人，凌耀星云："年少者只须三日，中午者五日，老年者七日。"针后愈期常随体质而定。

【凡按】

此证多见于哮喘、慢性支气管炎的急性发作，以及肺胀、肺痈等病，从"咳出青黄涕，其状如脓"来分析，常见于慢支的急性发作；"咳出如脓，弹丸大"，常见于肺痈。

金如寿治1例，男，32岁，因患胰腺脓肿，手术治疗后，仍反复高烧，近日反增咳嗽，左侧胸痛吐脓痰，状如弹丸极臭，肺部摄片："左下肺外带鸡蛋大小之片均不均匀模糊阴影中有3厘米大小的透光区，隐见一液平面。"诊断为：转移性左下肺脓疡。转中医治疗时已反复高烧近三个月，面色㿠白，气息低微，咳吐频繁，脉象弦滑数、舌苔黄腻，据证分析，此属肺痈、气阴两亏，治宜益气养阴，清热解毒，化瘀排脓，用千金苇茎汤加鱼腥草、半边莲、黄芩、桔梗、银花、甘草，以太子参代饮。三剂后热已退，吐脓减少，食纳增进。药已生效，继服原方14剂，咳痰无脓，胸痛缓解。X线透视，液面消失，脓腔愈合，苔转薄白，脉呈缓细，改用太子参、黄精、甘草益气养阴，白及、鱼腥草修复损伤之络，防止其复燃，以此善后而疗效巩固。

十、喘（哮）病类

喘，非独立性疾病。《内经》从多角度说明这个问题。在病因方面，既注重外邪壅肺为实，又注重内邪干肺为虚。在病机方面，肺主气而肾主水，水气之调节在于脾胃的升降。至于"盈胸仰息"，"喘喝鼻张"的症征，则虚实均见，但病起于暂，气壮声粗；病延于久，气微息弱，是可以辨其盛衰的。至于"劳则气耗"，表现为"喘而汗出"，甚至导致"内外皆越"的变化，则是人为因素，自我牺牲也。

（一）概　述

【原文】

邪在肺，则病皮肤痛，寒热，上气喘，汗出。（《灵枢·五邪篇》）

【名家论述】

马元台："邪行于肺，皮为肺之合，故皮肤痛，发为寒热，气上而喘，汗出者，以腠理疏也。"

【原文】

肺病者，喘咳逆气，肩背痛，汗出。（《素问·脏气法时论》）

【名家论述】

张景岳："此肺经之实邪也，肺藏气，主喘息，在变动为咳，故病则喘咳逆气。背为胸中之府，肩接近之，故肩背为痛。肺主皮毛，因咳而疏，泄乃汗出。"

【凡按】

以上二条，即属概　述又属分述，都是邪在肌表，肺失肃降，治宜解肌平喘，与桂枝加厚朴杏子汤。以上二证均有汗出，故不用麻黄之发表，而月桂枝解肌，加杏仁以润肺止咳，厚朴宽肠降气，以肺与大肠相表里也。

（二）分　述

【原文】

肺藏气，气舍魄，肺气虚则鼻塞不利少气，实则喘喝，胸盈仰息。（《灵枢·本神篇》）

【名家论述】

张景岳："喘喝，气促声粗也，腌盈，胀满也，仰息，仰面而喘也。"

【凡按】

此属实证，面如重枣，脉洪有力，与葶苈大枣泻肺汤。朱良春氏说："葶苈子为泻肺强心佳药，但因其苦寒降泻，通利邪气之有余，不能补益正气之不足，故虚人宜慎用。"如困倦乏力者加党参、黄芪、白术、甘草。

【原文】

肺病者，喘息鼻张。（《灵枢·五阅五使篇》）

【名家论述】

陈璧琉："诊察五官与气色，可以测候五脏的病变。如肺脏有病时，可以见喘息气促，鼻孔扇张的外部证候。

【凡按】

夏度衡治1例哮喘，女，33岁，证见胸闷气喘，鼻翼煽动，喉中哮鸣有声，口苦，舌体肿胀，色淡，边有齿痕，苔薄白而润、脉沉细。此属内有沉寒，复感时至之风寒也。舌体肿胀，边有齿痕，为宿痰遏阳之征，苔薄白而润，示风寒在表，阳虚不能抗邪外出，故脉不浮紧而反沉细。治宜温中发表，化痰利气为法。与五积散5剂，汗出恶寒止，哮喘明显减轻，续服5剂，哮喘基本控制。带原方5剂返家以图巩固（《奇效验案》）。此肺气失宣，促使鼻翼煽动以助呼吸也，可见于虚实二证。亦有本虚标实，表里俱寒之证。今人一见咳喘，常为支气管炎的"炎"字所惑，辄用清热之剂，反寒凉冰伏，读此案后应深思之。

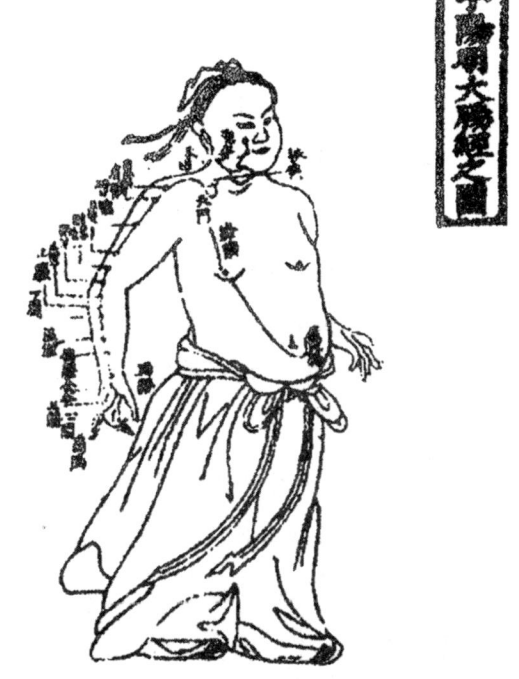

《十四经发挥》图中的手阳明大肠经之图

【原文】

肺之壅①，喘而两胠②满。（《素问·大奇论》）

【注释】

①肺之壅：张志聪："壅者，谓脏气满而外壅于经络也。"

②两胠：胠音区，胠，腋下胁部。

【名家论述】

王冰："肺藏气而外主息，其脉支别者，从肺系横出腋下，故喘两胠满也。"

【凡按】

气喘与皮肤息息相关，治宜宣肺平喘，与定喘汤。本方开肺用麻黄，润肺用杏仁、冬花，清肺热用桑皮、黄芩，"此皆聚于胃，关于肺"，故用苏子、半夏降气以和胃；白果收涩定喘而清金，为散寒、清热、降气、定喘之良方。

喘甚而汗出者此方不忌麻黄，以麻黄开肺平喘而汗自止，如麻杏甘石汤之例是也。

【原文】

犯贼风虚邪者，阳受之。……阳受之则入六腑，……入六腑，则身热不时卧，上为喘呼。（《素问·太阴阳明论》）

【名家论述】

张志聪："入六腑者，谓阳明为之行气于三阳。阳明病，则六腑之气皆为之病矣。阳明主肉，故身热；不时卧者，谓不得以时卧也。阳明者，胃脉也，胃者水谷之海，其气亦下行，阳明逆，不得从其故道，故不得卧也。《下经》曰：'胃不和则卧不安'，此之谓也。"

【凡按】

此属外感风邪化热致喘，治宜宣肺清热，与麻杏甘石汤，加半夏、秫米。以麻黄发肺邪，石膏清肺热，杏仁下肺气，甘草缓肺急，再加半夏、秫米和胃降逆，则肺胃气平，其卧立至。

【原文】

不得卧，卧则喘者，是水气之客也。夫水者，循津液而流也，肾者，水脏，主津液，主卧与喘也。（《素问·逆调论》）

【名家论述】

张景岳："水病者，其本在肾，其末在肺，故为不得卧，卧而喘者，标本俱病也。"

【凡按】

此脾肾阳虚，水饮内泛，必须温中暖下以壮脾肾之阳，则喘自平而卧自安。叶天士所谓"阳虚水泛"，宜真武汤温阳利尿，此上病下取法也。

【原文】

水病下为胕肿大腹，上为喘呼，不得卧者，标本俱病，故肺为喘呼，肾为水肿，肺为逆不得卧。（《素问·水热穴论》）

【名家论述】

张景岳："水之本在肾，标在肺，标本俱病，故在下则为胕肿大腹，在上则为喘呼不得卧。"

【凡按】

此属肾阳不足，水泛于肺，治法与上条同，宜温阳利水，与真武汤。

【原文】

颈脉动，喘疾咳，曰水。（《素问·平人气象论》）

【名家论述】

张景岳："颈脉谓结喉旁动脉，足阳胆之人迎也。水气上逆。反侵阳明，则颈脉动，水溢于肺则喘息而疾咳。"

【凡按】

此属心脏性喘息，多见于慢性肺源性心脏病，心衰的主要表现为颈静脉怒胀搏动明显，双下肢水肿，故曰"颈脉动，喘疾咳，曰水。"其基本病理改变为气虚，血瘀、水饮。其中以气虚为本。急则治标，如喘咳气粗，面如重枣，舌紫苔黄，脉洪有力，宜葶苈大枣泻肺汤，泻肺平喘面通水气；如声粗气喘，面唇乌柴，舌柴苔黑，脉象弦涩，宜二味参苏饮，活血化瘀以畅循环。缓则治本，如喘疾声细，面色灰暗，古胖苔白，脉律不整，伴有胸闷气短，手足冷感者，宜肺，脾，肾同治方，用红参、附片、白术、茯苓、黄芪、肉桂、远志、枣仁、五灵脂。前仁、人参、五灵脂同用则化瘀之力强，黄芪、车前子同用则利水之力足，此临证察机，见微知著，先治其标，后治其本也。

【原文】

肾病者，腹大胫肿，喘咳身重，寝汗出，憎风。（《素问·脏气法时论》）

【名家论述】

高士宗："肾为水脏，水逆于下，故腹大胫肿。肾为生气之原，奔气上迫，故喘咳。生阳之气，不周于身，故身重。"

【凡按】

此属虚喘，为阳虚水泛，治宜温阳利水，与真武汤。

【原文】

阴争于内，阳扰于外，魄汗未藏，四逆而起，起则熏肺，使人喘鸣。（《素问·阴阳别论》）

【名家论述】

张景岳："此兼表里以言阴阳之害也。表里不和，则或为脏病，则阴争于内也；或为经病，则阳扰于外也。然或表或里，皆干于肺，盖肺主气，外合皮毛，为五脏六腑之长。魄汗未藏者，表不固也，四逆而起者，阳内竭也，甚至正不胜邪，则上熏及肺，令人气喘声鸣。此以营卫下竭，孤阳独浮，其不能免矣。"

【凡按】

此属元气亏虚，阳浮喘鸣，治宜补肾纳气，与人参蛤蚧散加熟地炭、淮山药、山茱萸、杜仲、补骨脂、核桃肉、砂仁，用炉中覆灰则火不灭的方法处理。如肢冷脉微，舌淡口和者，加附片合人参以回阳固脱，此景岳所谓："营卫下竭，孤阳独浮"之证也。

【原文】

秋脉……，毛而微，此谓不及。……其不及，则令人喘，呼吸少气而咳。（《素问·玉机真脏论》）

【名家论述】

张志聪："毛而微，是中央两旁俱虚，此所生之母气不足，而致肺气更衰微。"

【凡按】

此肺气虚弱之证，治宜补肺平喘，与人参胡桃散，二味等份研细，装入胶囊，每囊 0.5 克，每服 6 个胶囊，日夜 4 次，温开水送下。此徐灵胎服参治喘法也。

【原文】

大骨枯槁，大肉陷下，胸中气满，喘息不便，其气动形，期六月死，真脏脉见，乃予之期日。（《素问·玉机真脏论》）

【名家论述】

张景岳："大骨大肉皆以通身而言，如肩、背、腰、膝，皆大骨也。尺肤臀肉，皆大肉也。肩垂项倾，腰重膝败者，大骨之枯槁也，尺肤既削，臀肉必枯，大肉之陷下电。肾主骨，骨枯则肾败矣。脾主肉，肉陷则脾败矣。肺主气，气满喘息则肺败矣。气不归原，形体振动，孤阳外浮而真阴亏矣。三阴亏损，死期不出六月，六月者，一岁阴阳之更变也。若其真藏脉已见，则死促矣。"

【原文】

肝脉搏坚而长，色不青，当病坠若搏，因血在胁下，令人喘逆。（《素问·脉要精微论》）

【名家论述】

张志聪："肝藏血而主色，脉盛而色不见者，血蓄于下也，当病坠伤，或为搏击所伤。因血凝胁下，故令人喘逆，盖肝脉贯膈上注肺，血积于下，则经气上逆而为喘也。"

【凡按】

此属血瘀胁下，迫肺喘逆之证，治宜化瘀平喘。叶天士云："初病在经，久病入络"，"肝脉搏坚而长，瘀积明征"。可采用《通俗伤寒论》所述何秀山的辛润通络法，即三仁绛覆汤，栝蒌仁（霜）、柏子仁（霜）、桃仁、泽兰、新绛（茜草代）、归须、旋覆花、青葱，合失笑散，通络活血，化瘀止痛良效。

【原文】

夜行则喘出于肾，淫气病肺；有所坠恐，喘出于肝，淫气害脾；有所惊恐，喘出于肺，淫气伤心；度水跌仆，喘出于肾与骨，当是之时，勇者气行则已，怯

者则着而为病也。（《素问·经脉别论》）

【凡按】

本段所述之喘，是指一时遭受惊恐、恚劳等原因所引起的呼吸迫促。但如体质不强，或持久太过，就有发生喘病的可能。《难经》说："呼出心与肺，吸入肾与肝。"由此可见喘病的病理和呼吸的生理都与五脏有着密切的关系。总之，不论何脏的病变，只要有气机失常，影响到肺的肃降功能，都可以发生喘病。

【原文】

劳则喘息汗出，外内皆越①，故气耗矣。（《素问·举痛论》）

【注释】

①越：散越之意。《素问·生气通天论》云："阳气者，烦劳则张。"烦劳使阳气过于鸱张而向上向外散越，则为喘息汗出，元气耗损。

【名家论述】

张景岳："疲劳过度，则阳气动于阴分，故上奔于肺而为喘，外达于表而为汗。阳动则散，故内外皆越而气耗矣。"

【凡按】

此属劳伤肾气，治宜补肾纳气。叶天士云："此下焦空厥，厥气上逆，喘急短气，宜桂都气丸。"即《金匮》肾气丸去附片者。如汗出气促，肢冷脉微者，必须与参附以固脱。

十一、呕吐哕病类

呕吐有声有物，病位在胃肠、食道。《内经》指出寒热虚实的病候，如势缓呕稀，其人静者属寒；势急呕频，其人躁急属热。唾出清水为脾胃虚寒，口苦、呕涌为胆胃热炽。病浅而哕，噫则气达而可已；病深而哕，乃胃气已败，虽治无功。至于腹痛胀满，大便不嗵，而口吐粪水，乃肠道梗阻，急：宜：上病下取，斟酌于手术和非手术疗法也。

（一）概　述

【原文】

诸痿喘呕，皆属于上。（《素问·至真要大论》）释见中篇《病机》。

【凡按】

肺主一身之气，气机不利，则肺失清肃而上逆为喘。影响到胃气，则上逆而为呕。一般喘呕并发的属于上，如顿咳等。

（二）分　述

【原文】

寒气客于肠胃，厥逆上出，故痛而呕也。（《素问·举痛论》）

【名家论述】

张景岳："肠胃，言六腑也。水谷之在六腑，必自上而下，乃其顺也。若寒气客之，则逆而上出，故为痛而呕。"

【凡按】

寒性收引，寒客肠胃不去，则肠胃脉络拘急而痛生，胃失和降而呕逆。此属胃寒呕吐，治宜温胃降逆，与丁蔻二陈汤。方中的丁蔻即《景岳全书·新方八阵》的神香散，"治胃脘逆气疼痛，呕哕胀满"之属寒、属饮者。二陈汤乃和胃降逆之通剂，宜小量频服以取效。

【原文】

热客于胃，烦心心痛，目赤欲呕，呕酸善饥，耳痛溺赤，善惊谵妄。（《素问·至真要大论》）

【名家论述】

姚止庵："热客于胃而上行，则为烦心心痛、目赤欲呕、呕酸善饥、耳痛等病。下则为尿赤。火盛则伤阴，故善惊谵妄。"

【凡按】

此属胃热呕吐，呕呈喷射状，治宜和胃降逆，与黄连温胆汤。方中用半夏、茯

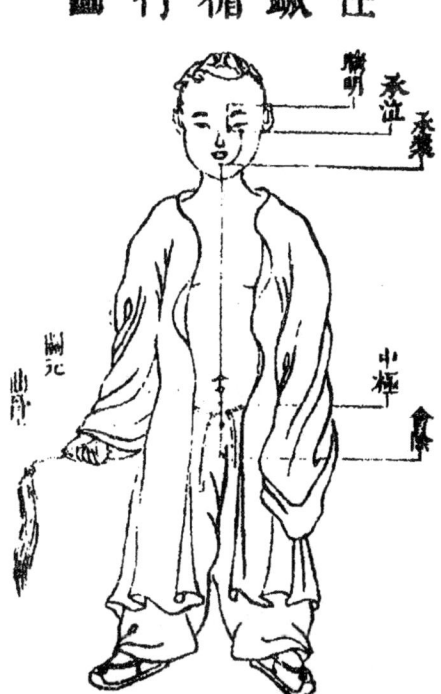

清代吴廉等人《刺灸心法要诀》中的任脉循行图

苓、陈皮、甘草和胃降逆，先安受邪之地以治本；黄连、竹茹清胃止呕；枳实破滞导热下行，降气即所降火也。以锈铁烧红淬水兑药服，其效更捷。

【原文】

胆病者，善太息，口苦，呕宿汁，心下澹澹[1]，恐人将捕之。《（灵枢·邪气脏腑病形》）

【注释】

[1]澹：通憺，心跳不安。

【名家论述】

张志聪："此邪在胆而为病也，呕有苦，胆气逆于胃也。胆气欲升，故长太息以伸之。病则胆气虚，故心中澹澹，恐人将捕之。"常表现在梦中。

【凡按】

醒后常心跳不安，宜十味温胆汤去熟地、五味子，加黄连、竹茹。

【原文】

少阳所至为喉痹，耳鸣，呕涌[1]。（《素问·六元正纪大论》）

【注释】

[1]呕涌：即呕吐势急，吐物量多呈喷射状。

【名家论述】

马元台："呕涌，火病也，必反复颠倒而烦心。"

【凡按】

此属胆气上逆，治宜和胃降逆，与黄连温胆汤。

【原文】

太阳之复，厥气上行，……唾出清水，及为哕噫。（《素问·至真要大论》）

【名家论述】

张景岳："唾出清水，及为哕噫，寒水侮土，胃脘无阳也。"

【凡按】

此属水寒犯胃，治宜温胃降逆，与吴茱萸汤。此方见《伤寒论》治阳明之哕，少阴之吐利烦躁，厥阴之头痛呕涎沫，病异而治同者，三者之因都属胃寒。

本方用吴茱萸、人参、生姜、大枣温胃以降逆，和中以止呕，则诸症不治而治。

【原文】

太阴之厥，则腹满䐜胀，后不利不欲食，食则呕，不得卧。（《素问·厥论》）

【名家论述】

张志聪："足太阴之脉，入腹属脾络胃，故厥则腹满膜胀。饮食入胃，脾为转输，逆气在脾，故后便不利，脾不转运，则胃亦不和，是以食则呕而不得卧也。"

【凡按】

此属脾不健运，胃气上逆，宜健脾益气，和胃降逆，与香砂六君子汤。但香砂之香，用有区别，腹痛用木香；气郁用香附；腹胀呕吐用霍香，本品芳香化浊，和胃止呕为长。

【原文】

病深者，其声哕。（《素问·宝命全形论》）

【名家论述】

张志聪："此病深而胃府坏，脏腑经络皆由胃气之所资生，如胃气已败，虽毒药无所用其功，针石无所施其力……夫哕有三因，如因肺气逆而欲复出于胃者，此胃气之逆，橘皮竹茹汤主之，如哕而腹满，当视其前后，知何部不利，利之则愈者，此哕之实证也，如久病谷绝见哕者，此哕之败证也。"

【凡按】

本证《内经》名哕，因其呃呃连声，故今人以呃逆名之，以其胃气上逆导致横膈肌痉挛。"病深者，其声哕。"谓病久绝谷，胃中虚冷，阴凝阳滞所致，亦所谓"病深而胃府坏"，与"弦绝者，其声嘶"同义。用附子理中汤温中以回阳，加黄芪、肉桂益气以通脉，用之及时可救。

【原文】

若有七诊①之病，其脉候亦败者死矣。必发哕噫。（《素问·三部九候论》）

【注释】

①七诊：指脉来独大、独小、独迟、独疾、独寒、独热、独陷下七种脉象，脉候亦败者指七诊之脉无胃气也。

张志聪："脉者病气之见，胃不输精，故胃败而其脉亦败者，病气而脉亦从之俱病也。脉病而胃败者，其声哕，胃气逆而上也，逆则九候必绝，将死之脉也。"

【原文】

哕，以草刺鼻，嚏，嚏而已；无息，而疾迎引之，立已；大惊之，亦可已。（《灵枢·杂病篇》）

【名家论述】

张景岳："哕，呃逆也。治初哕之法，用革刺鼻则嚏，嚏则气达而哕可已，此一法也。或闭口鼻之气，使之无息，乃迎其气而引散之，勿令上逆，乃可立已，此二法也，又或以他事惊之，则亦可已，此治哕之三法也。"

十二、泄泻病类（附：便秘证）

泄泻，属于胃肠道消化系疾病。但它与内外环境是紧密相关的。其临床表现虽有寒热虚实之不同，但《内经》的着眼点在胃寒肠热，胃热肠寒的错综复杂方面，特提出辨证的关键"寒则肠鸣飧泄"——清冷而食不化。"热则溏出糜"——腐臭而难闻。治寒则碍热，治热则碍寒，必须双向调节而错综以治。如《伤寒论》的黄连汤、乌梅丸，后人的连理汤，其中寒温药味，须进退损益用之，无余蕴矣。

（一）概　述

【原文】

暴注下迫，皆属于热。（《素问·至真要大论》）

【名家论述】

张景岳："暴注，卒暴注泄也，肠胃热甚而传化失常，火性急速，故如是也，下迫后重且急迫而痛也。火性急速而能燥物故也，是皆就热证而言。"按：宜葛根芩连汤。

【原文】

温胜则濡泻[①]。（《素问·阴阳应象大论》）

【注释】

①濡泻：濡音如，湿滞也，濡泄，又称湿泻，大便清稀如水。

【名家论述】

张景岳："脾恶湿而喜燥，湿胜者必侵脾胃，为水谷不分濡泻之病，即医和云：'雨淫腹疾'之类。"

东垣："寒湿之淫从外而入里，若用淡渗之剂除之，病虽即已，是降之又降，是复益其阴而重竭其阳气矣。故必用升阳风药则愈，以羌活、独活、柴胡、升麻、防风、炙甘草煎服。大法云：寒湿之胜，助风以平之。又曰：下者举之，得阳气升腾而病去矣。若不达升降浮沉之理，而一概施治，其愈者幸也。"

（二）分　述

【原文】

胃中寒，则腹胀；肠中寒，则肠鸣飧泄。胃中寒，肠中热，则胀而且泄；胃中热，肠中寒，则疾饥，小腹痛胀。（《灵枢·师传篇》）

【名家论述】

张景岳："胃中寒，则不能运化而为腹胀。肠中寒，则阴气留滞，不能泌别清浊而为肠鸣飧泄……有热泄寒泄之不同，而热泄谓之肠垢，寒泄谓之鹜溏也。胃中热则善消谷，故疾饥，肠中寒则阴气聚结不行，故小腹切痛而胀。"

【凡按】

腹胀肠鸣飧泻，属脾胃虚寒，治宜温中助运，与理中汤；若胃寒肠热，胀而且泄，宜生姜泻心汤；胃热肠寒，小腹痛胀，宜连理汤。生姜泻心汤即小柴胡汤去柴胡加干姜、黄连，方中重用生姜，再加干姜以温胃宽肠，原有黄芩再加黄连以清热止泻，用人参、半夏、甘草、大枣和脾胃以调升降也。

【原文】

虚邪之中人也……留而不去，传舍于肠胃，在肠胃之时，贲响腹胀，多寒则肠鸣飧泄，食不化，多热则溏出麋①。（《灵枢·百病始生篇》）

【注释】

①麋：通糜，糜烂。

【名家论述】

张景岳："邪气自经入藏，则传舍入肠胃而为贲响腹胀之病。寒则澄澈清冷，水谷不分，故为肠鸣飧泄食不化；热则浊垢下注，故为溏为糜，以糜秽如泥也。"

【凡按】

邪气传入，病从寒化，腹胀肠鸣飧泄，宜桂枝人参汤，温中以止泻；病从热化，多热则溏出糜，宜葛根芩连汤，清中以止泻。二方俱见《伤寒论·太阳篇》："里寒协表热而下利，则宜桂枝人参汤。""里热协表热而下利，则宜葛根芩连汤。"

【原文】

临病人问所便。黄帝曰：便病人奈何？岐伯曰：夫中热消瘅则便寒，寒中之属则便热。胃中热，则消谷，令人悬心善饥，脐以上皮热；肠中热则出黄如糜，脐以下皮寒①。胃中寒，则腹胀②；肠中寒，则肠鸣飧泄。胃中寒，肠中热，则胀而且泄；胃中热，肠中寒，则善饥，小腹胀痛。（《灵枢·师传篇》）

【注释】

①寒：详文义，应改为热。杨上善云："如易'热'字，则文义豁然矣。"
②腹胀：应据《甲乙》《太素》改为䐜胀。

【名家论述】

王孟英："周凤梧，年六十余，秋间患霍乱，凉寒厥逆，烦闷躁扰，口不甚渴，孟英诊之，脉细欲伏，苔白而厚，乃暑湿内蕴未化也。须具燃犀之照，庶不为病所蒙。因制燃照汤与之，一饮厥逆凛寒皆退，脉起而吐泻渐止，随以清涤法愈之。乙丑（年）五月，天气骤热，孟英母，陡患霍乱，肢冷、自汗、脉微苔白，腹大痛，欲重按。是中虚有素，因热而受寒侵也。进大剂理中汤加桂枝、白芍，覆杯而愈，此所谓舍时从证也。"周振鸿按："霍乱原有寒证、热证之分，而发于夏秋之间者，热证多而寒证少。"而孟英辨霍乱寒热已明度金针。

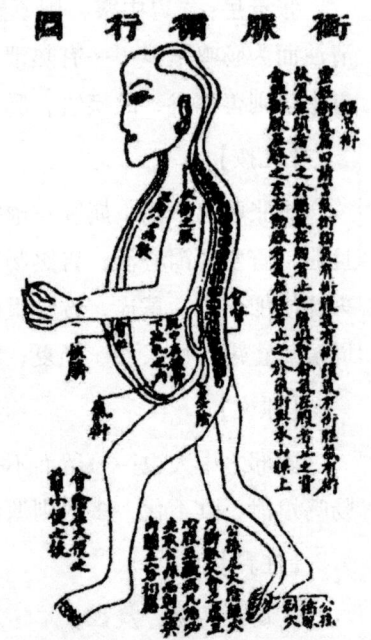

清代陈惠畴《经脉图考》
奇经图中的冲脉循行图

【凡按】

此以腹诊而区别寒热二证，如溏泄清冷，甚至完谷不化，腹冷，脉迟尿清，此寒泄也。如溏泻而肠垢污积，腹热，脉数而尿涩，泄出黄臭，此湿热郁蒸，乃热泄也，治去参考上条。更有挥霍撩乱之吐泻证，其泄出如洗肉水，可与一般泄泻鉴别。

【原文】

寒气生浊，热气生清。清气在下，则生飧泄；浊气在上，则生䐜胀。（《素问·阴阳应象大论》）

【名家论述】

张景岳："清阳主升，阳衰于下而不能升，故为飧泄，浊阴主降，阴滞于上而不能降，故为䐜胀。""寒气生浊，热气生清，清在下，浊在上，皆阴阳之反作。"

【凡按】

从脏腑功能特点而言，脾主升清而胃主降浊。清气不升而致完谷不化的泄泻（即"飧泄"），多与脾失运化，升发无力有关，宜附子理中汤（丸）以温之；浊气不降而致胸腹胀满（即"䐜胀"），亦即《金匮要略》"呕而胸满者吴茱萸汤主之"之旨。尤在泾云："此阳不治而阴乘之也，故以吴茱萸散阴降逆，人参、姜、枣补中温阳，前者治在脾，后者治在胃也。"

【原文】

脾病者，……虚则腹满肠鸣，飧泄食不化。（《素问。藏气法时论》）

【名家论述】

吴鹤皋："脾虚则失其健运之用，而中气失治，故腹满肠鸣飧泄，而食物不变。"

【凡按】

可比照"清气在下，则生飧泄"之治，因为脾虚飧泄，未有不腹满肠鸣者，此与《金匮要略》"腹满时减，复如故（又胀），此为寒，当与温药"义同。

【原文】

久风入中，则为肠风①飧泄。（《素问·风论》）

【注释】

①肠风：指大便下血一类疾病。飧泄，指完谷不化腹泻。

【名家论述】

张景岳："久风不散，传变而入于肠胃之中，热则肠风下血，寒则水谷不化，而为飧泄泻痢。"按：但亦有认为风邪入于肠而泄泻则为肠风，如杨上善："皮肤受风日久，传入肠胃之中泄痢，故曰肠风。"（《太素》卷二十八诸风数类）

【凡按】

肠风与飧泄并提，则飧泄食不化为脾胃虚寒，不宜单用槐角地榆之属，宜注意理中以助化，加荆芥炭以止其肠风下血，并以宣发其外入之邪。久泻不止，宜用木炭三枚烧红淬水，取炭水煎药，以助肠道的吸收。

【原文】

婴儿病……大便赤瓣，飧泄，脉大者，手足寒，难已；飧泄，脉小，手足温，泄易已。（《灵枢·论疾诊尺篇》）

【名家论述】

张景岳："赤瓣者，血秽成条成片也，赤瓣飧泄，火居血分。若脉小而手足寒，是为相反，所以难已。若止于飧泄而无赤瓣，非火证也，脉虽小而手足温，以脾主四肢而脾气尚和，所以易已。"

【凡按】

赤瓣宜清，飧泄宜温，治法宜师《金匮》黄土汤意，两全之也。尤在泾曰："黄土温燥入脾，合白术、附子以复健行之气；阿胶、生地、甘草以益脱竭之血，而又恐辛温之品转为血病之厉，故加用黄芩之苦寒，防其太过，所谓有制之师也。"若手足温者，宜河间芍药汤去大黄、槟榔，加白术、山楂炭。

更有一种常见的小儿腹泻，亦多发于夏秋之交，其特点是发热、口渴、腹泻久不止，甚至烦躁不宁，声音嘶哑，用胃苓、理中等温燥之药，不效反剧。宋·钱仲阳针对发热、口渴、失水，用七味白术散，方中参、术、苓、草、藿、木二香，均等份，宜重用粉葛解肌退热，升清止泄，生津止渴以为一方之主。宜常饮以代茶水，发挥药力的持续的作用，此法中法也。明·万密离在所著《幼科发挥》中盛赞其功。如用醋浸白炭二块，烧红淬水去渣煎药效更捷。

十三、痢疾类

痢疾古称"肠澼"、"滞下"，属胃肠传染性疾病。《内经》首揭"饮食不节"为其致病原因。其症状先泄后痢，"赤沃"、"白沫"或"赤白"相兼。《内经》特注重本病的预后，如痢疾后期"身热则死"，为阴竭阳浮之证；"身寒则生"，体温正常，阴未脱，阳未离。在脉象上，"脉沉则生"，根本尚固，"脉浮则死"，浮散无根，是久痢阴竭阳亡之诊，与"身不热"、"脉滑大者生，悬涩者死"义同。皆以病之久暂，气阴之存亡，为判断依据也。

（一）概　述

【原文】

食饮不节，起居不时者，阴受之①。……阴受之则入五脏。入五脏，则䐜满闭塞，下为飧泄，久为肠澼②。（《素问·太阴阳明论》）

【注释】

①阴受之：指足太阴脾受病。

②肠澼：为痢疾之古称，后世亦称滞下。

【名家论述】

张志聪："入五脏者谓太阴为之行气于三阴，太阴病则五脏之气皆为之病矣，䐜是胀也，脾气逆则胀满，太阴主开，病则飧泄，甚则肠澼。"

【原文】

肠澼便血何如？岐伯曰：身热则死，寒则生。（《素问·通评虚实论》）

【名家论述】

张景岳："肠澼，滞下也，利而不利之谓。便血，赤利也，身热者，阳胜阴也，故死，寒则营气未伤故生。"按：寒对热而言，即不发热之意。

【凡按】

久痢发热为阴竭之征，故死；初痢发热为表邪郁遏，宜宣毒发表则愈，如人参败毒散之类。彭履祥："唐立三云，若表邪下陷于阳明而发热者，治痢药中加粉葛升胃气可愈。"

（二）分　述

【原文】

少阴之胜，……腹满痛，溏泄传为赤沃①。（《素问·至真要大论》）

【注释】

①赤沃：张景岳云：即利血尿赤也。

【名家论述】

张志聪："少阴之胜，外淫之火交于内也，传为赤沃，郁热内侵也。"

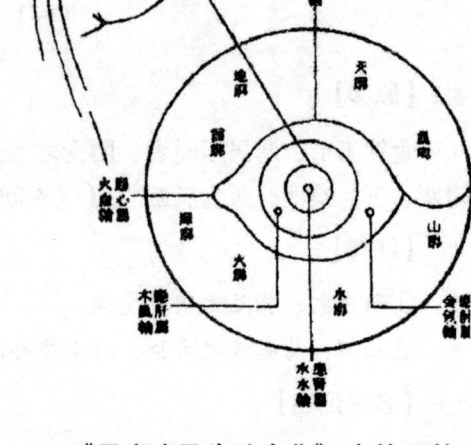

《元亨疗马牛驼全集》中的五轮八廓图

【凡按】

此属热毒赤痢，治宜清热解毒，与白头翁汤。《伤寒论·厥阴篇》："热利，下重者，与白头翁汤主之"（方即白头翁、黄柏、黄连、秦皮）。本方细菌痢或原虫痢之属于热者皆可用之，乃清热解毒，凉血止痢之名方。

【原文】

肠澼下白沫何如？岐伯曰：脉沉则生，脉浮则死。（《素问·通评虚实论》）

【名家论述】

张景岳："白沫，白痢也，病在阴而得阴脉为顺故生，得阳脉为逆故死。"

章次公："古人有红痢属热，白痢属寒，白属气而赤属血，其说不可拘；赤痢有用附子者，白痢有用黄连者，前者镇痛（有阴性症征），后者消炎（有阳性症征），拘泥寒热，便不可通。"

【凡按】

据脉而判痢疾生死必须与证结合，如痢疾初起，发热恶寒而脉浮者，用人参败毒散，汗出热退而痢止，此喻嘉言所谓"逆流挽舟"法也。后人按证用之屡验。此条"脉浮则死"，实与《金匮·水气病脉证》："水病脉出者死"同义。尤在泾曰："水病脉出（浮脉的类似），则根本脱离，而病独胜故死，盖'出'与'浮'，迥异，浮者盛于上而弱于下，出则上有而下绝无也。"

【原文】

少阳之胜，……暴热消烁，……少腹痛，下沃赤白。（《素问·至真要大论》）

【名家论述】

马元台："少阳司天，而其所胜之民病为热，为少腹痛，为下痢赤白耳。"

【凡按】

此属湿热下痢，有传染性，故称"民病"。治宜清热利湿，调气行血，与芍药汤。河间认为痢疾起于夏秋，湿热郁蒸是关键，故本方以清热燥湿为主。"和血则脓粘自止，调气则后重自除"，这一基本观点，给后世治热性痢疾以很好的启发。

【原文】

肠澼之属，身不热，脉不悬绝何如？岐伯曰：滑大者曰生，悬涩者曰死。（《素问·通评虚实论》）

【名家论述】

张志聪："身不热者，阳不外脱也，脉不悬绝，阴不下绝也。滑大者，足少阴之生气盛也，悬涩者死，此复申明血气生化之源又重在阳明之胃气也。"

【凡按】

此条为治病必须治人的典要说明。肠澼下痢不一定是死证，但病到后期，气阴两伤，脱水而身热烦躁，脉"悬"则浮而无根，即所谓脉"出"者死；脉"涩"则气阴两伤，与《伤寒论·阳明病脉证并治》："脉弦者生（按：与脉滑同义），涩者死"义同。阴竭难医，如出一辙，此判断生死是以人为据，非以病为据也，即"正胜邪却"则生，"正虚邪胜"则死。1944年，吾乡第4次被日寇沦陷，大兵之后必有大疫，当年痢疾盛行，余采用湘乡名医刘裁吾先辈以嗅气味断痢疾生死。"其气臭如腐尸败鳅者死，臭而酸者生"屡验。此清代程杏轩所谓："肠已腐烂"故也。

谢海洲："锡类散，历来常用于疫喉、乳蛾、牙疳、口舌糜烂等口腔咽喉疾病，具解毒消炎、利咽止痛之功，外用吹敷患处，功效甚著。溃疡性结肠炎，为临床常见的慢性疾患，以腹痛、便溏兼大便脓血为主症，常反复发作，缠绵难愈，甚觉棘手而缺乏良策。口咽、大肠均为水谷之通路，锡类散为解毒消炎、止痛散肿之良药，对促进口咽部溃疡愈合卓有功效，又何尝不能用于大肠溃疡决试用于临床，初曾灌肠使用，喜获良效。但门诊使用多所不便，乃改口服。初时用半瓶（0.24克），后改服1瓶（0.48克），亦每每收功。"此外药内用，上药下用，异病同治，充分显示了中医特色。

十四、汗病类

《素问·阴阳应象大论》："阳之汗，以天地之雨名之"。雨，出于自然界之气象，汗，可以测人体之气象。雨出地气，汗生于谷。《内经》提出血汗同源，"肾病者……寝汗憎风"，以"雨气通于肾也"。天以雨测气象之阴晴，人以汗测阳气之盛衰，其理同也。至于人之将死，绝汗如珠，此《内经》所谓"阴阳俱绝"，其"戴眼、反折、瘈疭"，乃绝汗证之一般表现也，此观察汗之变化应与血压、脉搏同揆。

（一）概　述

【原文】

阳加①于阴谓之汗。（《素问·阴阳别论》）

【注释】

①加：杨上善曰："加，胜之也。"

【名家论述】

高士宗："阳加于阴谓之汗，言阳气有余，内加于阴，阴得阳而外出，故谓之汗。"

张志聪："汗乃阴液，由阳气之宣发，而后能充身泽毛。若动数之阳脉，加于尺部，是谓之汗。当知汗乃阳气之加于阴液，而脉亦阳脉之加于阴部也。"

【原文】

人所以汗出者，皆生于谷，谷生于精。（《素问·评热病论》）

【名家论述】

张志聪："汗出于水谷之精，水谷艺精，由精气之所化，故曰谷生于精。夫汗之来源有二：一生于水谷之精，一生于肾藏之精。而曰皆生于谷者，言肾藏之精，亦水谷之所生也。"

【原文】

五脏化液，心为汗①。（《素问·宣明五气论》）

【注释】

①心为汗：张景岳："心主血，汗为血之余。"

【原文】

血之与气，异名同类……，故夺血者无汗，夺汗者无血。（《灵枢·营卫生会篇》）

【名家论述】

张景岳："血化于液，液化于气，是血之与气，本为同类，而血之与汗，亦非两种。但血主营，为阴为里，汗属卫，为阳为表，一表一里，无可并攻，故夺血者无取其汗，夺汗者无取其血。"

【凡按】

仲景在《伤寒论·太阳篇》提出：淋家、疮家、衄家、亡血家不可发汗，以失血在先，"夺血者无取其汗也"。以汗血同源，若见其无汗而强发之，复动其血，仲景名下厥上竭，为难治。

（二）分　述

【原文】

饮食饱甚，汗出于胃；惊而夺精，汗出于心；持重远行，汗出于肾；疾走恐惧，汗出于肝；摇体劳苦，汗出于脾。（《素问·经脉别论》）

【名家论述】

张景岳："此五条言汗者，汗属精，病在阴也。饮食饱甚则胃气满而液泄，故汗出于胃。惊则神散，神散则夺其精气，故汗出于心。持重远行则伤骨，肾主骨，故汗出于肾。肝主筋而藏魂，疾走则伤筋，恐惧则伤魂，故汗出于肝。摇体劳苦，则肌肉四肢皆动，脾所主也，故汗出于脾。"

【原文】

肾病者，腹大胫肿，喘咳声重，寝汗出①，憎风。（《素问·脏气法时论》）

【注释】

①寝汗出：《素问·六元正纪大论》王注："寝汗，谓睡中汗，发于胸嗌颈腋之间，俗呼为盗汗。"

【名家论述】

张景岳："肾主五液，在心为汗，而肾邪侮之，心气内微，故为寝汗出。如《素问·脉要精微论》曰：阴气有余为多汗身寒，即此之谓。凡汗多者表必虚，表虚者阳必衰，故恶风也。"

【凡按】

此属阳虚不能卫外而汗出，肾虚不能主水而水泛，治宜助阳固表兼祛风湿。用防己黄芪汤，前气利尿以消肿，兼治喘咳用真武汤崇土制水。

【原文】

阴虚者，阳必凑之，故少气时热而汗出也。（《素问·评热病论》）

【名家论述】

张志聪："风邪伤肾，精气必虚，阴虚则阳往乘之，故时时发热。肾为生气之源，故少气也。阳加于阴则汗出。"（《素问集注》）

【凡按】

其证汗出必热，治宜益气养阴，与参麦饮，加生地、百合、枣仁、浮小麦。小儿夜间烦热盗汗者，本方加黄芪、冬桑叶。

【原文】

阳气有余为身热无汗，阴气有余为多汗身寒。（《素问·脉要精微论》）

【名家论述】

张景岳："阳有余者，阴不足也，故身热无汗。阴有余者，阳不足也。故多汗身寒，以汗属阴也。"

姚止庵："身热无汗者，火盛而气闭，外感伤寒，阳分病也。多汗身寒者，气虚自汗，温宜补以敛液也。"按：阳分病者，宜发汗以散热。

【凡按】

多汗身寒，为阴盛阳虚，治宜回阳固脱，与参附汤以救之。

【原文】

炅则腠理开，营卫通，汗大泄，故气泄。（《素问·举痛论》）

【凡按】

此属津脱气泄，治宜益气生津，与生脉散。此方系唐·孙思邈所首创，因夏令暑邪伤气损液，故常令服此方气液双补以生脉。金元时代李东垣常于夏季用之，以固本也。

【原文】

太阳之脉，其终也，戴眼反折瘛疭，其色白，绝汗乃出，出则死矣。（《素问·诊要经终论》）

【名家论述】

张志聪："阳气者，柔则养筋。太阳之经气已绝，是以筋脉急而戴眼反折，手足牵引也。手太阳主液，膀胱者，津液之所藏，绝汗者，津液外亡也，色白者，亡血也，津液外脱，则血内亡也。"

【凡按】

此证虽危，如脉息未绝，尚可挽救。张锡纯治其族嫂，"产后十余日，周身汗出不止，且四肢抽搐（戴眼、反折、瘛疭的表现），此因汗出过多而内风动也，急用净萸肉、生淮药各二两，使煎汤服之，两剂愈。"以淮药补脾阴，山萸肉熄内风也。

【原文】

五阴气俱绝，则目系转，转则目运①，目运者，为志先死②；志先死，则运一日半死矣。（《灵枢·经脉篇》）

【注释】

①运：与"晕"通。《汉书·天文志》颜注引如淳"晕读曰运"。

②为志先死：虞庶曰："人之五志，皆属于阴。谓肝志怒，心志喜，脾志思，肺志忧，肾志恐。今三阴已绝，五脏皆失其志，无喜怒忧思恐的表情，故曰失志也。"

【名家论述】

陈璧琉云："五脏阴经的脉气都已竭绝，就会使眼球内联于脑的脉络，象在旋摇转动着一样，因它的旋转，便觉得眼花眩晕而视物不清，这是神志已经先丧失的危象，神志既先丧失，相隔一天半必然死亡了。"

【原文】

六阳气①绝，则阴与阳相离，离则腠理发泄，绝汗②乃出，故旦占夕死，夕占旦死。（《灵枢·经脉篇》）

【注释】

①阳气：应按《难经·二十四难》、《甲乙经》"阳气"后补"俱"字。

②绝汗：《素问·诊要经终论》新校正云："绝汗，谓汗暴出，如珠而不疏，旋复干也。"

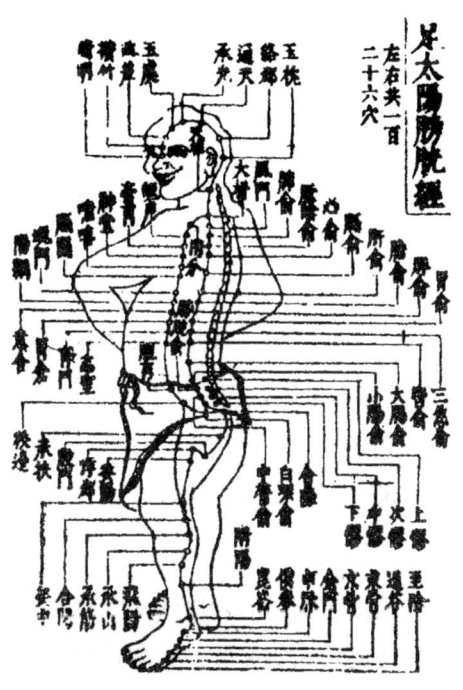

明代张介宾《类经图翼》经穴图之足太阳膀胱经

【名家论述】

陈璧琉、郭霭春云："六腑阳经的脉都已衰竭了，就会阴阳两相分离，阴阳分离，则腠理不固，精气外泄，绝汗就必然流出。'旦占（预测）夕死，夕占旦死'，《甲乙经》云'此十二经之败也'。"

【凡按】

上述"绝证"类似"三衰"，中西医结合抢救，或可挽回。

十五、气病类

此气，非指人身固有之元气，乃根于六气"变动不居、周流六虚"的自然之气。人有不定之情绪，亦犹天有不测之风云。故《内经》："百病皆生于气"，而引出气之变化与七情变化的关系。如"怒则气上"而面红，"巩则气下"而面白，从而证明"血之与气"是并行不悖的。但也有"血并于上，气并于下"、"血并于下，气并于上"的交叉现象，说明气之变化是错综复杂的。至于《内经》指出，七情过极，则神、魂、意、精都有损伤。则气犹水也，可以浮舟，亦可以覆舟。贵在人之自我平衡。

（一）概　述

【原文】

百病生于气也。怒则气上，喜则气缓，悲则气消，恐则气下，寒则气收，炅[①]则气泄，惊则气乱，劳则气耗，思则气结。（《素问·举痛论》）

【注释】

①炅：音炯，与热字义意相同。

【名家论述】

张景岳："气之在人，和则为正气，不和则为邪气，凡表里虚实，逆顺缓急，无不因气而生，故百病皆生于气。"

【凡按】

很多疾病是因为情感性气机失调而发生的，如愤怒则使气上逆而面红耳赤，喜则使气缓和而惮散，悲哀则使气涣散而不收，恐惧则使气下迫而面白神沮，寒冷则使气收缩而痉挛，火热则使气发泄而汗出，惊吓则使气紊乱而失措，过劳则使气耗散而疲劳，思虑过度则使气郁结而眠食不安。宜观象以知变，因变以论治，即《内经》所谓："必伏其所主，而先其所因也。"

（二）分　述

【原文】

怒则气逆，甚则呕血及飧泄，故气上矣。（《素问·举痛论》）

【名家论述】

张景岳："怒，肝志，怒动于肝，则气逆而上，气逼血升，故甚则呕血，肝木乘脾，故为飧泄，肝为阴中之阳，气发于下，故气上矣。"

【凡按】

治宜降气平肝，收其上越之神，与赭石、龙牡之属，此证常见于肝硬化病人之门脉高压、食道静脉曲张，因情绪激动或食刺激品，引起食道静脉破裂而大呕血，吐出之血成盆成碗，有黑块带食物残渣，与肺出血之色鲜红带痰涎泡沫者不同。此方赭石平肝，龙牡收缩血管再加牛膝以降低门脉高压，白及、田三七粉冲服，以止血化瘀。

【原文】

有所大怒，气上而不下，积于胁下，则伤肝。（《灵枢·邪气脏腑病形篇》）

【名家论述】

张景岳："肝藏血，其志为怒，其经行胁下也。"

【凡按】

肝为藏血之脏，大怒气逆，瘀阻伤肝，宜治其致怒之源，再疏其气血，令其条达，与三仁绛覆汤，加白芍、甘草以柔肝；灵脂、蒲黄以活血化瘀；加锈铁一块烧红，入黄连 2 克，淬以开水，宜小量多次兑药服，则气平而痛止矣。

【原文】

悲则心系急，肺布叶举，而上焦不通，荣卫不散，热气在中，故气消矣。（《素问·举痛论》）

【名家论述】

张景岳："悲生于心则心系急，并于肺则肺叶举，故《素问·宣明五气篇》曰：'精气并于肺则悲也，心肺俱居膈上，故为上焦不通，肺主气而行表里，故为营卫不散，悲哀伤气，故气消矣'。"

【凡按】

此属情志间病，治宜语言排遣，使其心旷神怡则愈。《本事方》载许叔微治一妇，无故悲泣不止，或谓之有祟，祈禳不应，许学士曰《金匮》云："妇人脏躁悲伤欲哭，象如神灵所作，数伸欠者，甘麦大枣汤主之，用其方十四剂而愈。此方补脾之阴而能治肺之躁者，虚则补母之义也。"

【原文】

恐则精却，却则上焦闭，闭则气还，还则下焦胀，故气不行矣。（《素问·举痛论》）

【名家论述】

张景岳："恐惧伤肾则伤精，故致精却，却者，退也。精却则升降不交，故上焦闭，上焦闭则气归于下，病为胀满而气不行，故曰恐则气下也。《灵枢·本神论》曰：'忧愁者，气闭塞而不行。恐惧者，神荡惮而不收'。"

【凡按】

《古今医案按》载：高逢辰表姪，尝游惠山，暮归，遇一巨神卧寺门，恐惧奔避，自是便溺日五六十次，周恭曰："惊则心无所倚，恐则伤肾，是为水火不交二脏俱病，故其所合之腑，受盛失职，州都不禁矣。"俞东扶评："或用参芪补气以固脱，可以挽回生命。"此为人司命者可以参考。

【原文】

惊则心无所倚，神无所归，虑无所定，故气乱矣。（《素问·举痛论》）

【名家论述】

张景岳："大惊卒恐，则神志散失，血气分离，阴阳破散，故气乱矣。"

张志聪："惊则心气散而无所倚，神志越而无所归，思虑惑而无所定，故气乱矣。"

【凡按】

《内经》云："惊者平之"，张子和曰："平者常也"，见怪不怪，其病自愈。《儒门事亲》载有治例，正说明经旨。

【原文】

愁忧者，气闭塞而不行。（《灵枢·本神篇》）

【名家论述】

张景岳："忧愁过度伤肺，则上焦肺气闭塞不畅。"

【原文】

隔塞闭绝，上下不通，则暴忧之病也。（《素问·通评虚实论》）

【名家论述】

张志聪："隔塞闭绝，中焦之气不通也。上下不通，上下之气闭塞也，忧，郁也。三焦不通，五郁之为病也。"

【凡按】

"隔塞闭绝，上下不通"，常见于中医"噎膈证"的病机，"暴忧之疾"常见于"噎膈证"的诱发因素。其临床表现是返食、便难、胸部隐痛、消瘦……。丹溪在《格致余论》中，治此证创牛乳、蔗汁、韭汁以润燥消瘀。叶天士在《临证指南医案》中认为"阳气结于上而返食，阴气衰于下而便难"，采用丹溪法加麦冬汁、生地汁、麻仁汁等，炖成自然膏服之，以延长其生存质量。但本病实质上是食管癌变，近人采用导瘀的鹅血，消肿块的壁虎、菝葜，局部刺激疗法的急性子、蜣螂，通梗阻的葵树子，均有一定的疗效。

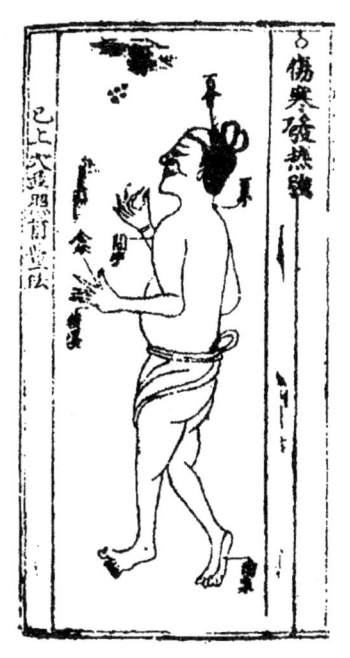

明代何柬《针灸捷径》针灸方图中的伤寒发热强取穴图

禹新初治1例噎膈，男，57岁。饮酒无度，渐至食物梗阻将近一年，脉弦滑、舌紫、苔黄厚。钡餐照片检查："早期食道下段癌"。脉证合参，属痰瘀凝阻。治以南星、法夏、田三七、沙参、旋覆花、藿香、地龙、黄药子、甘草服药后症状好转，随症变化略有加减，至食道梗阻消失。半年后，追访饮食如常，疗效巩固。此方用南星、法夏化痰，重用沙参以养胃阴，用田三七行瘀，用旋覆花、地龙以通络，用黄药子消肿软坚，用甘草解毒以护肝。诚方成知约有制之师。

【原文】

思则心有所存，神有所归，正气留而不行，故气结矣。（《素问·举痛论》）

【名家论述】

高士宗："思则心有所存，不能回应。神有所归，不能周遍。心存神归，则正气留而不行，思则气结，以此故也。"

杨上善："专思一事，则心气驻一事。所以神务一物之中，心神引气而聚，故结为病也。"

【原文】

血并于上，气并于下，心烦悗①而善怒。血并于下，气并于上，乱而喜忘。（《素问·调经论》）

【注释】

①悗：郭校按："悗、闷、悦义通。"

【名家论述】

张志聪："此分上下之阴阳也，血并于上，则脉气实而心烦悗（闷），气并于下，则气不舒而多怒也。血并于下，则血蓄于下而喜忘，气并于上，则气逆于上而为悗乱。"

【凡按】

下焦蓄血发狂，及妇女经期热入血室而发谵语，均见《伤寒论》。余治一例女青年经期发狂善忘。类似精神病，目如闪电，举止躁动，语言失常，舌质红紫，脉象弦牢。知为经期饮冷，血结下焦，用桃仁承气汤一剂病减，再剂经行而病愈。经典所载诚不虚也。李士材云："熟读而精灵自启，思深而神鬼（微妙）可通"信然。

【原文】

心怵惕思虑则伤神，神伤则恐惧自失，破䐃脱肉。（《灵枢·本神篇》）

【名家论述】

张景岳："心藏神，神伤则心怯，故恐惧自失。䐃者，筋肉结聚之处，心虚则脾弱，食少不为肌肤，故破䐃脱肉。"

【原文】

肝悲哀动中则伤魂，魂伤则狂妄不精，不精则不正当人①，阴缩而挛筋，两胁骨不举。（《灵枢·本神篇》）

【注释】

①不精则不正当人；《太素》作"狂妄不精，不敢正当人"。宜从。

【名家论述】

张景岳："肝藏魂，悲哀过甚则伤魂，魂伤则为狂为妄，而不精明，精明失则邪妄不正（此注与原文有出入）其人当阴缩筋挛，两胁骨不举者，皆肝经之败也。"

【原文】

脾愁忧而不解则伤意，意伤则悗乱^①，四肢不举。（《灵枢·本神篇》）

【注释】

①意伤则悗乱：《中文大辞典》：悗，音懑，烦满也。心烦则意乱。

【名家论述】

张景岳："忧本肺之志，而亦伤脾者母子之气通也，忧则脾气不舒，不舒则不能运行，故悗闷而乱，四肢皆禀气于胃而不得至经，必因于脾而得禀也，故脾伤则四肢不举。"

魏长春："认为疏导气机，不限于互脏七情之郁，行气解郁不拘于香燥，故临证每逢此类疾病，喜用芳香轻灵之花类，以其香而不燥，润而不腻；平调虚实，疏气行滞。其中尤以调肝和血之玫瑰花、绿梅花，调中和胃的佛手花、白扁豆花、厚朴花最为常用。清·叶天士认为，'气机郁滞为无形之邪，用药不可力敌，只能轻取'，以免损阴耗气而犯'虚虚'之戒也。"按：调理气机，俞长荣善用佛手，特别用于胃脘胀，与此互发。

【原文】

恐惧而不解则伤精，精伤则骨酸痿厥，精时自下。（《灵枢·本神篇》）

【名家论述】

张志聪："恐伤肾，故恐惧不解则伤肾脏之精。肾主骨，故精伤则骨痿、痿厥，精时自下者，脏气伤而不能藏也。"

【凡按】

"尾闾不禁沧海竭，九转灵丹都漫说，惟有斑龙顶上珠，能补玉堂阙下穴。"宜清心寡欲以治其未然，与斑龙丸以治其已然。此与前案因大恐而二便自失，因同而证异也。

十六、血病类（附：瘀血证）

《内经》所论，是肉眼可见的出血性疾病，但在内部联系上是深刻的。不论血之外溢与内溢，都与"络脉"紧密相关。观常见多发之鼻衄，则是由于鼻粘膜微细血管脆弱，易于破裂。在病机上，《内经》提出"气"字，如"春气者病在头，故善衄血"，"怒则气上，甚则呕血"，此气之升也。又如"心下崩，数溲血"，"胞移热于膀胱，则癃溺血"，皆气之下陷也。至于久病失血或一时性失血过多，则血脱而面色白，夭然不泽，并联系到"其脉空虚"，以启示后人"血脱益气"之治。

至于"病坠若搏"，形成瘀血。"恶血留内"，肝脉搏坚而长，为后人化瘀通络之治，提供了理论依据。

（一）概　述

【原文】

阳络伤则血外溢，血外溢则衄血，阴络伤则血内溢，血内溢则后血。（《灵枢·百病始生篇》）

【名家论述】

张志聪："阳络者，上行之络脉，伤则血外溢于上而为衄，阴络者，下行之络脉，伤则血内溢而为后血（即大便出血）。"

【原文】

春气者病在头，……故春善病衄血。（《素问·金匮真言论》）

【名家论述】

张志聪："春气上升，阳气在上，病在气者病在头。"

【凡按】

头为诸阳之会，春风如凿刺，伤于风者上先受之，故曰"春气者病在头"，最常见的是头痛，最多见的是鼻衄，所以《内经》云："春，善病衄血"。感风温而鼻衄者用辛凉解表加女贞子、旱莲草、白茅根养阴清降，则主证解而次症亦愈。风寒感冒而鼻衄，《伤寒论·太阳篇》云："伤寒，脉浮紧，不发汗，因致衄者，麻黄汤主之"。余遇此证，常以苏叶、芥穗、葱白、淡豆豉代麻黄、桂枝，亦汗出而衄止，盖治其主证而次症自解。

（二）分　述

【原文】

怒则气逆，甚则呕血。（《素问·举痛论》）

【名家论述】

张志聪："怒为肝志，肝主藏血，怒则肝气上逆，故甚则呕血。"

【凡按】

此证常见于肝硬化，门脉压增高，怒则气逆，致曲张之食道静脉破裂出血。缪仲醇云："宜降气不宜降火，宜行血不宜止血，宜养肝不宜伐肝"，可作参考。余治一例晚期血吸虫病，肝硬化门脉高压，食道静脉破裂而大呕血，采用《本草纲目》的飞罗面止血法，以生白及为主，淮山为辅，田三七佐之，研成细粉过120目筛，每用10克以冷开水和成米饮状，缓缓饲之，一日夜连用100克，呕血止，大便排出余血而安。兹后以本方加黄鱼鳔（以蛤粉炒珠）、丝绵（以猪血染透制炭）制成"止血断根丹"（吸收了清代名医程杏轩经验），并治支气管扩张咯血，屡收良效。

【原文】

脾移热于肝，则为惊衄。（《素问·气厥论》）

【名家论述】

张景岳："脾移热于肝者，反传所胜，热之甚也。肝藏血，病主惊骇，邪热搏之，则风火交作，故为惊，为鼻中出血也。"

【凡按】

呕血之治，方证对应见前"气病类"。鼻粘膜微血管脆弱，如激动、撞击最易出血。若血流如注，可用纱布或纸巾浸于冷醋中，取出贴于额部及颈窝部，另以生地、白芍、甘草、女贞子、旱莲草、白茅根（重用）煎服，即止。

【原文】

悲哀太甚，则胞络绝，胞络绝，则阳气内动，发则心下崩，数溲血也。（《素问·痿论》）

【名家论述】

姚止庵："胞络，即心包络也。包络所以卫心，悲哀太甚，则气急迫而胞络伤，络伤则心病。盖心属火而主血，心病火发，血不能静，遂下流于溲溺也。"

【凡按】

二阳之病发心脾，有不得隐曲，亦可出现此证，乃心脾虚而失统，治宜补气统血，与归脾汤加女贞子、旱莲草、蒲黄炭、荆芥炭、仙鹤草。

【原文】

胞移热于膀胱，则癃溺血。(《素问·气厥论》)

【名家论述】

张景岳："胞，子宫也，在男子为精室，在女子则为血室。膀胱，津液之府也，俗名尿脬，命门火盛，则胞宫热移于膀胱，故小便不利为癃，甚则尿血。"

【凡按】

初起尿血有灼热感者宜小蓟饮子，久而不愈，小腹气坠，治宜下病上取，宜益气以止血，与黄芪、桔梗、荆芥炭、蒲黄炭、女贞、旱莲、仙鹤草等。为什么要用黄芪、桔梗，这就是"下病上取"，气陷则血降，气升则血升的治疗原则。

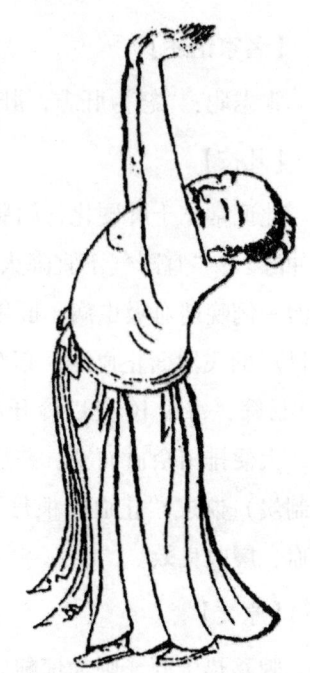

明代高濂《遵生八笺》陈希夷导引坐功图中的芒种五月节坐功图

【原文】

臂多青脉，曰脱血。安卧脉盛，谓之脱血。(《素问·平人气象论》)

【名家论述】

郭霭春："血少脉空，寒气因入，寒凝血汁，故脉色青也。"按：亦静脉浅露之证。

王冰："卧久伤气，气伤则脉应微，今脉盛而不微，则血去而气无所至乃尔，盛谓数急而大鼓也。"

巫君玉："安卧指懒倦，非'卧久伤气'之谓。"

【原文】

血脱者，色白，天然不泽，其脉空虚，此其候也。(《灵枢·决气篇》)

【凡按】

血虚者，则面色㿠白枯槁；脉脱者。则脉道空虚下陷，此言血气之不足也。血脱益气，与归脾汤。此所谓"有形之血不能速生，无形之气所当急固也。"若脉微肢冷者，又必须先用参附以回阳固脱。

十七、精气神病类

"精，气，神"，是人体生命活动的潜在动力。它源于先天之本——肾，后天之本——脾胃。除生长衰老的自然规律，常以人为因素影响了生存、生活质量。故《内经》强调："五脏者，中之守也"，"得守者生，失守者死"。失守之极，是中气夺也，所以出现"神明之乱"。又云："五脏者，身之强也"，"得强者生，失强者死"。失强之极，如"头倾视深，精神将夺"，"转摇不能，肾将惫矣"。此皆本实先拨，大树将倾之兆也。至于津脱、汗泄，则精气神已耗尽无余矣。可为"以酒为浆，以妄为常，不知持满，不时御神"者戒。

（一）概　述

【原文】

五脏者，中之守也，中盛脏满，气胜伤恐者，声如从室中言，是中气之湿也；言而微，终日乃复言者，此夺气也；衣被不敛，言语善恶，不避亲疏者，此神明之乱也；仓廪不藏者，是门户不要也；水泉不止者，是膀胱不藏也。得守者生，失守者死。（《素问·脉要精微论》）

【名家论述】

张景岳："五脏各有所藏，藏而勿失则精神固秘，故为中之守也。中，胸腹也。藏，藏府也。盛满，胀急也。气胜，喘息也。伤恐者，肾受伤也。声如从室中言，混浊不清也。是皆水气上逆之候，故为中气之湿证，此脾肺肾三藏之失守也。气虚之甚，故言微声不接续，肺藏失守也。终日复言，是残灯将灭，反照不长，神明将脱，故昏乱若此，心藏之失守也。要，约束也，幽门、阑门、魄门皆仓廪之门，门户不能固则肠胃不能藏，所以泄利不禁，脾藏之失守也。五藏得守则无以上诸病发生，失守则神去而死矣。"

【凡按】

"言而微"有二义：一是气虚懒言而声音微弱；一是久病气衰。"言而微，终日复言者，此夺气"，这是危重病人在临终前出现的一种病情暂时"减轻"的现象。例如，有的昏迷不醒的病人会变得清醒起来，可以同亲人交谈说话；有的不吃不喝的病人会提出吃喝的要求，这种"转危为安"的假象叫做"回光返照"，正是病人与亲人永诀的信号。在现实生活中不难见到垂危病人，在其心事未了或最想见的人在未能见着时，会表现出垂死挣扎的"再支撑一下"，这就是肾上腺在大脑皮层控制下，分泌大量激素（主要有盐皮质激素、糖皮质激素、性激素、肾上腺素、去甲肾上腺素等）作用的结果。这是北京自然博物馆邵福根教授研究的肾上腺与"回光返照"的科学原理。

【原文】

夫五脏①者，身之强也。头者，精明之府，头倾视深，精神将夺矣；背者胸中之府，背曲肩随，府将坏矣；腰者肾之府，转摇不能，肾将惫矣；膝者筋之府，屈伸不能，行则偻俯，筋将惫②矣；骨者髓之府，不能久立，行则振掉，骨将惫矣。得强者生，失强者死（《素问·脉要精微论》）

【注释】

①五脏：明绿格抄本、吴注本"脏"并作"府"。与下文相应，作"府"是。

②惫：音辈，疲乏。

【名家论述】

张景岳："藏气充则形体强，故五藏为身之强，五藏六腑之精气，皆上升于头，以成七窍之用，故头为精明之府，头倾者，低垂不能举也。视深者，目陷天光也，藏气失强，故精神之夺如此。背乃藏俞所系，故为胸中之府，背曲肩随，亦藏气之失强也。腰者肾之府，转摇不能，肾将惫矣，此肾藏之失强也。筋虽主于肝而维络关节以立此身者，惟膝腘之筋为最，故膝为筋之府，筋惫若是，则诸筋之失强也。髓充于骨，故骨为髓之府，髓空则骨弱无力，此肾藏之失强也，藏强则气强，故生，失强则气竭，故死。"

【凡按】

此论精气神与藏府的关系，即物质与精神的依赖关系。亦即"阴在内为阳之守，阳在外为阴之使"之义，所以"五藏者中之守，得守者生"，即"阴平阳秘，精神乃治"之义，失守者死，即"阴阳离决，精神乃绝"之义，"五脏者身之强也"，即头、背、腰、膝、骨所储藏的物质充分，则精气神相应而活动自如，故曰"得强者生，失强者死"。这些都说明重在预防，贵在整体调节也。

（二）分　述

【原文】

髓海不足，则脑转耳鸣，胫痠眩冒，目无所见，懈怠安卧。（《灵枢·海论》）

【名家论述】

张景岳："其不足，则在上者为脑转，以脑空而运，似旋转也，为耳鸣，以髓虚者精必衰，阴虚则耳鸣也。为胫痠，髓空无力也。为眩冒不知人，为目无所见，怠惰安卧，皆以髓为精类，精衰则气去而诸证以见矣。"

【凡按】

此脑减髓空，精衰气弱，宜草木之精英及血肉有情者治之，与左归丸肝肾双补。结合内观静养，以静制动。

【原文】

邪之所在，皆为不足。故上气不足，脑为之不满，耳为之苦鸣，头为之苦倾，目为之眩；中气不足，溲便为之变，肠为之苦鸣；下气不足，则乃为痿厥心悦。（《灵枢·口问篇》）

【名家论述】

张景岳："惟正气不足，然后邪得乘之，故《难经·七十五难》曰：'不治其虚，安问其余'？则深意可知矣。……故中气不足，是浊气居之，故肠胃为之苦鸣也。溲音搜。痿，足痿弱也，厥，四肢清冷也，悗，闷也。下气不足，则升降不交，故心气不舒而为之闷。"

【凡按】

"上气不足"多见于脑力劳动的病人，上条已述及治法。但阴虚阳亢者去龟鹿胶加龟板、鳖甲等介类以潜阳。"中气不足，则溲便为之变"，指大便或秘或泻，小便或利或不利，皆因饮食不节，劳逸失度损伤中气，致升降失调而二便变化，治宜补中益气，是调整二便的重要手段。"下气不足"，多属房劳损肾，宜丹溪虎潜丸加黄芪、丹参，则心肾交通而足力强健。

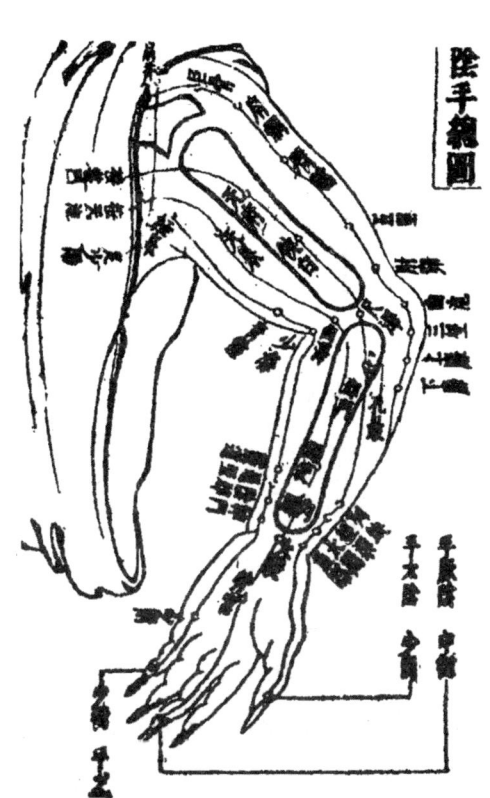

明代张介宾《类经图翼》中的阴手总图

【原文】

人之善忘者，何气使然？岐伯曰：上气不足，下气有余，肠胃实而心肺虚，虚则营卫留于下，久之不以时上，故善忘也。（《灵枢·大惑论》）

【名家论述】

杨上善："心肺虚，上气不足也。肠胃实，下气有余也。"

张景岳："心肺虚于上，营卫留于下，则神气不能相周，故为善忘，阳衰于上之兆也。"

【凡按】

此证即近代学者阎德润在所著《伤寒论》评释中指出的"循环性腹胀"，不治肠胃之"实"，而治心肺之虚，强心通脉，促进循环，而腹胀自己。余治毛致用同志冠心病，阵发性房性早搏，伴腹胀便秘而呃逆不已，从湖医附二院荧屏监护中可以见到，呃一声则房性早搏频见，邀中医会诊，余认为早搏虽是病的主证，但腹胀、便秘、呃逆又是制约心脏节律的反馈，由于脾失健运，致心阳不振而节律不齐。此时应心脾同治，予附子理中汤，重加黄芪强心以通脉，少佐肉桂以为向导，加锁阳、肉苁蓉益肾以润肠，三剂之后大便行而腹胀消，呃逆止而荧屏早搏不见。此与阎氏之说理同而治异也。旋以此方作丸服之，每年复诊二次，按春夏养阳，秋冬养阴调整原方，坚持五年而疗效巩固。

【原文】

津脱者，腠理开，汗大泄。（《灵枢·决气篇》）

【名家论述】

张志聪："津发于腠理，故津脱者，腠理开，汗大泄。"

【原文】

液脱者，骨属屈伸不利，色夭，脑髓消，胫痠，耳数鸣。（《灵枢·决气篇》）

【名家论述】

张志聪："津淖泽于骨，补益脑髓，故液脱者，骨属屈伸不利，不能润泽皮肤，故毛色夭焦也，肾主骨而骨髓上通于脑，故脑髓消而胫痠耳鸣。"

【凡按】

脱津、脱液，多见于急性肠胃炎，特别是婴幼儿更敏感，如口服来不及者，体外补液和补充营养是当务之急。

十八、失眠病类（附：多寐证）

《内经》用对比法：壮者昼精、夜瞑，老者昼不精、夜不瞑。前者是"气血盛"而"肌肉滑"，后者是"气血衰"而"肌肉枯"。此言自然规律之常也。

然而，在生活过程中，亦有壮者失眠，老者能睡何也？《内经》已提供了答案，壮者耗其气血而肌肉涩，老者全其天真而气道利是也。可见失眠，除自然规律外，尚有人为因素的自我干扰。但在治疗上《内经》注意了"滑"、"涩"二字，滑者育其阴，涩者充其阳，此阳盛不能入阴，阴虚则目不瞑之理也。《内经》经旨已明，治病必须治人，不能纯靠"镇静安眠"以揠苗助长也。

（一）概　述

【原文】

阳气尽，阴气盛，则目瞑；阴气尽而阳气盛，则寤矣。（《灵枢·口问篇》）

【名家论述】

张志聪："日暮在外之阳气将尽，而阴气渐盛，则目瞑而卧。平旦在外之阴气将尽，而阳气渐盛则寤矣，此阴阳之外内也。"

【凡按】

张氏之注，是根据生理情况而立言，在病理方面，如仲景《伤寒论·少阴篇》："少阴之为病，脉微细，但欲寐"，尤在泾曰："多阳者多寤，多阴者多寐"，可见但欲寐应为阳虚的反应。反之，如叶天士云："多痛阳升，阴液无以上注，口于舌绛，烦不成寐，当益肾水以制心火"。宜黄连阿胶汤之属，此即"泻南补北"之法。

【原文】

壮者之气血盛，其肌肉滑，气道通，营卫之行，不失其常，故昼精①而夜瞑；老者之气血衰，其肌肉枯，气道涩，五脏之气相搏②，其营气衰少而卫气内伐，故昼不精，夜不瞑。（《灵枢·营卫生会篇》）

【注释】

①昼精：指白天精神饱满。

②五脏之气相搏：指五脏机能不协调。

【名家论述】

张景岳："老者之气血衰，故肌肉枯，气道涩，五脏之气搏聚不行，而营气衰少矣。营气衰少，故卫气乘虚内伐，卫失其常故昼不精，营失其常故夜不瞑也。"

【凡按】

此条经文后段，指出了衰老失眠的真谛，此种失眠，临时服镇静麻醉药是不可取的。其夜寐不安，是心神虚而阳亢不得入于阴也。每晚用大豆粉30克，加水煮沸成100毫升，临卧服50毫升，醒后再服50毫升，增其物质之阴，以平抑亢奋之阳，使胃气一和，其卧立至，此自我催眠，屡用屡效之法也，不加糖以避免尿多影响睡眠，加肉桂油一滴以调味，亦犹《韩氏医通》"交泰丸"黄连、肉桂治心肾不交催眠之方意。

（二）分　述

【原文】

卫气不得入于阴，常留于阳。留于阳则阳气满，阳气满则阳𫓶盛，不得入于阴则阴气虚，故目不瞑矣。（《灵枢·大惑论》）

【名家论述】

马莳："此言病之所以不得卧也。人病不得卧者，正以卫气不得入于阴，常留于阳，则阳气满而阳𫓶"盛，故不得入于阴也。阴气虚所以目不得瞑耳。"

【凡按】

此阳盛阴虚，阳盛者在于烦劳则张，阴虚者，在于精生于谷不足，故中老年食少事繁多见此证。叶天士云："脏液内耗，阳气不交于阴，令人寤不成寐，《灵枢》有半夏秫米汤法，但此病乃损及肝肾，故欲求阳和，须介属之咸，佐以酸收甘缓，庶几近理"。余每用三甲复脉汤，去麻仁加远志、枣仁，养阴以潜阳，临卧嘱服豆粉冲剂，亦即半夏秫米汤意，和胃以充物质之阴，则其卧立至矣。

【原文】

不得卧而息有音者，是阳明之逆也，足三阳者下行，今逆而上行，故息有音也。阳明者，胃脉也，胃者，六腑之海，其气亦下行，阳明逆不得从其道，故不得卧也。《下经》曰：胃不和则卧不安。此之谓也。（《素问·逆调论》）

【名家论述】

张景岳："足之三阳，其气皆不行，足之三阴，其气皆上行，亦天气下降，地气上升之义。故阳明上行者为逆，逆则气连于肺而息有声，此胃气不降也……下经，古经也，不安，反复不宁之谓。今人有过于饱食或病胀满者，卧必不安，此皆胃气不和之故。"

【凡按】

"胃不和则卧不安者"过饥过饱皆能导致，更多见于小儿。过饥可出现汗多神疲，宜静脑安神，与甘麦大枣汤；过饱则出现腹胀嗳腐。治宜助化消滞，与保和丸。余昔在家乡，有一次夜出诊，患者是 2 岁小儿，于出麻疹后，突然夜半啼哭不止，汗出而烦躁不安，其父母以为麻毒内隐，余察其神清而低热，询其保姆，因其疲睡未给晚餐，余曰病因在此，即以藕粉白糖冲服之，儿恣饮后旋即安然入睡，此饥疲热也。

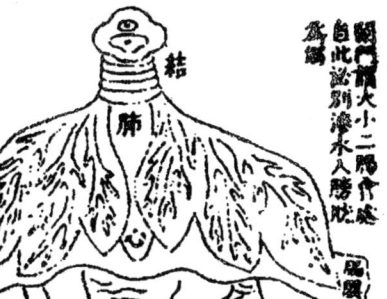

清代王宏翰《医学原始》中的内景正面图

【原文】

帝曰：人有卧而有所不安者何也？岐伯曰：脏有所伤，及精有所之寄则安。故人不能悬其病也。（《素问·病能论》）

【名家论述】

姚止庵："王本'精有所之，寄则安'，文义难通。《甲乙经》作'情有所倚则卧不安'是也，今改从之。《素问·生气通天论》曰：'苍天之气，清净则志意治。盖心无所慕，则情无所钟，坦然而卧，帖然而安矣……悬，犹远也'。"

【凡按】

此条应注意"情有所倚则卧不安"，此乃发掘整理之功，也是符合临床实际的。"情有所倚"，使思想集中于一事一物，因而精神过度兴奋，不能抑制下来而安眠。不仅今人如此，古人亦然，如唐代的元稹，作宰相后，怀念他死去的妻子，作遣悲怀诗，其中两句云："唯将终夜常开眼，报答平生未展眉"，这是"情结失眠"的高度写照。余治此证常用明党参、沙参、丹参、生地、百合、远志、枣仁、炙草、小麦、大枣、夜交藤，合欢皮、砂仁、鸡金，晚上失眠、白天精神疲乏者，加黄芪屡效。

十九、癫狂痫病类

癫与狂同源异源，皆情志间病也。《内经》作了病因、病机的分析，认为"癫疾厥狂，久逆之所生也。"故《难经》曰"重阳者狂"，此兴奋之极也；"重阴者癫"，此抑制之极也。兴奋则好动，故名"武痴"，抑制则好静，故名"文痴"。二者之间，怒狂较多见，以"阳气者，因暴折而难决，故善怒也"。"气犹水也，搏而跃之，可使过颡，激而行之，可使在山。"（《孟子》）气怒则登高而歌，弃衣而走，此暴折而难决，其势使然也。此时诊其寸口，必脉流搏疾，乃阴不胜其阳之候也。《内经》治法有二：1."夺其食即已"——此釜底抽薪法，金·刘完素、张洁古用之。2."生铁落饮"——下气疾也。宋·许叔微用之，皆收显效。

至于"语言善恶，不避亲疏"，乃久病末期，临终表现为"神明之乱"，引之以为鉴别也。

（一）概　述

【原文】

有病怒狂①者，此病安生？岐伯曰：……阳气者，因暴折而难决，故善怒也，病名曰阳厥②。……帝曰：治之奈何？岐伯曰：夺其食即已③，夫食入于阴，长气于阳，故夺其食则已。使之服以生铁落为饮④，夫生铁落者，下气疾电。（《素问·病能论》）

【注释】

①怒狂：怒不虑祸，郁而谓之狂。

②阳厥：言阳气被折，郁而不散也，如是者皆阳气上逆，躁极所生，故病名阳厥。

③夺其食即已：食少则气衰，故节去其食，而病自止。

④铁落：味辛微温平，主治下气，习俗呼为铁浆，非是生铁液也，"为饮"作"为后饭"，宜从。

【名家论述】

许叔微："铁落（粉）非但化痰镇守，至于摧抑肝邪特异。"

【凡按】

洁古、河间治狂，都注意"夺其食即已"的道理，而牛羊肉、酒，食饮之后更增狂悖，以食入于阴，长气于阳，故夺食者釜底抽薪之法，非指一般的常食、方食也。

【原文】

癫疾厥狂，久逆之所生也。（《素问·通评虚实论》）

【名家论述】

张志聪："此言脏腑阴阳，表里上下，交相输应者也……癫疾厥狂，阴阳偏胜之为病也，此皆阴阳七情之气，久逆不和之所生也。"

【原文】

阴不胜其阳，则脉流薄疾，并乃狂。（《素问·生气通天论》）

【名家论述】

吴崑："阴阳贵得其平，不宜相胜，若阴不胜其阳，则阳用事，将见脉流薄疾而急数，若重阳相并，如登高而歌，弃衣而走得也。"

【凡按】

《难经·五十九难》曰："狂癫之病，何以别之？然，狂疾之始发，少卧而不饥，自高贤也，自辩智也，自贵倨也，妄笑，好歌乐，妄行不休是也。癫疾始发，意不乐，僵仆直视。其脉三部阴阳俱盛是也。"此概括了癫和狂两病的脉象，即癫病属阴，两尺俱盛；狂病属阳，两寸俱盛。也就是《难经·二十难》所说："重阳者狂，重阴者癫"的意思。

（二）分　述

【原文】

阳明之厥，则癫疾欲走呼，腹满不得卧，面赤而热，妄见而妄言。（《素问·厥论》）

【名家论述】

张景岳："阳明，胃脉也，为多气多血之经，气逆于胃则阳明邪实，故为癫狂之疾而欲走且呼也。其脉循腹里，故为腹满。胃不和则卧不安，故为不得卧。阳明之脉行于面，故为面赤而热。阳邪盛则神明乱，故为妄见妄言。"

【凡按】

证虽见于阳明，病实根于瘀血（多见于妇女月经前后），宜桃仁承气汤，方中有硝黄及甘草，仍治在阳明也。丹溪云："本方即调胃承气汤加桃仁、桂枝、桃仁主瘀血血闭，有润下之效，自是方中主药，用桂枝化气降冲，使瘀去病除。"

杨春林："治狂宜重用大黄，大黄抗精神病在以下三方面：①泻火解毒，故可治火亢所致的癫狂（按：即釜底抽薪法也）。②活血化瘀，故可治血瘀所致的癫狂。③调节神经介质，现代医学认为精神病与神经介质失调密切相关。"

黄竹斋治王元中之父，患伤寒血瘀发狂。患者狂躁不安，不着衣被，神志昏乱，大便不通，舌苔发黑，脉弦滑，先生予抵当丸作汤，一剂日三服，大便畅通而症状大减，三剂后，症状解除而全愈。此瘀热蓄于下焦，《内经》云："血在下如狂"而上干脑系（冉雪峰语），先生用经方治之，乃釜底抽薪法也。

王季范治一癫狂症，狂妄刚暴，语无伦次，手足舞蹈，无片刻之宁，辨为痰火实证，内扰心神，表现为不协调性兴奋，思维紊乱，情绪易激愤，舌红苔白腻，眼白潮红，灼灼有光，脉滑数有力。且痰火内扰以青壮年为多见。宜用遂心丹：甘遂4.5克（面包煨）、朱砂1.5克（共研极细，过100目筛，装入大号胶囊，每囊0.4克），每服2个胶囊。以上吐痰涎，下便粘液为观察指征，如药效不显，则用累进递加法，以痰去、便通。神情安定为效。但若非上述实证，不可轻投。方中朱砂属汞剂，总量宜减为1克。遂心丹："心"指猪心，此方从略。

巫君玉评曰：此外尚有阳明经腑证，并此蓄血或热入血室，三者均可见于热病发狂证，可仿此治。

【原文】

血并于阴，气并于阳，故为惊狂。（《素问·调经论》）

【名家论述】

张景岳："血并于阴，是重阴也，气并于阳，是重阳也。重阴者癫，重阳者狂，故惊狂。"

【原文】

血并于下，气并于上，乱而喜忘。（《素问·调经论》）

【名家论述】

张景岳：“血并于下则阴不升，气并于上则阳不降，阴阳离散，故神乱而喜忘。”

高士宗：“血并于下，是血并于阴也，气并于上，是气并于阳也，不但惊狂，必有乱而喜忘之病。”

【原文】

所谓甚则狂癫疾者，阳尽在上，而阴气以下，下虚上实，故为狂癫疾。（《素问·脉解篇》）

【名家论述】

张志聪：“此言阳气之盛，极于上也。所谓狂癫疾者，乃阳气尽甚于上，而阴气从之于下，不得与阳气相和，下虚上实，故使狂癫疾也，《本经》曰：阳盛则狂。又曰：气上不下，头痛巅疾。”

【凡按】

以上三条，一是重阳，二是气并，三是下虚上实，都是阴阳失去平衡，导致狂癫之疾，豪饮“酒悖”是暂时现象，不治自己，精神刺激是长久的原因，连绵难愈。治宜治病且治人，泻实补虚，在于整体调节，针对其诱发因素，所谓“心病还将心药医”是也。余治1例男性患者，因受刺激患精神病，神情兴奋，语言失常，目炯炯有光，烦躁失眠，当地医院检查诊断为“精神分裂症”，服氯丙嗪，始效终不效，食少便结，舌红无苔而干，脉弦细而数。属思虑过度，阴虚阳亢所致，用三甲复脉以平肝潜阳，丹参、远志、枣仁以宁神，甘麦、大枣以静脑，合欢皮、夜交藤怡情悦志以导睡眠，用言语开之以所喜，诫之以所忧，药物精神结合治疗一月而愈，后未复发。

【原文】

衣被不敛，言语善恶，不避亲疏者，此神明之乱也。（《素问·脉要精微论》）

【名家论述】

张志聪：“神明者，五藏之神气也。语言善恶不避亲疏者，神乱而谵语也。……此论邪气盛而正气虚的昏乱。”

【凡按】

多见于久病的末期及老年痴呆证。

【原文】

人生而有病巅疾者，……病名为胎病。此得之在母腹中时，其母有所大惊，气上而不下，精气并居，故令子发为巅疾也。（《素问·奇病论》）

【名家论述】

张景岳："巅疾者，癫痫也。本经巅、癫通用，于此节之义可见。""惊则气乱而逆，故气上不下。气乱则精亦随之，故精气并及于胎，令子为癫痫疾也。"

张志聪："癫疾者，乃久逆之所生也，故有病初得而岁一发者，不及时治之，则月一发矣，又不治及，则一月四五发矣。"

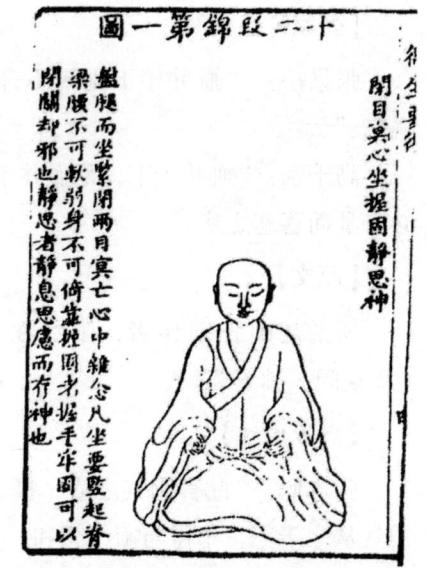

清代潘霨《十二段锦》第一图，闭目冥心坐握固静思神之图

刘祖贻治 1 例癫痫，男，36 岁。因颅脑外伤，瘀血夹痰阻窍，每次发作时，眼、嘴向左上歪斜，昏仆抽搐，口吐少量白沫，发后如常人，伴神疲，心烦失眠。舌质暗红，苔薄白，寸脉弦细涩。CT 检查：右额部有 $32 \times 27mm^2$ 大小低密度灶，脉证合参，此为颅脑外伤，瘀血未尽，痰气上犯，阻塞清窍所致。治宜活血化瘀，通窍醒脑，降逆消痰。病程已久，故重用黄芪益气以活血；丹参、蒲黄、郁金活血化瘀；全蝎、僵蚕、钩藤息风止痉，通络；菖蒲、半夏化痰；龙牡降逆；枣仁、夜交藤养心安神。守方加减 90 余剂，诸症消失。CT 复查已基本正常。钟时珍评曰："贵在医家治病有信心，病家服药有决心。"

【凡按】

癫痫属多因素的脑综合征，本例辨证为气虚瘀阻，故重用黄芪、丹参以畅通脑血管循环，从而推动新陈代谢，为本例之治法，探得骊珠。

二十、消渴病类

"消渴"（今含糖尿病），《内经》揭出病因："肥贵人则膏粱之疾"，并说明"肥者令人内热，甘者令人中满"。此古今通例。上消属肺，有寒热二证：热证多见饮水多而善消；寒者少见，饮一溲二。尤在泾云："肺寒则气不化，不化则水不布，不特所饮之水，直趋而下，且并身中所有之津液尽从下趋之势，有降无升，生气乃息。"此重在消，与心肺蕴热之渴，形成鲜明的对照。中消属肠胃，《内经》"二阳结谓之消"、"瘅成为消中"。表现为多食善饥。下消属肾，《金匮》云："饮一斗，小便亦一斗。"多伴有"腰痛胻疫"，肾机能减退之证。唐·祠部李郎中、清·赵养葵治消渴，均重在"肾气"不为无见。

（一）概　述

【原文】

消瘅^①仆击^②，偏枯痿厥，气满发逆，甘肥贵人，则高粱^③之疾也。（《素问·通评虚实论》）

【注释】

①消瘅：即消渴，内热而肌肉消瘦。

②仆击：指突然仆倒如击，即中风之类。气满发逆，气逆而喘息胸闷；满通闷。甘肥贵人过食膏粱厚味，蕴热伤阴，故为此诸病。

③高粱：张景岳："高粱"，膏粱也。按：即肥甘厚味之互词。

【原文】

肥者令人内热，甘者令人中满，故其气上溢，转为消渴。（《素问·奇病论》）

【名家论述】

张景岳："肥者，味厚助阳，故能生热。甘者，性缓不散，故能留中，热留不去，久必伤阴，其气上逆，故转变为消渴病。"

【凡按】

糖尿病古称消渴，是一种营养性疾病，所以《内经》又说："肥贵人则膏粱之疾也。"唐·孙思邈《千金方·食治》指出："食能排邪而安脏腑、悦神爽志、以资血气，若能用食平疴，释情遣疾者，可谓良工。"近人研究，采取低钠、低糖、高钙、低脂肪、高纤维的饮食结构，这才真正是"饮食平疴"。消渴病与过食肥甘有关，治宜饮食清淡，食治优于药治。

（二）分　述

【原文】

二阳结谓之消。（《素问·阴阳别论》）

【凡按】

二阳，指胃与大肠经也。阳邪留结于肠胃，则消渴善饥，其形日瘦。治宜清热生津，与人参白虎汤加麦冬、半夏，此治中消之主方。近代张锡纯以山药代粳米。施今墨对糖尿病的治疗有独到之处，热证主以人参白虎汤，渴饮无度伤津，辅以增液或生麦法（玄参、麦冬、绿豆衣配苡仁）；减除血糖，用苍术配玄参（因玄参、生地久服滑肠，配苍术则不泄）；主张采用脏器疗法，如猪、鸡、鸭胰子，此运用白虎汤于杂病之例，亦揭示对糖尿病的用药规律。

【原文】

瘅成为消中。（《素问·脉要精微论》）

【名家论述】

张景岳："瘅，热邪也，热积于内，当病为消中。"又云："消瘅，消中者，即后世所谓三消证也。"

【凡按】

瘅成为消中，首宜治其瘅热，大便结者，先与调胃承气汤顿挫其势，然后与竹叶石膏汤以益气养阴。调胃承气，软坚泻热，消导其肥肠满脂，以清除"瘅热"之源；以竹叶石膏汤中的人参益气，石膏、麦冬养胃存阴，妙在半夏办参、麦以和胃降逆，则滋而不腻，寒而不滞。二方均出《伤寒论》，可见伤寒方不仅治热性疾病，也可以用于杂病。

【原文】

热中、消中，不可服膏粱芳草石药。（《素问·腹中论》）

【名家论述】

张景岳："膏粱，厚味也，芳草，辛香之品也，石药，煅炼金石之类也，三者皆能助热，亦能销阴热中。消中者，即内热病也，故于膏粱、芳草之类，皆不得不禁也。"

【凡按】

肥甘厚味能增加热量。芳草，特别是近世以来的烟草，熏蒸肺、脑、销灼津液，服石行于汉魏，盛于晋唐，韩退之晚年服硫黄，牛僧孺晚年服钟乳石，时人赠以诗云："钟乳三千里，金钗十二行"。他们服食的企图"生于安乐"，结果适得其反。古人早已垂诚，好之者为嗜欲所迷。

【原文】

心移热于肺，传为鬲消①。（《素问·气厥论》）

【注释】

①鬲：与膈通。

【名家论述】

张景岳："肺属金，其化本燥，心复以热移之，则燥愈甚而传为鬲消。鬲消者，膈上焦烦，饮水多而善消也。下文言肺消者因于寒，此言鬲消者因于热，可见消有阴阳二证，不可不辨。"

【凡按】

此属心肺蕴热，阴精亏耗，治宜清热养阴，生津止渴，与丹溪消渴方：黄连、花粉、生地、藕汁、牛乳。此方苦寒泄热，甘寒滋阴，使苦而不燥，甘而不腻，以清心肺之热，用牛乳者，亦犹半夏秫米汤之秫米以和胃安中也。

【原文】

心移寒于肺，肺消，肺消者饮一溲二，死不治。（《素问·气厥论》）

【名家论述】

张景岳："心移寒于肺者，君火之衰耳。心火不足则不能温养肺金，肺气不温则不能行化津液，故饮虽一而溲则倍之。夫肺者水之母也，水去多则肺气从而消索也。故曰肺消，门户失守，本元日竭，故死不能治。"

【凡按】

此属肺之阳气不足，有降无升，治宜温肺益气，与甘草干姜汤，此与《金匮要略》所载："肺痿，吐涎沫而不咳者，其人不渴，必遗尿，小便数，所以然者，以上虚不能制下故也，此为肺中冷（按：乃痿、渴二证的共同点），必眩，多涎唾"，乃上虚及上焦有寒的表现，"甘草干姜汤温之"。此肺中冷，上虚不能制下，小便多的共同治法。但最后一句是辨证关键，若服汤已，渴者属消渴，这是仲景常用的"借宾定主法"，《伤寒论·少阴篇》亦云："小便白者，以下焦虚有寒，不能制水"，与此同一机理，可见"肺消者饮一溲二"，属上下虚寒，可借用甘草干姜汤再加参、附、淮山、枣皮，以固其脱，与《金匮》所指的"消渴"，即饮水多，小便亦多，虽用甘草干姜汤温下以制小便，但其渴转甚者，则不可同日而语，以其病的本质仍是消渴也，察其证必口渴而舌赤。

【原文】

胃中热，则消谷，令人悬心善饥。(《灵枢·师传篇》)

【名家论述】

张景岳："消谷者，谷食易消也；悬心者，胃火上炎，心血被灼悬悬不宁也。胃热消谷故令人善饥。"

【原文】

胃足阳明之脉，……气盛则身以前皆热，其有余于胃，则消谷善饥，溺色黄。(《灵枢·经脉篇》)

【名家论述】

张志聪："阳明气盛于外，则身以前皆热，盛于内则有余于胃，而消谷善饥，尿色黄。"

【凡按】

此属阳明胃热，伤阴耗津，治宜清热养阴，与白虎加人参汤。先清热后养阴，或本方再加生地以治气血两燔，其诊断依据是口干引饮而舌赤。

【原文】

肾热病者，先腰痛胻痠，苦渴数饮，身热。(《素问·刺热篇》)

【名家论述】

高士宗："腰乃肾府，故肾热病者，先腰痛，肾主骨，故胻痠。肾为水脏，不能上济其火，故苦渴，数饮水。肾虚病热，故身热。"

【凡按】

此属阴虚火旺，肾阴亏损，治宜养阴清热，补肾益精，与知柏地黄汤，"壮水之主以制阳光"，如阴虚火动，尺脉旺者即以六味地黄汤再加知、柏，以预防骨痿髓枯，与命门火衰之消渴须"益火之原以消阴翳"，用八味桂附地黄丸者，恰成鲜明对照。

二十一、水肿病类

《内经》提出："三阴结谓之水"。其重点是"肾，何以主水?"因"肾者，胃之关也，关门不利，故聚水而从其类。"且肾为水主，司排泻故也。而《内经》对肾脏性水肿描写独详，如"水始起也，目窠上微肿，如新卧起之状，其颈脉动,时咳,足胫肿,腹乃大,其水已成矣。"说明肾脏性水肿,是自上而下,与心脏性水肿自下而上,肝脏性水肿单腹胀大,是不同的。在治法上《内经》有"开门"、"洁府"、"除陈莝"及"宣布五阳"之法,张景岳会通经旨,总结出水肿"其本在肾,其标在肺,其制在脾",可谓要言不烦。

（一）概　述

【原文】

三阴结[①],谓之水。(《素问·阴阳别论》)

【注释】

①三阴结:《素问校注》:"谓脾肺之脉俱寒结也。"

【名家论述】

张景岳:"肺脾二经也,脾所以制水,土病则水反侮之,肺金所以生水,气病则水为不行,故寒结三阴,则气化为水。"

【凡按】

肾为水主,肾气盛则水归于肾,肾气虚则水散于皮。治宜强壮肾机,则水化为气。温阳利尿,则余水排除,与真武汤以治阳虚水泛。

【原文】

少阴何以主肾？肾何以主水？岐伯对曰:肾者,至阴也,至阴者,盛水也;肺者,太阴也,少阴者,冬脉也,故其本在肾,其末在肺,皆积水也。帝曰:肾何以能聚水而生病？岐伯曰:肾者,胃之关也,关门不利,故聚水而从其类也。"上下溢于皮肤,故为悃肿[①]。悃肿者,聚水而生病也。(《素问·水热穴论》)

【注释】

①悃肿:即浮肿。

【名家论述】

张景岳:"关者,门户要会之处,所以司启闭出入也,肾主下焦,开窍于二阴,水

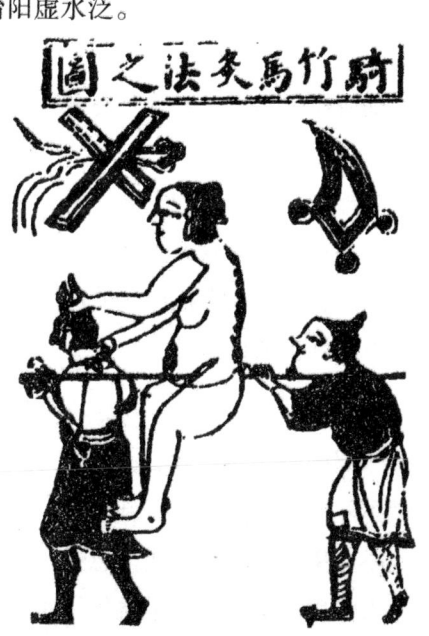

明代朱鼎臣《针灸全书》中的骑竹马灸法之图

谷入胃，清者由前阴而出，浊者由后阴而出，肾气化则二阴通，肾气不化则二阴闭，肾气壮则二阴调，肾气虚则二阴不禁，故曰肾者胃之关也。关闭则气停，气停则水积，水之不行，气从乎肾，所谓从其类也。"

王太仆："关闭则水积，水积则气停，气停则水生，水生则气溢，气水同类，故云关闭不利，聚水而从其类也。《灵枢》曰：'下焦溢为水'，此之谓也。"

喻嘉言："经云：'肾者，胃之关也'，肾之关门不开，宜用崇土、制水、温经、回阳之剂，济生肾气丸必以附子回阳，蒸动肾气，其关始开，胃中积水始下，以阳主升故也，关开即不用茯苓、牛膝、车前，而水亦下行矣。"按：此揭示《内经》不言之秘。

时振声："肾病综合征以高度水肿为主要表现。水为阴邪，其性沉滞，故治宜宣畅，宜行滞，宜温运，宜渗利（单纯利尿只体现渗利一法）。高度水肿，经久不消，先父时逸人老中医认为，属脾肾阳虚者为多，偏脾阳虚可用实脾饮，偏肾虚而阴损及阳者可用济生肾气丸。惟在温运渗利的同时，必佐陈皮、沉香等以助气化，可使尿量明显增多。肾病综合征的病人，接受过激素和免疫抑制剂治疗，而水肿不消，尿量很少者，如病人有畏寒肢冷，面色㿠白，舌淡胖，苔润白者，仍可用温阳利水，佐以行气之剂。"按：此诚家学渊源、阅历有得之言。

刘树农："有些水肿病例，在现代诊断客观指标提示下，却闪烁着中医理论的光辉。例如，慢性肾炎病人的早期，尿检中有蛋白、管型、红白细胞等等，至晚期血检中非蛋白氮等升高而死于尿毒症。这就充分证明了清代邹润安在《本经疏证》中'山药'条下'肾气者，固当留其精而泻其粗也'之说，确实是对肾脏生理功能认识上的突破。慢性肾炎病人，始而留精功能不足，亦肾气之衰颓；继而去粗功能有亏，知邪毒之潴留。而为指导治疗提供了有益的论据，有力地纠正了过去仅据尿毒症出现的惊厥、昏迷症状，认为是病久牵延，虚风内动，治以三甲复脉汤的偏差。"

【凡按】

邹闰庵《本经疏证》在黄芪条下引刘潜江之言曰"阳不得正其治于上，斯阴不能顺其化于下"旨哉言矣，而研究肾病专家的邹云翔氏，针对时人治急性肾炎不能用补，引例证明治急性肾炎在清解药中，加入一味黄芪，对病的转机能起很大作用。黄芪为补中益气，实卫固表，利水消肿，托毒生肌之品，根据辨证论治原则，用此于肾病之水肿、蛋白尿和肾功能不全者，多获良效。此诚金针暗度，为阅历有得的精辟经验。而黄芪升阳举陷，加鹿衔草补肾固精，治蛋白尿其验。

【原文】

水始起也，目窠[1]上微肿，如新卧起之状，其颈脉动，时咳，阴股间寒，足胫肿，腹乃大，其水已成矣。以手按其腹，随手而起，如裹水之状，此其候也。（《灵枢·水胀论》）

【注释】

①窠：音科，眼胞。

【名家论述】

张景岳："目之下为目窠，微肿如新卧起之状者，形如卧蚕也。颈脉，足阳明人迎也。阳明之脉，自人迎下循腹里，而水邪乘之，故为颈脉动。水之标在肺，故为时咳。阴邪始于阴分也。凡按水囊者必随手而起，故病水者亦若是。以上皆水肿之候。"

【凡按】

本证的安危关键在望诊上可以察觉，颈脉怒张和搏动明显，此属人迎脉——足阳明之经脉，在结喉两旁，常见于风湿性心脏病、心脏性水肿，为病情危笃，心力衰竭的一种表现，观其"足胫肿，腹乃大"，乃"洪水荡荡，怀山襄陵"之候，是心脏性水肿的典型再现。治宜附子理中合真武汤加黄芪、防己，大温脾肾之阳，并补气以行湿，以冀挽回危殆。日医·荻野台洲曰："水势之盛于外者，卫气之衰也，宜黄芪汤。"气行则水化，与此互发。

（二）分　述

【原文】

邪气内逆，则气为之闭塞而不行，不行则为水胀。（《灵枢·五癃津液别篇》）

【凡按】

此属外受之邪内逆，三焦决渎失司，膀胱气化不行，治且启皮肤，化气以行水，与苏杏五皮饮合五苓散。夫"三焦者，腠甲毫毛其应"，病属初起，常先肿颜面，然后迅及全身，兼见上气喘急，用五皮饮者，以水气溢于皮肤，以皮行皮也，妙在杏苏宣肺以启皮毛，合五苓散宜开门、洁府，双管齐下之法也。病之甚者，此法难效。

秦伯未治1例，男，33岁。全身浮肿，已届数月。阴囊积水如斗（升），二便闭塞不通，喘息胸闷气短，皮肤干涩无汗，食物水浆不进。用西药利尿，始效终不效，大剂健脾、利水、温肾中药不应。脉沉弱，舌质淡胖，秦老认为，泻利之剂，用量极大，二便不下，水肿不退，看来常法已不能奏功。细审病情，气短喘息，表闭无汗，这两个症状十分突出，中医理论有"肺为水之上源"之说，水肿治法有"提壶开盖"之施。毅然用大剂麻黄汤加减，服药二剂，肺气一开，利下小便近万毫升，水肿遂退。此即《金匮要略》"桂甘姜枣麻辛附子汤"之变法。水病治气分，即"阴阳相得，其气乃行，大气一转，其气乃散"的整体调节。余用之屡效。此方得力处在麻黄，本品其茎中空，既能发汗又能利尿，近人研究，能分泌汗液，排泄人体的代谢产物，有替代肾脏功能的作用。张锡纯："试观金匮、水气门越婢汤，麻黄辅以石膏，因其脉浮有热也；麻黄附子汤辅以附子，因其脉沉有寒也。通变化裁，要息息与病机相符。"（《医学衷中参西录》）此又是秦老未言之秘。

【原文】

面肿曰风，足胫肿曰水。（《素问·平人气象论》）

【名家论述】

张景岳："风为阳邪，故面肿者曰风，阳受风气也；水为阴邪，故足胫肿者曰水，阴受湿气也。"

【凡按】

风则上先受之，故面肿曰风，治以"开鬼门"为主，宜麻杏五皮饮；湿则下先受之，故足胫肿曰水，治以"洁净府"为主，宜防己黄芪汤。体弱者以苏叶易麻黄，足冷者防己黄芪再加附片，形寒足冷是用附片的指征。并以艾叶、附片、杉树皮煎汤洗足，以促进末梢循环，并以回护低落的体温。

【原文】

水病下为附肿大腹，上为喘呼，不

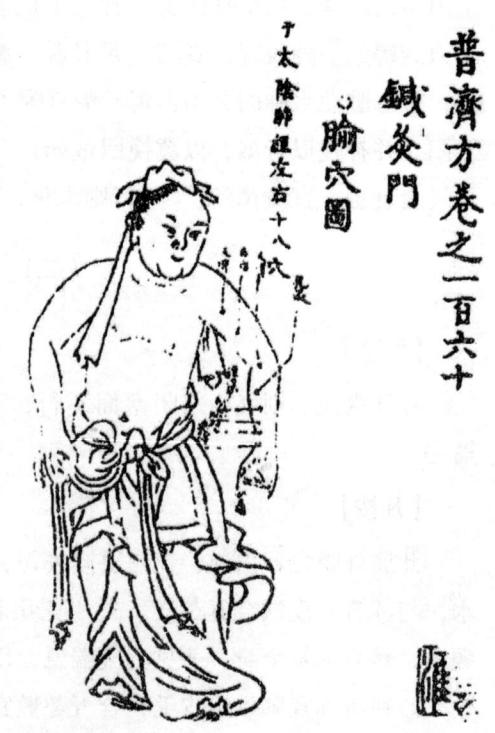

明抄本《普济方》中的腧穴图

得卧者，标本俱病，故肺为喘呼，肾为水肿，肺为逆不得卧。（《素问·水热穴论》）

【名家论述】

张景岳："水之本在肾，标在肺，标本俱病，故在下为惭肿大腹，在上则为喘呼不得卧。肺主气，水在上则气不化，故肺为喘呼；肾主水，水在下则湿不分，故肾水肿。然病水者，必自下而升，上及于肺，其病剧也，故肺为喘逆不得卧也。"

【凡按】

水病，其本在肾，其标在肺，其制在脾。阳虚水泛者，治宜崇土制水，温经回阳，与真武汤；肾虚腰脚肿重，上为喘呼，小便不利者，与济生肾气丸。《济生方》以附子为主，薛新甫重订以茯苓为君，而喻氏从实践中评其优劣，认为附子温阳蒸动肾气，不利尿而尿自利，如肾不温而气不化，虽用茯苓、车前无算，亦不能发挥其利尿作用。

【原文】

肝肾并沉为石水，并浮为风水，并虚为死。（《素问·大奇论》）

【名家论述】

周学海："石水者，此阳虚阴结，后世所谓单腹胀者，故曰少腹肿也。前人每论单腹胀（按：此指肝脏性腹水，胀在大腹，腹筋起，静脉曲张为特征），未尝指为石水，注石水者，亦未尝言单腹胀，（按：尤在泾云：'石水因阴之盛则结于少腹，故脉沉腹满而不喘也。'此异于肝脏性腹水的单腹胀）石者，坚也，冷也（按：这是肝肾并沉为石水的特征），治宜温阳化水以真武汤加肉桂、荜澄茄主之。如肝肾之脉并浮，是二脏所主之气皆发于外，故名曰风水，脉浮而有力者，可暂用越婢加术汤发之。肝肾并虚是脉浮无根；即'水病脉出'之例，是脏气不藏而外脱，故死"。

【原文】

岁水太过，寒气流行，……甚则腹大胫肿，喘咳，寝汗出、憎风。（《素问·气交变大论》）

【名家论述】

张志聪："此水淫甚而自伤，所谓'满招损也'，藏气法时论曰：肾病者腹大胫肿，喘咳、寝汗出、憎风，盖水邪泛滥，土不制之，则腹大胫肿，水气上逆则喘咳也。"按：此阳虚水泛，宜真武汤。

【原文】

病反腹满肠鸣，溏泄食不化，渴而妄冒，神门绝者死不治。（《素问·气交变大论》）

【名家论述】

张景岳："阳气大衰，反克脾土，故为腹满等证，《素问·藏气法时论》曰：'脾虚则腹满肠鸣，飧泄食不化。'"

张志聪："腹满肠鸣溏泄，食不化者，皆水泛土败之证。脾虚不能转输其津液，故渴，湿气冒明，故妄冒也，神门，心脉也，水胜而火绝，故死。"

【凡按】

"渴而妄冒"，张注："脾虚不能转输其津液，故渴"，是根据《伤寒论》理中丸方后注："渴欲得水者，加术"而提出的；其释"妄冒"则牵强矣，"妄冒"是单词的复合，"妄"指谵妄，"冒"即《伤寒论·少阴篇》："少阴病，下利止而头眩，时时自冒者，死。"——倏忽瞑眩之状，虚阳上脱也。是"神门绝者死不治"的先兆。以上两条原文是连贯的，上条"腹大胫肿"是始传，下条"腹满肠鸣，飧泄食不化"是末传，"渴而妄冒"是"病反"的表现，"神门绝者死不治"是病的结局。

二十二、胀满病类

《内经》首先揭示胀的含义，"排脏腑而廓胸胁，胀皮肤，故命名曰胀。"说明胀由脏腑功能失调而引起，而非器质性病变（癌变例外）。它与咳嗽一样，分五脏六腑之胀，从而明确相关的脏腑病征。如胀属心者，则"心烦短气"；属肺者，则"虚满而喘咳"；属脾者，则"善哕"、"体重"；属肝者，则"胁下满而痛引少腹"；属肾者，则"腰髀痛"；属胃者，则"腹满胃痛"；属小肠者，则"小（脐）腹䐜胀"；属大肠者，则"肠鸣腹痛，飧泻不化"；属膀胱者，则"少腹满而气癃"；属三焦者，则"气满于皮肤中"。此除注意"胀"的共性外，更重要的是注意"脏腑"病征的个性，则治无余蕴矣。

（一）概　述

【原文】

夫胀者，皆在于脏腑之外，排脏腑而廓①胸胁，胀皮肤，故命曰胀。（《灵枢·胀论》）

【注释】

①廓：空也；"排"：排除在外的意思。

【名家论述】

张志聪："胀之舍，在内者，皆在脏腑之外，空廓之中，在外者，胀于皮肤腠理之间，故命曰胀，谓胀在无形之气分也。"

【凡按】

日医·和田东郭曰："腹胀攻下无效者，有漫游散气则顿愈者，此因心下素有积为胀满也"。盖指《灵枢·胀论》而言，《金匮要略》论水肿病的气分，"阴阳相得，其气乃行，大气一转，其气乃散"，可与此互发。

【原文】

清气在下，则生飧泄，浊气在上，则生䐜胀。（《素问·阴阳应象大论》）

【名家论述】

张景岳："清阳主升，阳衰于下，则不能升，故为飧泄；浊阴主降，阴滞于上，而不能降，故为䐜胀"。

【凡按】

本条亦见于泄泻门，此处重列，以见胀与泄的相关机理和胀病产生的内在因素。

（二）分　述

【原文】

心胀者，烦心短气，卧不安。（《灵枢·胀论》）

【名家论述】

杨上善："气在脏腑之外，排脏腑，廓胸胁，胀皮肤，时烦心短气卧不安者，以为心胀。知此，五脏六腑胀皆仿此，各从其脏腑所由胀状有异耳。"

【凡按】

此属血行不畅，虚火内扰，治以活血通络，养心安神，与一味丹参饮合朱砂安神丸。前者属陈修园治疗心痛的验方；后者乃李东垣清心安神的验方，方中以生地、当归养心血，黄连、甘草清心热，朱砂少量以安神，结合功兼四物的一味丹参，则事半功倍矣。

【原文】

肝胀者，胁下满而痛引少腹。（《灵枢·胀论》）

【凡按】

肝足厥阴之脉抵少腹，挟胃属肝络胆而布胁肋，肝气实满而胀，则胁下满，痛引少腹，此属肝气郁滞。木郁则达之，治宜疏肝理气，与四逆散加金铃、延胡。方中柴胡之用，正"阴气不舒致阳气不达"者，恰针对"胁下满而痛引少腹"，此肝气下郁也，故宜之。如胸胁满痛而少腹不痛者，此肝气上郁，又宜魏氏"一贯煎"矣。此皆言其常也。

但"肝胀，胁下满而痛引少腹"，须防"独处藏奸"，如出现胀满逐渐增大，而人进行性消瘦者，非一般肝病，多属癌变，将突出疼痛，何任老用鼠妇 9～12克，六神丸 20 小粒（分上、下午两次服）余考虑晚上痛甚，宜增服一次，本方能活血化瘀，解毒止痛。配失笑散、四三七更妙。

【原文】

脾胀者，善哕，四肢烦悗，体重不能胜衣，卧不安。（《灵枢·胀论》）

【凡按】

脾主肌肉与四肢，脾合胃，"胃为气逆为哕"，"胃不和则卧不安"，故见如是之症。此属脾虚湿阻，胃气上逆，治宜健脾除湿，和胃降逆，与香砂六君子汤。香，用藿香，剂量 10 克，才能胜芳香化浊之用。

【原文】

肺胀者，虚满而喘咳①。（《灵枢·胀论》）

【注释】

①喘咳：《脉经》卷六第七，"喘咳"下有"逆倚息，目如脱状，其脉浮"10 字。

【凡按】

《金匮要略》："咳而上气，此为肺胀；其人喘，目如脱状，脉浮大者，越婢加半夏汤主之。""肺胀，咳而上气，烦躁而喘，脉浮者，心下有水，小青龙加石膏汤主之"实证可参考。但证见胸闷气促，喘咳声低，语言不续，汗出脉微，舌淡苔白者，此属虚满，宜强心以通脉，健脾以温阳，补肾以纳气，附子理中加黄芪、炙远志、枣仁、淮山药、杜仲、补骨脂。

【原文】

肾胀者，腹满引背央央①然，腰髀痛。（《灵枢·胀论》）

【注释】

①央央：央，通快，闭闷不畅。《内经灵枢校注》："央央"应是"怏怏"宜从。

【凡按】

《灵枢·本神》："肾气虚则厥，实则胀，五脏不安。"肾足少阴之脉入腰股，上贯脊，故为腹满引背，腰髀痛，此属肾气虚寒，治宜强壮肾机，与真武汤。方中白术能"利腰脐间血"，促进腰脐间的血液循环，使局部温暖，而寒凝湿滞之腰痛得以缓解。

【原文】

胃胀者，腹满，胃脘痛，鼻闻焦臭①，妨②于食，大便难。（《灵枢。胀论》）

【注释】

①焦臭：臭，气也。香为脾臭，焦为心臭。
②妨：害也。（《内经灵枢校注》）

【名家论述】

张海峰：有属胃下垂者，非一般消导药可治。胃下垂多见于体型瘦长之人，一般症状为进食后脘腹胀满，行走站立则更甚，卧床则舒，胃中漉漉有声，恶心，嗳气，大便或结或溏，眩晕，心悸，四肢乏力或四肢欠温，舌淡苔白，脉弦或弱。中医辨证属中气下陷和阳虚停饮之证。宜苓桂术甘汤，以肉桂代桂枝，重用黄芪使以升麻，坚持久服则愈。

【原文】

大肠胀者，肠鸣而痛濯濯①。冬日重感于寒，则飧泄不化。（《灵枢·胀论》）

【注释】

①濯濯：濯音浊，水声，形容肠中鸣响，咕噜有声。

【凡按】

此属中阳不足，大肠虚寒，治宜温中祛寒，与附子理中汤。

【原文】

小肠胀者，少腹膜胀，引腰而痛。（《灵枢·胀论》）

【凡按】

此属寒邪凝滞，治宜温中助化，宜丁蔻理中汤。丁香、白豆蔻二味即景岳的神香散，以砂仁易白蔻，治中、下腹满胀痛，针对性更强。

【原文】

膀胱胀者，少腹满而气癃。（《灵枢·胀论》）

【凡按】

此膀胱气闭，小水不通也。多见于老人前列腺肥大，治宜化气利尿，与五苓散加黄芪、桔梗、腊瓜、冬葵子。用黄芪、桔梗者乃"下病上取"之法，《本经疏证》方："黄芪者，阳得正其治于上，阴自顺其化于下也。"

【原文】

三焦胀者，气满于皮肤中，轻轻①然而不坚。（《灵枢·胀论》）

【注释】

①轻轻：《灵枢校注》云："《甲乙经》作殻殻是，物皮空也，与"不坚"义贯。

【凡按】

此气机不利，水气阻滞。治宜利气行水，与苏杏五皮饮。

【原文】

胆胀者，胁下痛胀，口中苦，善太息。（《灵枢·胀论》）

【凡按】

此属胆经郁热，气机不畅，治宜清热利胆，行气止痛，四逆散合失笑散、金铃芍甘汤，调其升降以达郁，则痛胀止而太息除。

【原文】

鼓胀何如？岐伯曰：腹胀身皆大，大与肤胀等也，色苍黄，腹筋起，此其候也。（《灵枢·水胀篇》）

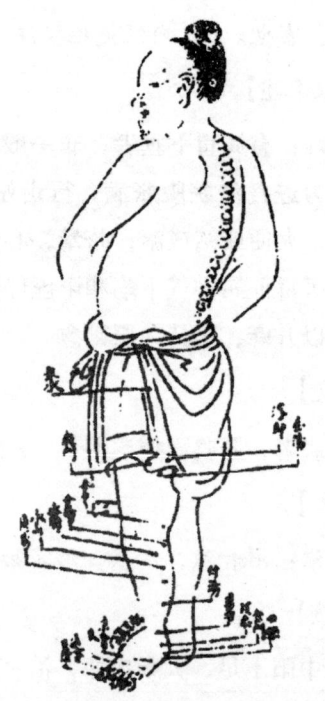

足太阳膀胱经左右三十六穴

明抄本《普济方》中的足太阴膀胱经左右三十六穴图

【名家论述】

沈金鳌："此鼓胀亦气分满，故与肤胀相似，惟腹有筋起为异，但肤胀病根在肺，鼓胀病根在脾，由脾阴受伤，胃虽纳谷，脾不运化，或由怒气伤肝，渐蚀其脾，脾虚之极，故阴阳不交，清浊相混，隧道不通，郁而为热，热留为湿，湿热相生，故其腹胀大，中空无物外皮绷急。"

【凡按】

此证首先出现"单腹胀"并四肢消瘦，元·朱丹溪称为"蜘蛛蛊"，多见于晚期血吸虫病，其"色苍黄，腹筋起"，是肝硬化腹水的特征。最后，由于营养不良，四肢亦浮肿，"身皆大"，与晚期血吸虫病肝硬化腹水的发病规律符合。可见《内经》记载与长沙马王堆西汉古墓出土的软侯妻，尸检出血吸虫卵是信而有征的。其高度腹水，病人感觉的共同规律是，旦慧、昼安、夕加、夜甚。正如《灵枢经》云："朝则人气始生，病气衰，故旦慧（按：早晨清爽）；日中人气长，长则胜邪，故昼安；夕则人气始衰，邪气始生，故夕加；夜半人气入藏，邪气独居于身，故夜甚也。"余临诊近千例，概莫能外。其机理宜从《灵枢·顺气一日分为四时》进一步研究。

【原文】

有病心腹满，旦食则不能暮食此为何病？岐伯对曰：名为鼓胀，……治之以鸡矢醴，一剂知，二剂已。帝曰：其时有复发者何也？岐伯曰：此饮食不节，故时有病也。（《素问·腹中论》）

【名家论述】

杨上善："气满心腹，故旦食暮不能食也，是名鼓胀，可取鸡粪作丸，熬令烟盛，以清酒一斗半沃之，承取汁，名曰鸡矢醴，饮取汗，一剂不愈，至于二剂，非直独疗鼓胀，肤胀亦愈。"

张景岳："鸡矢之性，能消积下气，通利大小便，盖攻伐实邪之剂也，一剂可知其效，二剂可已其病。凡鼓胀由于停积及湿热有余者，皆宜用之。若脾肾虚寒发胀及气虚中满等证，最所忌也。"

【凡按】

余治一患者，名朱福安，男，45 岁，患鼓胀，色苍黄而腹壁静脉未见曲张，其人旦食暮不能食，察其舌苔浊厚，便秘尿少，脉弦滑有力。此湿热郁结，乃遵内经法，用雄鸡一只，笼关于木板上，饲以稻谷 20 天，取鸡矢尘白四两（炒焦），用白酒淋取汁煎服，服一煎，两小时后肠鸣腹泻，排下极臭污秽约2000毫升，腹已宽松。次日再服一煎，肠鸣腹泻如前，但排泄物减半，腹胀消而腹皮皱，舌苔去而食纳增，以香砂六君子汤善后而愈，并恢复了劳动。

二十三、积聚病类

《难经》是解释《内经》的，曾详述五脏之积，但古为今用者较少。而《内经》针对常见多发的"人之善病肠中积聚者……"，用从外以知内的诊察方法，观其皮肤薄而不泽，肉不坚而淖泽，如此则胃肠恶，恶则邪气留止，积聚乃伤。并在病因、病机方面提出："肠胃之络伤，则血溢于肠外，肠外有寒汁沫与之相搏，则并合凝聚不得散而积成矣。"此包括胃、肠、胰的肿瘤病变。《内经》着重指出："新积，痛可移者，易已也；积不痛，难已也。"说明积聚的良性与恶性，在于治早治小。

（一）概　述

【原文】

卒然外中于寒，若内伤于忧怒，则气上逆，气上逆则六输①不通，温气不行，凝血蕴里而不散，津液涩渗，著而不去，而积皆成矣。（《灵枢·百病始生篇》）

【注释】

①六输：丹波元简曰："六输指六经之输（俞）。"

【名家论述】

张景岳："此言情志内伤而挟寒成积者也。寒邪既中于外，忧愁复伤其内，气因寒逆则六经之输不通，暖气不行则阴血凝聚，血因气逆成积，此必性情乖戾者多有之也。"

【凡按】

日医·后藤艮山曰："凡病不论六淫七情，饮食男女，皆因一元气郁滞。"此条言积之所成由于"外中于寒，内伤于忧怒"。外因是通过内因而起作用的，情怀忧郁病此者历历可数，艮山氏之言，确凿有据。

【原文】

积之始生，得寒乃生，厥乃成积也……厥气生足悗①，悗生胫寒，胫寒则血

脉凝涩，血脉凝涩则寒气上入于肠胃，入于肠胃则䐜胀，䐜胀则肠外之汁沫迫聚不得散，日以成积。（《灵枢·百病始生篇》）

【注释】

①足悗：悗，即闷，指足部运动失常兼有痛胀之感。

【名家论述】

张景岳："厥气，逆气也。寒逆于下，故生足愧，谓肢节痛滞不便利也。由胫寒而血气凝涩，则寒气自下而上，渐入肠胃，肠胃寒则阳气不化，故为䐜胀，而肠外沫汁迫聚不散，则日以成积矣。"

【凡按】

语云："寒从足下生"。一上腭混合瘤病人，久治不愈，一日病人诉，赤足履水泥地，则足冷胃痛，此脾肾阳虚的反应。余察之舌淡苔白，脉沉细，与附子理中汤，足温而胃痛除。乃悟"厥寒成积"之理，原方加黄芪托毒生肌，连服30剂，上腭混合瘤溃疡逐渐愈合而出院，后改金匮肾气丸，疗效巩固。

（二）分　述

【原文】

虚邪之中人也……留而不去，传舍于肠胃之外，募原之间，留著于脉，稽留而不去，息而成积。（《灵枢·百病始生篇》）

【名家论述】

张景岳："肠胃之外，募原之间，谓皮里膜外也，是皆隐蔽曲折之所，气血不易流通，若邪气留著于中。则止息成积，如疟痞之属也。"

【凡按】

痕疝之属，攻伐消导，必变腹满，以虚中挟滞，最难速见功效。如叶天士云："初病胀痛无形，久则形坚似梗，是初为气结在经，久则血伤入络"，"考仲景……通络方法每取虫类，俾飞者升，走者降，血无凝滞，气可宣通，与攻积除坚，徒入脏腑者异，"如蜣螂、蟅虫、水蛭之类，服丸后渐消，且取"衰其大半"之意。

【原文】

肠胃之络伤，则血溢于肠外，肠外有寒汁沫与血相搏，则并合凝聚不得散而积成矣。（《灵枢·百病始生篇》）

【名家论述】

张景岳："伤阴阳之络以动其血，瘀血得寒，汁沫相聚于肠外，乃成血积，此必纵肆口腹及举动不慎者多有之。"

【凡按】

此证常见于肠系膜淋巴肿瘤，余用黄芪建中汤去桂枝、饴糖，加水蛭、肉桂、海藻、菝葜、常春藤、丹参、白术、鸡内金以治之，每收良效。例如：患者游子福，男，45岁，病腹中肿块，经省人民医院剖腹探查，为肠系膜淋巴肉瘤，已转移，闭腹出院。该院邓健民介绍余治，按上方给药15剂，肿块已稳定。复诊，原方加榔木、半边莲以利尿消种，继服30剂。来省城复查，我院李孝斌主任医师触诊肿块已消失，原方去水蛭、海藻、常春藤，仍以黄芪建中汤合白术、鸡内金畅通循环以助消化而愈。

【原文】

人之善病肠中积聚者，何以候之？少俞答曰：皮肤薄而不泽，肉不坚而淖泽^①，如此则肠胃恶，恶^②则邪气留止，积聚乃伤^③。脾胃之间，寒温不次^④，邪气稍至，蓄积留止，大聚乃起。（《灵枢·五变篇》）

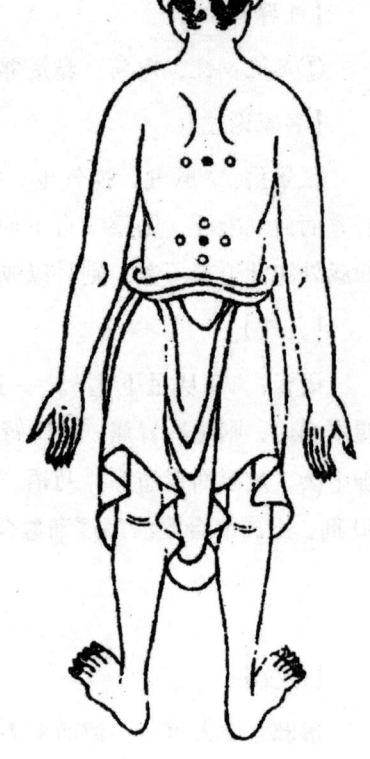

宋代《圣济总录》中的取四花穴法图，四花灸是我国古代劳疾的一种特殊灸法

【注释】

①淖泽：泥泞也，状软弱不匀。

②恶：是指消化不良的现象。

③伤：应据《甲乙经》卷八改为"作"与恶押韵。

④寒温不次：不次，就是不按次序，指饮食寒温不节。

【名家论述】

张景岳："皮肤薄者，肉不坚也，不润泽者血不足也，淖泽者，湿滞多也，此其肠胃薄恶，气禀之有亏也，故或中外邪，留而不去，或饮食寒温不以节次，皆足致邪而大积起矣。"

【凡按】

调其饮食，适其寒温，热无灼灼，寒无沧沧，更重要的是心情愉快，"正气存内"，则积难成矣。预防之法，余每用苍术 1000 克，鸡内金 300 克研细粉（过百目筛），装入胶囊，每囊 0.5 克，每日清晨服 4 颗胶囊。苍术扩肠以增进吸收，鸡内金健脾胃以助消化。许学士常服苍术粉，治好自己的饮癖，"其后灯下能书细字，皆苍术之力也"。余效而用之 2 年，无"蓄积留止"之患，且视力增强。

【原文】

新积，痛可移者，易已也；积不痛，难已也。（《灵枢·卫气篇》）

【名家论述】

张志聪："新积痛可移者，积在气分，故为易已，积不痛者，积在血分，故难已也。"

【凡按】

以乳腺病为例，乳腺小叶增生，核小可移动，月经周期前痛明显，此易治也；乳腺肿块初起如梅核，渐大如核桃，质坚硬，边缘清楚，按之不痛者，此属乳癌，一旦溃烂，则难治也。

二十四、黄疸病类

《内经》于黄疸，首先指出它的证候："尿黄赤安卧者，黄疸"，安卧指湿重，尿黄赤指热郁。其特征是："目黄"，与"食已如饥者"之？单纯胃热而不挟湿的"胃疸"是不同的。所以本条提出作为鉴别诊断。

《内经》所言黄疸，指出"黄疸暴痛"，类似现代的胆囊炎、胆结石，从"久逆所生"之病因，多见于情怀郁结的患者。而发黄更多是"肝热病者，小便先黄"，证之现代肝炎患者莫不皆然。其表现为"热争，则狂言及惊，胁满痛，手足躁，不得安卧。"此更属于"暴发型肝炎"范畴。

《内经》复提出"太阴发黄"的临床证候："腹胀、善噫，得后（按：指大便）与气（按：指放欠气）则快然如衰（按：指腹胀减轻），身体皆重（按：指湿胜阴凝），溏、瘕泄（按：指大便拉稀或有脓垢），水闭（按：指小便小利），黄疸（按：肤色如烟熏），不能卧（按：应是嗜卧）。"元·罗谦甫，清·喻嘉言、陈灵石，均补出阴黄治法可参。阳黄、阴黄，是根据人的体质为转移的，所以治病必须治人。

（一）概　述

【原文】

溺黄赤安卧者，黄疸。……目黄者曰黄疸。（《素问·平人气象论》）

【名家论述】

巢元方："黄疸之病，此由酒食过度，脏腑不和，水谷相并，积于脾胃。复为风湿所搏，淤结不散，热气郁蒸，故食已如饥，令身体面目及爪甲小便尽黄，而欲安卧。"

高士宗："所谓黄疸者，不但溺黄赤安卧，必目黄者，始曰黄疸。"

【凡按】

此以目黄为黄疸特征。以别于钩虫所致的黄胖病——面色萎黄而虚浮，巩膜不黄染，而眼睑、唇、舌俱淡之贫血证征也。

【原文】

身痛而色微黄，齿垢黄，爪甲上黄，黄疸也，安卧，小便黄赤，脉小而涩者，不嗜食。（《灵枢·论疾诊尺篇》）

【名家论述】

杨上善："安卧，小便黄赤，脉小涩，脾病，故不嗜食也。"

【原文】

黄疸暴痛，癫疾厥狂，久逆之所生也。（《素问·通评虚实论》）

【名家论述】

张景岳："此以气逆之久，而阴阳营卫，有所不调，然后成此诸证，非朝夕所致也。"

张琦："阴不升，阳不降则为逆。其在脾胃，则湿淫为黄疸，其在经脉，则为暴卒之痛，若在上焦，则癫疾厥狂，皆久逆之所生也。"

【凡按】

"逆"，指拂逆。环境逆，则寒暑不调，而病黄疸，暴痛之疾生；情志逆，则精神忧郁，而癫疾厥狂之病作。得于暂，人体的自然疗能可以恢复平衡。拂逆过久，则自我调节不易，说这些疾病，都是久逆之所生也。明其病因，则治疗之法就在掌握之中了。

（二）分 述

【原文】

肝热病者，小便先黄，腹痛多卧身热。热争，则狂言及惊，胁满痛，手足躁，不得安卧。（《素问·刺热篇》）

【凡按】

肝主疏泄，小便先黄是肝有郁热的发黄征兆，身热，手足躁扰，是肝热动风的临床证候。"热争"《太平圣惠方·热病论》引作"热盛"，宜从，"狂言及惊"，为肝热动风的进一步表现。腹胁满痛，肝气横中也。肝为"罢极之本"，故病则多卧，又"不得安卧"者，以热邪干扰，影响睡眠也。本病多见于急性暴发性黄疸肝炎。治宜疏肝清热，利胆除黄，常用羚羊钩藤加金铃芍甘合茵陈蒿汤加减。必藉羚羊、钩藤以清肝熄风，芍、甘、延、楝以疏肝止痛，茵陈、大黄以利胆除黄，所谓"乘其未集而击之"，则黄从大小便去，病愈以小便不黄为验证之据。

【原文】

肝传之脾，病名曰脾风，发瘅，腹中热，烦心出黄。（《素问·玉机真藏论》）

【凡按】

外邪从皮毛入肺，肺传之肝，肝传之脾，在内则腹中热而心烦，在外则肌体发出黄疸。病由外感而淤热在里发黄，治宜解表、清热、利湿。《金匮要略·黄疸病证并治篇》："黄疸病，茵陈五苓散主之。"尤在泾云："此正治湿热成疸之法。"方中重用茵陈发汗利胆除黄，合五苓散则黄色出于便泄之所，而腹热、心烦自然消失，此肝脾同治之良法也，"脾风发瘅"亦可用之。

【原文】

溺黄赤安卧者，黄疸。已食如饥者，胃疸。（《素问·平人气象论》）

【名家论述】

喻嘉言曰："溺黄赤者，热之征也，安静嗜卧者，湿之证也。"（引《内经素问校注》）

巫君玉："尚有胃热消谷一端，非黄疸也。宜另出一方。"按：此言诚是，可与白虎加生地黄汤。

【凡按】

脾胃气衰，则食后饱闷，乃钩虫病黄胖症也；已食如饥食，脾胃湿热盛也，蒸湿发黄，故曰胃疸。尿如茶褐，实乃肝经郁热所致。异于黄胖病者，以尿黄赤，巩膜黄染，皮肤如橘子色也。亦宜茵陈五苓散，利其湿而热自去。

【原文】

脾足太阴之脉……食则呕，胃脘痛，腹胀善噫，得后与气，则快然如衰，身体皆重。……溏、瘕、泄、水闭[①]，黄疸，不能卧[②]。（《灵枢·经脉篇》）

【注释】

①水闭：小便不利也。

②不能卧：作"好卧，不能食肉"。莫文泉曰："按胃病则不能卧，脾病则嗜卧"，宜以《脉经》为是。

【名家论述】

喻嘉言："阴疸一证仲景之方论已亡，千古之下，惟罗谦甫茵陈四逆一方，乃治过用寒凉之药，致阳疸变'阴黄'之证，见《卫生宝鉴补遗》：'阴旺皮肤凉，又烦热欲卧水中，喘呕，脉沉细无力而发黄者，治以茵陈四逆汤'。"

陈灵石："若中阳虚而发黄者，余每用理中汤、真武汤加茵陈多效。"

【凡按】

此指脾经发病之各症，可兼见呕、胀、体重、溏泻。水闭而产生的黄疸，必色如烟熏，属脾胃阳虚，寒湿内聚之阴黄无疑。此茵陈四逆、理中汤证也。

可见茵陈除黄寒热均用，在于配伍适宜。然而，湿热发黄人所常见，此外有燥热黄疸，多由误治伤津所致。譬如禾苗太潦则气郁而橘黄，太旱则水脱而

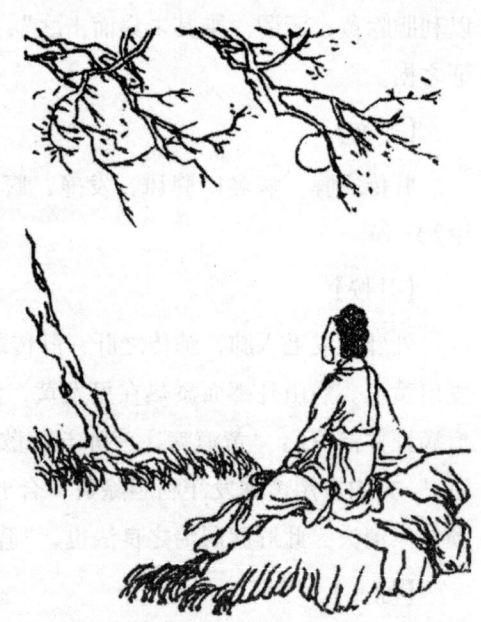

卫气昼行于阳，夜行于阴，到黎明平旦之时，卫气在阴分已行尽二十五周次，出于目，眼睛张开，卫气开始从目内眦上行于头部，沿项后足太阳经的通路下行，沿背部向下到足小趾外侧端（至阴穴）

萎黄。清·沈芊绿云："有服对证药不效，耳目皆黄，食不消者，是胃中有干燥矢也，宜饮煎猪油，以燥矢下为度，即愈。"（《沈氏尊生》）余治小儿蚕豆黄18例，均便结而尿血，血色素降低，用《金匮》治诸黄之猪膏发煎，以阿胶代猪膏，取其补血润肠之功，用血余炭之利尿消瘀止血以除黄，血色素回升，2周全愈。此即治燥黄之例也。（详见拙著医案）

二十五、厥证病类（附、寒厥、热厥）

《内经》首先在"厥证"性质上，提出"暴厥者，不知与人言"（按：呈休克现象），"脉至如喘"（按：痰水上涌），与《厥论》人事清醒，手足寒热之厥，是有区别的。《内经》补上一个佐证"厥逆为病也，足暴清"（按：指远端循环障碍包括四肢末梢）。

《内经》特别指出："血之与气并走于上，则为大厥，厥则暴死（按：含煎厥、薄厥、尺厥，皆昏不知人），气复反则生，不反则死。"此证在现代多见于卒中包括脑溢血和脑血栓。其"气不反则死者"，以卒中之脑出血，超出吸收范围也。

《内经》判断"厥证"的预后，"厥逆连脏则死"即指出血不止，昏迷不醒，"连经则生"是指脉络疏通，血栓排除而人已清醒。此与当前临床见证是相符的。至于所附寒厥、热厥，乃昏迷之厥与清醒之厥，互相对照，学者详之。

【原文】

脉至如喘，名曰暴厥。暴厥者，不知与人言。（《素问·大奇论》）

【名家论述】

张志聪："如喘者，脉来滑急也。此痰水上壅，故脉来滑急，暴厥者，一时昏厥而不省人事也。"

【凡按】

此属痰浊上涌，蒙蔽清窍，故人事不省，治宜化痰开窍，与紫金锭（成药）以疏导之。我院欧阳锜研究员尝用之。

【原文】

厥逆①为病也，足暴清。（《灵枢·癫狂篇》）

【注释】

①厥逆："盖重笃之病发厥，均由手足而起，渐及臂胫胸腹。张景岳所谓，

厥逆证之危证也。

【名家论述】

孔庆玺："此二条说明，厥有气逆不顺，昏不知人，手足逆冷，'两阴交尽'等种含义。在祖国医学中以这四者最为常见，用来说明昏厥病因、病机、病名、症状、脉象等。在厥证的命名中，气逆、"尽极"概括了厥证的病机，手足逆冷、昏不知人，又说明厥证的主要症状。因此，四末阴阳之气的不相顺接，必然会影响脏腑之气的升降，严重时可致上下阴阳隔绝，心神无主而昏不知人。如病势急骤，直接阻碍气机的升降，起病即可出现突然昏倒之证，而升降障碍必然影响出入障碍，故突然昏倒必伴见手足逆冷。"

【原文】

卧出而风吹之，血凝于肤者为痹，凝于脉者为泣，凝于足者为厥，此三者，血行而不得反其空[①]，故为痹厥也。（《素问·五藏生成篇》）

【注释】

①空：与孔通，为气血出入门户。

【名家论述】

张景岳："卧出之际，若玄府未闭，魄汗未藏者，为风所吹，则血凝于肤，或致麻木，或生疼痛而病为痹。风寒外袭，血凝于脉，则脉道泣滞而为病矣，泣与涩同。四肢为诸阳之本，风寒客之，而血凝于足，则阳衰阴性，而气逆为厥也。血得热则行，得寒则凝，凡此以风寒所客，则血脉凝涩。"

【凡按】

此证正如《金匮》所云："夫尊荣人，骨弱肌肤盛，重因疲劳汗出，卧不时动摇，加被微风遂得之"，"外证身体不仁，如风痹状"。尤在泾曰："此阳不足而阴为痹之象，不仁者肌肤麻痹，痛痒不觉，如风痹状，实非风也，宜黄芪桂枝五物汤和荣之滞，助卫之行"，则愈。"寒凝于足者为厥"，此则神志清醒而异于昏厥之证，相同于《厥论》之厥。特提出以资鉴别。

【原文】

血之与气并走于上，则为大厥，厥则暴死，气复反则生，不反则死。（《素问·调经论》）

【名家论述】

王静斋："'血之与气并走于上，……。'这正是本病的致病因素。盖人身气血，上下循环，周流不息。血随气上，上行极必然造成脑充血，故卒然倒仆不知人事；气上行极而下，则血亦随之下行，是为气复反则生；假如气血上行不止，势必造成脑血管破裂而出血，出血不止，是为不返则死。'大怒则形气绝，而血菀于上，使人薄厥'，可见大怒为本病诱因之一。"

【凡按】

近代张伯熙、张山雷认为此证"是卒中风的临床表现。"张锡纯治此证，从《中风慎诠》中根据二张学术思想认为："肝胆之火挟气血上冲脑部，脑中血管因受冲激而膨胀"，常重用牛膝、生赭石、生白芍、生龙骨、生牡蛎、甘草、锈铁磨水煎药，方中以牛膝为主药者，诚以牛膝善引上部之血下行，为治脑充血之无上妙品也，此方可参考。其"气不反则死"者，以卒中脑出血量，超出了吸收的范围。

【原文】

五络^①俱竭，令人身脉皆动，而形无知也，其状若尸，或曰尸厥。(《素问·缪刺论》)

【注释】

①五络：指手足少阴、太阴、足阳明之络，此五络皆会于耳中，上络左角。

【名家论述】

张志聪："五络俱竭，则营卫不行，故令人身脉振振而形无知也，其状若尸，故名尸厥。盖人之所以生动者，藉气煦血濡，血气不行，其人若尸矣。"按：此属痰浊上涌，蒙蔽清窍，故人事不省，治宜化痰开窍，与紫金锭（成药）以疏导之。本方又名"万病解毒丹"，治一切食物中毒，如蘑菇、疫死牛马等毒，山岚、瘴疟、缠喉风痹，痰涎上涌，暴死不知人者，并宜服之，以吐出痰涎，泻下污秽效。徐灵胎云："此秘药中第一方也。"

欧阳锜："治一例青鱼胆中毒，腹痛呕吐，烦躁不安。小便癃闭，全身发黄，神识不清等肝肾功能损害症状。原服茵陈五苓散无效，乃于原方去术、桂，加建菖、郁金、丹参、磨服紫金锭（玉枢丹），当晚服药，次晨神识销清，大小便渐通，连服5天，诸症悉退。转危为安。"

【凡按】

"尸厥"病名亦见《史记·扁鹊仓公列传》，扁鹊过虢，适虢太子死，扁鹊曰："若太子病，所谓尸厥者也……上有绝阳之络，下有破阴之纽，破阴绝阳之色已废，脉乱（按：即身动脉未绝之诊），故形静如死状，太子未死也。先针三阳五会（按：一名百会穴）以醒迷，次用咸盐熨剂及服汤药更适阴阳而复故。"此扁鹊治尸厥之法也。余治湛辉庭之女，13岁，夜晚受惊昏厥，三日不知人，为灸双手拇指"鬼哭穴"，一壮，知痛则皱眉，二壮，呻吟出声，三壮，汗出而人醒，可见针灸是急救良法。

【原文】

阳气者，烦劳则张①，精绝②，辟积③于夏，使人煎厥④。（《素问·生气通天论》）

【注释】

①烦劳则张：俞樾曰："张字上夺筋字，筋张，精绝，两文相对。今夺筋字，则义不明。王注曰：'筋脉膜张，精气竭绝，是其所据本未夺也。'"

②精绝：吴崑曰："火炎则水干，故令精绝。"

③辟积：周慎斋曰："辟，病也。辟积，病之积也。"按：辟积病，于义无据。况文承阳气而言，"辟积"是复词，不宜单释。《中文大辞典》"辟积"与"襞襀"同，犹言衣的摺叠也。在这里喻阳气郁结。

④煎厥：张景岳："病积至夏，日以益甚，令人五心烦热，如煎如熬，孤阳外浮，真阴内夺，气逆而厥，故名煎厥。"《素问·脉解篇》："肝气当治而未得，故善怒，善怒者，名曰煎厥。"张志聪："肝气内郁故善怒，煎厥者，焦烦颠倒也。"与此互发。

【名家论述】

叶天士："夫劳动阳气弛张，则阴精不司留恋其阳，虽有若无，故曰绝。积之既久，逢夏季阳正开泄，五志火动风生，若煎熬者然，故为晕厥，治法以清心益肾，使肝胆相火，内风不为暴起，仍以静养为宜"，方用"生

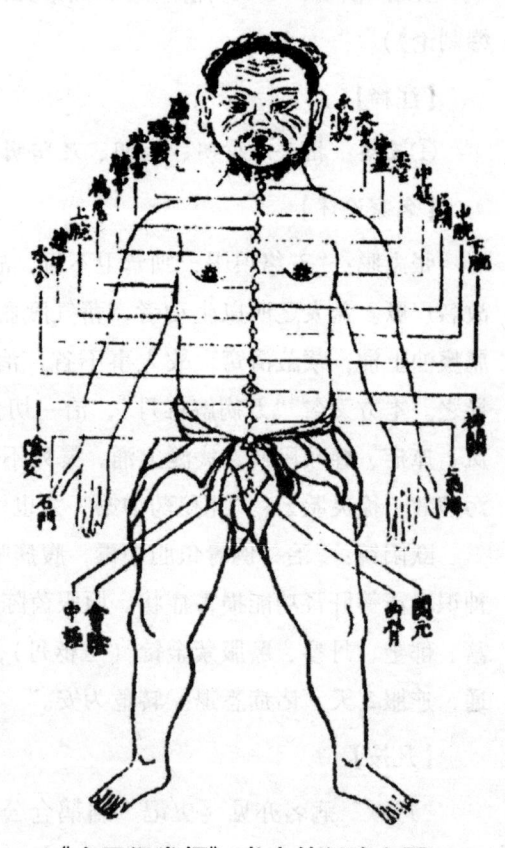

《十四经发挥》书中的任脉之图

地、白芍、玄参、麦冬、连翘、竹叶、珍珠粉（按：以珍珠母代）。"

【凡按】

烦劳则阳气扩张，张而不弛，则阴气夺于内，故精绝矣；反之，阳气不外发而内郁，如着重叠的衣服，处于夏热的状态，则气逆而厥，故名"煎厥"。煎，迫也，作动词用。如曹植诗："相煎何太急"之"煎"是也。"厥"是晕厥（不省人事）和仆倒之意。

此证常见于烈日劳作，汗出不止，中暑仆倒。余治一例，症见两太阳穴筋脉怒张搏动，目睛潮红上窜，昏迷不省，即移阴凉处，为针足涌泉穴，"戴眼"即下而人清醒，呼口渴，速与王孟英清暑益气汤，去黄连仍用生石膏合人参白虎汤意。服药休养而愈。此症同而因异也。

【原文】

阳气者，大怒则形气绝，而血菀①于上，使人薄厥②。（《素问·生气通天论》）

【注释】

①菀：同郁，即郁积之意。

②薄厥：古病名，薄同迫，薄厥，即因大怒而迫使气血上逆之证。

【名家论述】

张景岳："人之阳气，贵在冲和，若大怒伤肝，则气血皆逆，甚至形气隔绝，则经脉不通，故血逆妄行，菀积于上焦也，相迫曰薄，气逆曰厥，气血俱乱，故为薄厥。"

【凡按】

厥者阳气逆乱，叶天士独重在肝，大怒伤肝，则气逆而痰升血涌，治宜上病下取，镇之，平之，缓之，散之，用"乙癸同源"法，据其窟宅而招之，以平为期。此证常见于与人争吵之际，怒则气上，面红、脖子粗血菀（郁）于上，大怒则绝倒，相迫而厥，人事不知，名曰"中气"。异于中风者，虽卒倒昏愦，而无偏枯㖞斜也。与苏叶10克、生姜3片、葱白9茎、黄连3克、锈铁一块烧红淬水兑药服。此方舒气、通阳、降逆、平肝，一服即愈。方中黄连、苏叶，乃薛生白《湿热病篇》治"诸逆冲上，气贵流通"之义。

【原文】

足阳明之脉，……病至则恶人与火，闻木音则惕然而惊，心欲动，独闭户塞

膹而处，甚则欲上高而歌，弃衣而走，贲响腹胀，是为骭厥①。（《灵枢·经脉篇》）

【注释】

①骭厥：骭音干，胫骨的古称。骭厥，足胫部之气上逆。

【名家论述】

张景岳："病至而恶人者，阳明厥逆则喘而悗（内烁），悗闷则恶人也。恶火者，邪客阳明而热甚也。欲闭户独处者，阴静而阳躁，欲以阴胜阳也。欲登高而歌者，阳盛则四肢实也，弃衣而走者，热盛于身而好动也。贲响，肠中雷鸣也。骭，足胫也，阳明之脉自膝髌下胫骨外廉，故为足胫厥逆。"按。《伤寒论》所谓"阴阳气不相顺接"是也。

【凡按】

此属阳明热盛，热扰神明，"贲响腹胀"，治宜泻下清热，可与大承气汤。此条宜与《金匮要略·痉湿暍脉症》并看，《金匮》云："痉为病，胸满口噤，卧不着席，脚挛急，必齘齿，可与大承气汤"，尤在泾云："阳明之筋起于足，结于跗"，此与"骭厥"何其相似？薛生白《湿热病篇》云："外窜经脉而为痉，内侵膻中则为厥，痉厥并见。痉者病之成，厥者病之势。"《内经·厥论》寒厥、热厥，均不含昏厥，而本条之骭厥则神识已乱，两者都联系到足阳明，用承气者，"釜底抽薪"法也。

【原文】

厥逆连脏则死，连经则生。（《素问·阳明脉解篇》）

【名家论述】

马元台："厥逆内连五脏，则邪入已深，所以主死。厥逆在外连经脉，则邪尚浅，所以得生。"按：《金匮要略》云："脉脱入脏即死，入腑即愈。"尤在泾云："厥病入脏者，深而难出，气竭不复则死，入腑者浅而易通，气行脉出即愈。"与此互发。

万友生："在厥症中，既有厥闭证，也有厥脱证，更多有内闭外脱厥证。治之之法：闭证是因邪气内闭所致，宜祛邪以开闭。（按：尤在泾在所著《金匮翼》中云："不开则死，如搐鼻、揩齿、探吐，皆开法也。"）如高热昏厥宜凉开，选用醒脑清神的安宫牛黄丸、紫雪丹、至宝丹（其指征是，舌绛而干的神识昏迷）；无热昏厥宜温开，选用芳香开窍的苏合香丸（其指征是舌淡而润的神识

黄帝内经

一一七四

昏迷）。脱证是正气外脱所致，宜扶正以固脱，如气脱用独参汤，阳脱用参附汤，气液两脱用生脉散，阴脱用三甲复脉汤，内闭外脱证，宜开闭与固脱兼施，应灵活使用以上方法等。"

二十六、偏枯风痱病类

本病属中风后遗证的范畴。《内经》指出："偏枯痿厥"与"消瘅"（按：即消渴）、"仆击"（按：即中风卒倒），同因而异位，都是属于"肥贵人则膏粱之疾也。"故重引之，以明致病因素。

《内经》将"偏枯"与"风痱"作了比较。认为"偏枯，身偏不用而痛，言不变，智不乱，病在分腠之间，巨针刺之，益其不足，损其有余，乃可复也。"巨针是首选，如调以甘药，用清·王清任的"补阳还伍汤"益气扶阳、活血化瘀，结合食疗、气功、体育锻炼，可以恢复。至于"风痱，四肢不收，智乱不甚（不伴痴呆）可治"；"甚则不能言（少阴肾厥不至，发为喑痱），经云不可治，而刘完素主地黄饮子，进一步明确病机在肾，说明医学代有补充，是向前发展的。

【原文】

消瘅仆击①，偏枯痿厥，气满发逆，肥贵人，则高粱之疾也。（《素问·通评虚实论》）

【注释】

①仆击：楼英《医学纲目》："其卒然仆倒，经称为击仆，世又称为卒中风是也。"

【名家论述】

张景岳："高粱，膏粱也，肥贵之人，每多厚味，夫肥者令人热中，甘者令人热蓄，多伤其阴，故为诸病。"

【凡按】

当今环境安定，物质丰富，营养条件好，上述诸证发病率高。

【原文】

汗出偏沮①，使人偏枯。（《素问·生气通天论》）

【注释】

①沮：湿润之义。

【名家论述】

王冰："夫人之身，常偏汗出而湿润者，久久偏枯半身不遂。"

张志聪："是阳气虚而不能充身遍泽。"

高士宗："气血不周于身，必有偏枯之患矣。"

【凡按】

王绵之治1例男性患者，28岁，运动员。患头晕、呕吐、复视，吞咽困难，肢体无力，呈右侧偏瘫步态，疑为"左小脑占位病变"，经反复检查，排除了占位病变。转神经内科，诊断为"脱髓鞘病"，予激素及多种维生素治疗，但稍减量，病情即见加重。故转而求助中医。刻下体腴面圆，周身痹楚，手足麻软，步履艰难不稳。脉细弦涩，舌胖嫩，苔薄白而干，此属肾亏气虚。肾亏则骨弱，气虚则血滞，当从肾治，兼以益气活血。方以二地、二冬、枸杞子、杜仲、石斛、黄芪、丹参、赤白芍、红花、桃仁、牛膝、地龙。

服药2个月病情明显好转，嘱递减激素。病人自觉右侧皮温低于左侧，遂于方中配仙灵脾、肉苁蓉以燮理阴阳；或加以川芎、香附以增强行气活血之力。至4个月后完全停用激素，又继续服上方月余，诸症悉除，工作均已正常，并参加体育活动，后予补益脾肾之剂以资巩固。王煦：治此证关键在于掌握好肾之阴阳、精、气的相互关系，不忘阴中求阳，阳中求阴之理，切忌一味滋阴或过用辛热助阳之品。（《奇症专辑》）

【凡按】

此例偏瘫与中风后遗症证同而因不同，其治法正是遵循"阴中求阳，阳中求阴"的原则收到疗效。

【原文】

偏枯，身偏不用而痛，言不变，志不乱，病在分腠之间，巨针刺之，益其不足，损其有余，乃可复也。（《灵枢·热病篇》）

【名家论述】

张景岳："偏枯者，半身不隧，风之类也，其身一侧不用而痛，若言不变，志不乱，则病不在藏而在分肉腠里之间，可用巨针取之，即第九针也，察其虚实以施补泻，其元可复矣。"

【凡按】

华岫云曰："凡肢体拘挛，半身不遂，口眼歪斜，舌强语塞，属本体先虚，风阳挟痰火壅塞，以致营卫脉络失和，治法急则先开通经络，继则益气充血（按：如黄芪桂枝五物汤，补阳还五汤之类），使脉络通利无阻，则病可瘥也。"针灸、药物之外，宜结合功能锻炼。

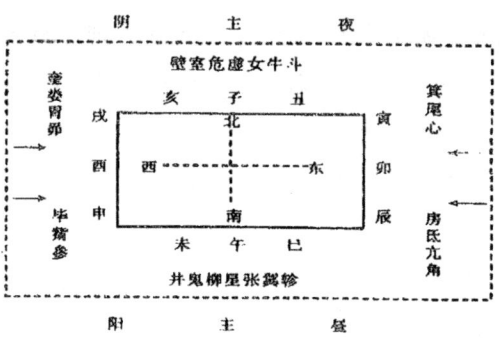

二十八宿与十二地支关系示意图

【原文】

痱①之为病也，身无痛者，四肢不收，智乱不甚，其言微知，可治；甚则不能言，不可治也。（《灵枢·热病篇》）

【注释】

①痱：音肥，废的意思，本病又称风痱。

【名家论述】

《医学纲目》："痱，废也，痱即偏枯之邪气深者，痱与偏枯是二疾，以其半身无气荣运，名曰偏枯；以其手足废而不收，故名痱，或偏废、或全废，皆曰痱也。"

张志聪："痱者，风热之为病也，身无痛者，邪入于里也。风木之邪，贼伤中土，脾藏智而外属四肢，四肢不收，智乱不甚者，邪虽内入，尚在表里之间，脏中之气未伤也。其言微者，此伤于气（知觉尚存），故知可治，甚则不能言者，邪入于藏（知觉丧失），不可治也。"

【凡按】

经言"内夺而厥，则为喑痱"。刘完素"治内夺而厥，舌喑不能言，二足废而不用，肾脉虚弱，其气厥不至，舌麻木不仁，地黄饮子主之"。其方即桂附八味去山药、丹皮、泽泻，加巴戟天、肉苁蓉、五味子以强壮肾机，石斛、麦冬清滋肺胃，远志、菖蒲以开窍发声。此喑痱并治，重在少阴肾厥，以足少阴之脉"循喉咙，挟舌本"，故主声音，亦为内经决此症可治不可治之根据也。

二十七、痹病类

《内经》提出致痹的因素是风、寒、湿三气杂至合而为痹。从"合"字上分析，外因是通过内因而起作用的。其人内寒多，则为寒气凝泣的痛痹；内风多，则为游走不定的行痹；内湿多，则为湿气濡滞的着痹。在治法上，痹者闭也，以通为主。"逢寒则蟲，逢热则纵。"故《内经》治寒痹采用温针和熨法，此温阳通痹也。着痹不去，久寒不化，此寒湿杂至而并存，《内经》火针足三里，采取整体调节，使"壮者气行则已。"

《内经》特提出："阳气多，病气胜，故为痹热。"为后人红肿痛热，湿热之痹的治疗导夫先路。至于脏腑之痹是功能失常而形成的，与上述常见而多发的痹证名同而实异，更宜深究。

（一）概　述

【原文】

风寒湿三气杂至，合而为痹①也。其风气胜者为行痹，寒气胜者为痛痹，湿气胜者为着痹也。（《素问·痹论》）

【注释】

①痹：音皮，闭也。

【名家论述】

张景岳："风寒湿三气杂至，则壅闭经络，气血不行而病为痹，即痛风不仁之属。风者善行数变，故为行痹，凡走注历节疼痛之类皆是也。阴寒之气，客于肌肉筋骨之间，则凝结不散，阳气不行，故痛不可当，即痛风也。着痹者，肢体重着不移，或为疼痛，或麻木不仁，湿从土化，病多发于肌肉。"

刘志明："痹证之部位有上下之偏，药物的作用部位也各有不同，医者应熟练掌握，方能提高疗效。《金匮》麻杏苡甘汤治'一身尽痛'，说明此方实际上是一个祛风湿的方剂，但麻杏毕竟是肺经药，故作用偏表偏上，我曾用本方治愈下颌关节炎（按：表现为痛不能张口）多例，至今未复发。"

【凡按】

行痹的特点是关节痛而游走不定，肖琢如制七节汤：桂枝节、苏枝节、桑枝节、松枝节、杉枝节、竹枝节、槐枝节，风无湿不恋，再加苡米、晚蚕砂，以枝对肢，节对节，通经活络，祛风胜湿，余每用之良效。痛痹的特点是痛在关节，甚则拘急，此阳气不行，阴凝不散，尤在泾云："表虚无热者，不可遽发其阳。《金匮》则有桂枝加附子汤，乃温经散寒除湿之法。"着痹的特点是身体重着不移，或为肿痛，或为麻木不仁，《金匮》云："风湿脉浮、身重、汗出恶风者，防己黄芪汤主之。"本方防己驱内外之湿，黄芪、白术、甘草使卫阳复振而驱湿下行。可供参考。

【原文】

凡痹之类，逢寒则蟲^①，逢热则纵。（《素问·痹论》）

【注释】

①逢寒则蟲：《太素·痹论》"蟲"作"急"，与林校引《甲乙经》合，下文是"逢热则纵"，纵与急对，可从。

【名家论述】

张景岳："逢寒则筋挛，故急，逢热则筋弛，故纵也。"

【凡按】

此冷缩热胀之理，冷缩宜温，热胀宜清，热必挟湿，清而兼利，是治痹的总概念。

（二）分　述

【原文】

寒痹之为病也，留而不去，时痛而皮不仁。……刺布衣者，以火焠之。刺大人者，以药熨之。（《灵枢·寿夭刚柔篇》）

【名家论述】

张景岳："寒痹久留不去，则血脉不行，或凝滞而为痛，或皮肤不知痛痒而为不仁。……布衣血气涩浊，故当以火焠之，即近世所用雷火针及艾蒜蒸灸之类。……大人血气清滑，故当于未刺之先，及既刺之后，但以药熨，则经通汗出而寒痹可除矣。"按："火焠"即近世之火针及烧灯火之法。药熨，《内经》以椒、姜、桂心渍白酒中，浸以棉絮，绞干烘热用之。而火针、药熨对寒痹有效，二法用有区别，体力劳动者耐受力强，脑力劳动者耐受力弱。仍宜内服温阳通痹之剂。

丁光迪："一般认为，麻木（按：不仁）属风，所谓风行皮肉之间则麻。东垣常说：'麻者气之虚也。真气弱，不能流通，填塞经络，四肢俱虚，故生麻木不仁。''不须治风，补其肺卫之气，则麻木自去。'"按：治宜黄芪桂枝五物汤主之，亦即"调以甘药"之旨。

【原文】

痹……其热者，阳气多，阴气少，病气胜，阳遭阴，故为痹热。（《素问·痹论》）

【名家论述】

张志聪："人之阳气多而阴气少，邪得人之阳盛，而病气胜矣。人之阳气胜，而遇天之阴邪，则邪随气化而为痹热矣。"

朱良春："疾病单纯者少，复杂者多，若系风寒湿邪郁而化热，所致之热痹，往往呈现热邪夹湿或寒热错杂等证候，其治疗必以清热药为主，辅以温通化湿散寒之品，若仅用清热药则难以吻合复杂的病情。同时从临床实践来看，热痹患者，因过进寒凉之品，结果导致邪热深伏，热邪未去，寒证已起，以致由急性转为慢性。并认为，热痹佐用热药（按：乌附、桂枝之属），在病变早期，有开闭达郁，促使热邪迅速挫解之效，在病变的中期，有燮理阴阳，防止寒凉伤胃之功，在病变的后期，有激发阳气，引邪外出的作用。对寒凉药的选用要十分慎重，应以甘寒为主，如寒水石、知母、细生地、银花藤、土茯苓、地龙等。慎用苦寒伤胃之品。"按：此论深合"唯变所适"及《内经》"杂合以治"之旨。

【凡按】

本节本痹之外，吴鞠通在《温病条辨》中，补出"湿聚热蒸，蕴于经络，寒热痿黄，病名湿热之痹"，其特点是骨骱烦疼，红肿焮热。主宣痹汤，以防己急走经络之湿，栀、翘清气分之热，杏仁、苡米、晚蚕砂、赤小豆清宣化浊，半夏、滑石排涎利窍，导湿热下行。诚遵《内经》"痹热"及《金匮》"经热则痹"之理。吴氏于风寒湿外，突出"热痹"，以补前人之未备。

【原文】

着痹不去，久寒不已，卒取其三里。（《灵枢·四时气篇》）

【名家论述】

张景岳："《痹论》曰：湿气胜者为着痹，谓其重着难动，故云不去，若寒湿相搏，久而不已，当猝取足阳明之三里穴，湿补胃气，则寒湿散而痹可愈也。"

杨上善："准《上经》，卒当为焠（按：火针、温针），刺痹法也。"

陈景和："着痹的舌诊与治法。诊断痹证要重视舌下脉络。舌下脉络是气血痰湿的敏感特征。人体任何部位有瘀积或痰湿中阻，脉道不利时，舌下脉络均可见相应的变化。着痹可见舌下脉络郁努，舌系带两侧白滑，是湿邪留滞，气血瘀积的表现，用温经祛湿药可以改善。苡米健脾祛湿，缓急止痛。（按：要重用）附子温阳通痹，相得益彰。治久痹宜重用虫类药、藤类药。病邪深入，筋脉拘挛，非虫类搜剔，舒筋通络之品不能奏功。藤类药常选用鸡血藤，以其有活血祛瘀的功能。镇痉止痛可选全蝎、蜈公。"（《痹证专辑》）

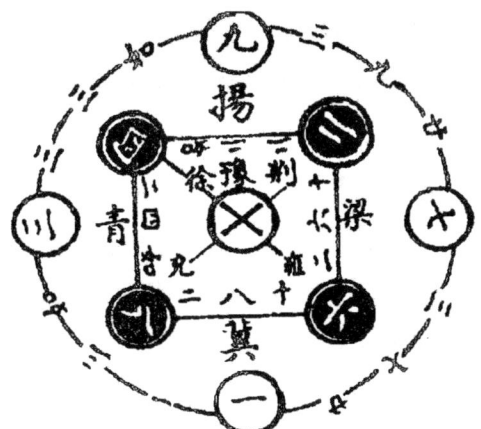

九宫图，选自元代张理《易象图说外篇》

【凡按】

此条旨在阐明着痹的舌诊与治法。湖南属亚热带湿润季风气候，受地形影响，西南部及西北部山区气温偏低，且春夏之交多暴雨，民病"风湿性关节炎"或"类风湿性关节炎"为常见，特别是"湿气胜者为着痹"。张志聪："湿流关节，故为留着之痹"，故特述之。

刘克醇治一例，男，28岁，因冒雨受寒，风寒湿客于分肉经络之间，遍身关节疼痛，脉浮濡而迟，舌苔薄滑，此《素问·痹论》所谓"风寒湿三气杂至合而为痹也……湿气胜者为着痹"。湿从下受，故下肢之步履艰难。治宜益气养血，祛湿通痹，以黄芪桂枝五物汤加当归、牛膝、虎骨、附片、防己、木瓜。初服五剂，肢温痛减，守服月余，康复如常。"（《奇效医案》）钟诗珍评曰："学力深厚，通仲景、河间心法于一方。"信然。

【原文】

荣气虚则不仁，卫气虚则不用，荣卫俱虚，则不仁且不用。（《素问·逆调论》）

【凡按】

不仁，指肌肤麻木不知痛痒。不用，指肢体不能举动。营行脉中，卫行脉外，营气虚失于濡养而为不仁，卫气虚失于温运而为不用。治当调和营卫，温补气血。如《金匮》黄芪桂枝五物汤治"血痹，阴阳俱微，寸口关上微，尺中小紧，外证身体不仁，如风痹状"者。阳虚体弱，不能针刺者，"调以甘药"，与"针引阳气"同一机理也。

【原文】

病在筋，筋挛节痛，不可以行，名曰筋痹。（《素问·长刺节论》）

【名家论述】

张景岳："刺其痛处筋肉分理之间，刺筋者不可中骨，筋热则气至，故病已而止针。"

【凡按】

此属寒滞经脉，发为筋痹，治宜针灸温经散寒解挛，如用药则与芍药甘草附子汤。方中附子湿经，芍药解挛，甘草缓急，共凑舒筋止痛之功。

【原文】

病在骨，骨重不可举，骨髓（节）痠痛，寒气至，名曰骨痹。（《素问·长刺节论》）

【名家论述】

马元台："骨重难举，骨髓疫疼，而寒冷气至，病成骨痹，当深刺之，然伤脉肉，以复其阳。"

米伯让："中医对大骨节病的防治。本病在临床上极为常见，病情轻者只在肢体，关节等处感到痠楚、疼痛，并当天气变化时加剧。严重者则关节肿大，反复发作，而致影响肢体关节的运动功能。甚至引起变形，出现行动活动障碍。《素问·痹论》所说：'骨痹不已，复感于邪，内舍于肾'；'骨痹者，善胀，尻以代肿，脊以代头'，与此证的晚期极为相似。西北地区为高发区，其发病特点，主要是儿童青少年发育期，地区性比较明显。根据'内舍于肾''肾主骨生髓'，选择同一地区 3~6 岁的儿童，未出现临床症状，检诊有病理改变和未发现病理改变者各 200 例，自拟壮骨滋养粉（按：新鲜羊骨、骨髓、生鹿角、黑豆粉，核桃仁，补骨脂，海带粉）观察 3 年，总结了满意疗效。这一指导思想用于大骨节病的预防和治疗，有其深厚的理论、实践依据。"

【原文】

脾痹者，夜卧则惊，多饮数小便，上为引如怀[1]（《素问·痹论》）

【注释】

[1]上为引如怀：《金生指迷方》：引怀下有妊字，按"为"字衍。此句当作"上引如怀妊"——谓腹前膨隆如怀妊状。

【名家论述】

张志聪："肝藏魂，卧则神魂不安，故发惊骇，肝气痹闭，则木郁化火，故在上则多饮，在下则便数，上引于中，而中如怀孕之状，谓腹胀大也。"

【凡按】

此属肝经郁热，小便数而量不多，故中满如怀，治宜平肝解郁利小便，与一贯煎去当归，合金铃芍甘汤。徐灵胎云："肝气下郁而小腹胀痛者宜逍遥散；肝气上郁而胁满便难者宜一贯煎。"数小便言次多而量少，肝主疏泄，"肝病则闭淋，溲溲难"是也。

【原文】

心痹者，脉不通，烦则心下鼓①，暴上气而喘，嗌干善噫②，厥气上则恐。（《素问·痹论》）

【注释】

①烦则心下鼓：《太素》："谓心虚则烦，而心下跳动也。"

②善噫：郭霭春："由于心痹，气机不畅，故时发叹声。"

【名家论述】

张琦："心主脉的贯肺，以行呼吸，心下跳动上气而喘，心乘肺也。"

【凡按】

心合脉，心痹则脉不通，心系上连于肺，心痹则肺气不行，心虚则烦，而心下动悸，暴发为喘也。气机不畅而发嗳噫之声，苦厥气上逆，则神怯而恐惧。类似现代医学左心衰竭时的肺循环充血。治宜活血通脉，宜二味参苏饮，人参15克、苏木30克，水煎服，治产后瘀血郁肺，面黑、发喘欲死者。人参、苏木有强心通痹之力，余每合失笑散用之更收良效，其中五灵脂，《本草纲目》皱肺丸亦用之以平喘咳也。人参、五灵脂同用，今人实验相得其功益著。近人治此证认为本虚标实，面如重枣者首用葶苈大枣泻肺汤，据现代研究葶苈子含有强心甙，但体弱者仍宜续用参术黄芪以治其本。

【原文】

脾痹者，四肢懈惰，发咳呕汁，上为大塞①。（《素问·痹论》）

【注释】

①上为大塞：即上焦阻塞不通之意。

【凡按】

脾主四肢，《难经·十六难》："脾病者，怠惰嗜卧，四肢不收"。脾本为胃行其津液，痹则不能散精，故呕汁，脾气不能转输，则肺不能通调，故上为大塞。脾病胃受之，故咳而呕吐清水也。治宜温中宣痹，与六君子健脾以助化，加苡仁、杏仁、白蔻仁宽胸以宣痹。

【原文】

肺痹者^①，烦满喘而^②呕。（《素问·痹论》）

【注释】

①肺痹者：《圣济总录》卷十九引"肺痹者"下有"胸背痛甚上气"六字。

②而：《读素问抄》无"而"字，《太素》卷三、《阴阳杂说》杨注亦无"而"字，可从。

【名家论述】

高士宗："肺脉起于中焦，为心之盖，故肺痹者，烦满。肺主呼吸，脉循胃口，肺痹，故喘而呕。"

【凡按】

肺痹除烦满喘呕外，应具有"胸背痛"，以体现痹塞症状。叶天士云："肺痹，卧则喘急，痛引两胁"，宜苇茎汤之轻宣肃降，加苡工（重用）、杏仁、白蔻仁，苦辛淡渗以开痹。

【原文】

肾痹者，善胀，尻以代踵，脊以代头^①。（《素问·痹论》）

【注释】

①尻以代踵，脊以代头：日医·森立之曰："尻以代踵者，谓腰骨痿躄，不能行步也，脊以代头者，谓曲脊偻伛，项骨低下，不能仰天也，此病轻者为胀，重者变成畸形。"

【凡按】

肾者胃之关，肾痹而脾胃失运，气滞水停，故善胀。肾主骨，斁其养，致脊柱四肢痿弱不用，不能站立行走而身蜷屈，尾骨着地，头俯，脊柱高耸，即所云："尻以代踵，脊以代头"。此属畸形，沉痼难治。

余曾治一例，女，16岁。患脊柱摔伤已2年，治无进展。初诊，颈项强硬，头不能竖起，坐倚墙壁，步履困难，前俯后仰，失去平衡。此属"督脉为病，脊强而厥"，损伤奇经，非常法可治。因思姚止菴云："凡人之气，上至头，下至足，运行不息，则抓旋任意，俯仰自如。今邪着于肾，气闭不行。岂知肾为生气之源，肾气痹，遂令如是乎。"其治则是健脾胃以资化源，补肾督而营筋骨。宜异功散合当归补血汤、白芍、丹参。结合血肉有情之品治之。如猪脊髓、鹿筋、鹿角霜，狗脊、杜仲、骨碎补、砂仁、鸡金等。服上方加减 50 剂，上下楼能行走自如，前后俯仰的姿态已正。改用食疗：北黄芪 20 克、苡米 30 克、猪脊髓 1 条、猪蹄筋骨并蹄爪一对（去皮肉）、大红枣 20 枚、炖极烂分服。每隔五日服一次，结合功能锻炼，不到半年已恢复正常。原医院用局部疗法而肌肉萎缩，此用整体疗法，注意肾之气痹，月经按期而至，体重增加。

【原文】

肠痹者，数饮而出不得，中气喘争①，时发飧泄。（《素问·痹论》）

【注释】

①中气喘争：《三因方》卷三，《叙论》引"争"作"急"，宜从。

【名家论述】

张景岳："肠痹者，兼大小肠而言，肠间病痹，则下焦之气不化，故虽数饮而水不得出。水不出则本末俱病，故与中气喘争而为肠鸣，甚则清浊不分，故时发飧泄。"

【凡按】

肠痹，便秘者为多见，今数饮而小更不得出，此肠间痹阻气闭，消化吸收不行，故中气胀满而喘急，"时发飧泄"者代偿排泄也。朱丹溪云："肠痹宜开肺气以宣通，以气通则湿热自走也。"宜用陈皮、半夏、藿香、杏仁、苡仁、白豆蔻宣肺化浊以通痹阻之气。《金匮》云："阴阳相得，其气乃行，大气一转，其气乃散"，整体治疗，二便自然通利。

【原文】

胞痹①者，少腹膀胱，按之内痛，若沃以汤，涩于小便，上为清涕。（《素问·痹论》）

【注释】

①胞痹：张景岳曰："胞，膀胱之脬也。"

【名家论述】

姚止庵："膀胱居少腹之内，故云少腹膀胱，内痛若沃以汤者，火也，火盛不可以按也（按：实属尿液潴留），膀胱为津液之器，热则癃，故小便涩。小便涩则火不得下行，反上烁其脑而为清涕，出于鼻窍矣。"

【凡按】

此属邪客膀胱，气化失职，郁而为热，治宜滋阴清热化气，与通关丸。"无阴则阳无以化"，此李东垣治王善夫小便不通利之方也。吴汉仙《医界之警铎》载：苏允若治蔡翔如小便不通，导尿管抽尿只能治标，诊其脉浮，认为病在肺不在膀胱，与杏仁、紫菀、桔梗、桑皮、升麻等，服后尿出如注。此条经文"上为清涕"，更应下病上取，所谓"上窍开，下窍泄"，"导水必自高源"也。

二十八、痿病类（附：类痿）

"必伏其所主，而先其所因。"《内经》治痿，指出"肺鸣"为肺热叶焦之因，"痿躄"为肺热叶焦之果，说明治病重在整体调节。故《内经》又提出："治痿者，独取阳明。"取阳明有二义：1. 阳明为脏腑之海，生化之源；2. 阳明主润宗筋，宗筋主束骨而利机关。滋化源则喘鸣止，肺不热而叶不焦，清肃之令下行，以恢复其灌溉之常。胃气强则脏腑受益，华佗云："胃气壮，则五脏六腑皆壮。"不仅脏腑之痿因气血充足而病除，即痿躄之痿，亦因宗筋约束得力而振作矣。伏主先因，治痿如此，治诸病皆然。

（一）概　述

【原文】

肺者，脏之长也，为心之盖也；有所失亡，所求不得，则发肺鸣，鸣则肺热叶焦，故曰：五脏因肺热叶焦，发为痿躄（《素问·痿论》）

【名家论述】

张景岳："脏志不伸，则气郁生火，故喘息有声，发为肺鸣。金脏病失其清肃之化，故热而叶焦……肺主气以行营卫，治阴阳，故五脏之痿，皆因于肺气热，则五脏之阴皆不足，此痿躄之生于肺也。"

高士宗："五脏因肺热叶焦而发为痿躄，是五藏皆受气于肺，而痿躄之证，不但由于肺热，且由五脏之热矣。"

【凡按】

邹滋九评叶天士《临证指南医案》云："肺热叶焦而成痿者，用甘寒清上热为主"，如玉竹、沙参、杏仁、百合、麦冬、花粉、桑叶、地骨皮，再加白芍、甘草二味名"放杖汤",重用丹参效更著。

【原文】

治痿者独取阳明,何也?岐伯曰:阳明者,五脏六腑之海,主润宗筋,宗筋主束骨而利机关也。冲脉者,经脉之海也,主渗灌谿谷,与阳明合于宗筋,阴阳总^①宗筋之会,会于气街,而阳明为之长,皆属于带脉,而络于督脉。故阳明虚则宗筋纵,带脉不引,足痿不用也。(《素问·痿论》)

九宫八风图

【注释】

①总:总,聚合的意思。

【名家论述】

张景岳:"前阴者,足之三阴、阳明、少阳及冲、任、督、炳九脉所会也。九者之中,则阳明为五脏六腑之海,冲为经脉之海,此一阴一阳总乎其间,故曰阴阳总宗筋之会也。"

叶天士:"治痿独取阳明,无非流通胃气,盖胃脉主乎束筋骨利关窍也。宜用加味温胆肠。"按:叶案未列药,意即温胆汤加黄柏、苍术、牛膝,"病去七八,常服二妙丸可也。"

【凡按】

前条论病因首重肺热,认为"五脏因肺热叶焦,发为痿躄。"本条论治法又强调"治痿独取阳明",对此当灵活看待。肺为脏腑之华盖,又主气而为水之上源,只有肺气之宣发与肃降正常,才能输精于皮毛,行气于脏腑,溉养四肢百骸。而胃与脾相表里,主运化水谷精微,为气血生化之源。且阳明为多气多血之经,主润宗筋而为十二经之长。宗筋主束骨而利机关,阳明亏虚,则筋骨不利。前者论肺,是以水谷精微之敷布而言,后者论阳明,是以水谷精微之生成言。二者之机制,正相互补充。临床上对痿病的治疗,在辨清何脏阴阳气血失调的基础上,既要考虑到阳明,亦要考虑到肺。"治痿独取阳明",是强调了后天之本在痿病治疗中的重要作用。

【原文】

有渐[1]于湿，以水为事，若有所留，居处相湿[2]，肌肉濡渍，痹而不仁，发为肉痿。故下经[3]曰：肉痿者，得之湿地也。（《素问·痿论》）

【注释】

[1]渐：浸渍。

[2]居处相湿：张琦曰："四字有误。"《全生指迷方》卷二作"居处卑湿"，宜从。

[3]下经：王冰注："上古之经名也。"

【名家论述】

张景岳："以水为事，从事于卑湿之所也。相，并也。脾主肌肉而恶湿，显著于肉，则卫气不荣，故肌肉顽痹而为肉痿。"

张琦："肉痿似属痹证，谓之痿者，必兼病筋骨也。《素问·生气通天论》曰：'湿热不攘，大筋緛短，小筋弛长，緛短为拘，弛长为痿。'又曰：'秋伤于湿，发为痿厥。'《素问·阴阳应象大论》曰：'地之湿气，感则害人皮肉筋骨，盖脾既受湿，必流于关节，内热应之，则为痿躄，非止于肌肉不仁也'。"

【凡按】

一南下干部，每年于春夏之交，两胫以下湿肿发烂，浸淫不愈，行步痿软无力，其人肥白而气虚，给防己黄芪汤加粉葛、苡米、苍术、晚蚕砂 10 剂即愈。此补气行湿，以针对"邪之所凑，其气必虚"的内在环境也。

（二）分 述

【原文】

肝主身之筋膜，……肝气热，则胆泄口苦筋膜干，筋膜干则筋急而挛，发为筋痿。（《素问·痿论》）

【名家论述】

姚止庵："肝为脏，胆为腑，肝属木而能生火，火上炎则胆汁溢而口苦。肝主筋，故热则筋膜干，干则缩故挛急为筋痿。痿之为义，似属弛缓，筋急亦痿者，急则拘缩而不能伸，与弛无异，故亦能痿也。"

【凡按】

此属肝热伤阴，筋失所养。治宜清热养阴，与芍药甘草汤，白芍 30 克、甘草 6 克。芍药解挛，甘草缓急，古名"放杖汤"，针对"筋痿"艰于行动也。且芍甘化阴，又能治疗"胆泄口苦"，再加淡竹沥或淡竹茹、银花藤、夜交藤，清凉濡润以治"筋膜干"也。

【原文】

心主身之血脉，……心气热，则下脉厥而上，上则下脉虚，虚则生脉痿，枢折挈①，胫纵而不任地也。（《素问·痿论》）

【注释】

①枢折挈：枢，枢纽，这里指关节。挈，提挈的意思。王冰注："不相提挈"，疑"挈"字上脱"不"字。

【名家论述】

张景岳："脉痿者，凡四肢关节之外，如枢纽之折，而不能提挈，足胫纵缓，而不能任地也。"

【凡按】

此属心热脉痿，治宜清热通络，与大剂芍药甘草汤加条渗、丹参、牛膝、生地、木通、夜交藤、银花藤、桑枝。方中白芍、丹参宜重用，即《素问·至真要大论》"补下治下制以急，急则气味厚"，故药量宜重也。但亦有心经虚火而致者。余曾治一例患者，男，75 岁，因用脑焦劳，忽然两足"胫纵而不任地"。心烦于上，足冷于下，两膝之筋，不相提挈，下蹲易而起立难，此即《素问·痿论》所云："心气热，则下脉厥而上，上则下脉虚，虚则生脉痿"之候也，治宜"从阴引阳"温其下则足自暖而上自清，用艾条灸关元、足三里、阳陵泉、绝骨、三阴交，每晚入睡前，每穴灸 5 分钟，但后四穴每晚只灸两穴，左右交叉取之。罗天益云："灸足三里'助胃气'，并'撤上热，引气下行'"。手法用"雀啄灸"令患者有灼热而无灼痛感，皮肤红而不起疱为度，本例连续灸 3 周，并用艾附煎汤洗足，收到上热除，下寒温，起立行走正常的疗效，此即《素问》"有、无、求、责"之义也。

【原文】

肾主一身之骨髓，……肾气热，则腰脊不举①，骨枯而髓减，发为骨痿。……故下经曰："骨痿者，生于大热也。（《素问·痿论》）

【注释】

①举：举是用也。

【名家论述】

张志聪："肾主藏精，肾气热则津液燥竭矣，腰者肾之府，是以腰脊不能伸举，肾生骨髓，在体为骨，肾气热而津液竭，则髓减骨枯而发为骨痿也。"

【凡按】

此属肾热髓涸，治宜滋阴清热，补益肝肾，与朱丹溪大补阴丸，方中黄柏坚肾阴，知母清肺热，二药合用则肺肾相滋；熟地滋阴补肾，龟板育阴潜阳，二药相伍则滋阴降火；再以血肉有情的猪脊髓既填补精髓，又制约知柏之苦燥，成治肾热骨痿之良方。如筋骨痿弱而属肝肾阴虚者，则宜丹溪虎潜丸，以狗骨易虎骨。

二十九、头痛病类

《内经》指出："头者精明之府"。十二经脉皆上聚于头。故内外因素皆能影响头痛。并指出："头痛耳鸣，九窍不利，皆肠胃之所生也"，为李东垣"脾胃虚则九窍不通"的理论根据。在病机上，《内经》注意一个"厥"字。厥，是气逆也。"气上不下，头痛巅疾。"而"头痛巅疾，下虚上实，过在足少阴、巨阳，甚则入肾。"由经及脏说明其标在上，其本在下，从"过"字分析，上实由于下虚，治宜从阴引阳，下不虚则上不实矣。又头为七窍的载体，病则相关，如"头痛耳鸣"，"头风害目"。为什么要注意远隔脏器之"肠胃"？其虚则资化其化源，实则调其升降，"以平为期"，皆肠胃之功能也。而脏腑头痛之治，亦不例外。

【原文】

头者精明之府。（《素问·脉要精微论》）

【名家论述】

张景岳："五脏六腑之精，皆上升于头，以成七窍之用，故头为精明之府。"

【原文】

气上不下，头痛巅疾。（《素问·方盛衰论》）

【名家论述】

张景岳："巅，顶巅也，上实下虚，故病如此。"

【原文】

厥成为巅疾。（《素问·脉要精微论》）。

张景岳："厥，逆气也，气逆于上，则为疼痛，或为眩仆，而成为巅顶之疾也。"按：上列二条原文，结合起来分析，是《素问·调经论》："血之与气并走于上则为大厥，气复反则生，不复反则死"这一条的症状小发作的缩影，阳气亢逆或阴寒上犯，皆可致头痛巅疾。

【凡按】

名医夏度衡认为：常见以厥逆性头痛为多，或伴有面肌抽搐，痛止则如常人为其主要临床表现。此肝风上扰，当静以制动，治以生牡蛎或石决明为上品，二药平肝潜阳之力专，选用芍药、甘草，取其酸甘化阴之用，有缓急止痛之功。久病入络，择味苦性微寒的丹参以佐之，名四味芍药汤，亦常用于治疗三叉神经性头痛，用之屡效。诚经验之谈也。夏氏为已故名医郑守谦入室弟子，盖其学有渊源也。

【原文】

头痛耳鸣，九窍不利，肠胃之所生也。（《素问·通评虚实论》）

【名家论述】

李东垣："胃者十二经之源，水谷之海也，平则万化（按：万物变化）安，病则万化危。五脏之气通九窍（按：上通上窍，下通二窍），五脏禀受气于六腑，六腑受气于胃，……胃气和平，营气上升，始生温热。"按：脾胃是内燃机也。脾胃既病，不能鼓舞胃气上行津液，浊阴不散，填塞九窍的源头，阻碍清阳之气上达，所谓"五脏不和则九窍不通"矣。

【凡按】

周凤梧治一患者，男，45岁，头昏痛如布裹，脉弦滑无力，舌苔白腻中厚。此乃痰浊阻滞，清阳不升，浊阴不降而上扰清窍，故头痛如裹而影响视听，用二陈汤加白术、天麻。白术健脾助化以治生痰之

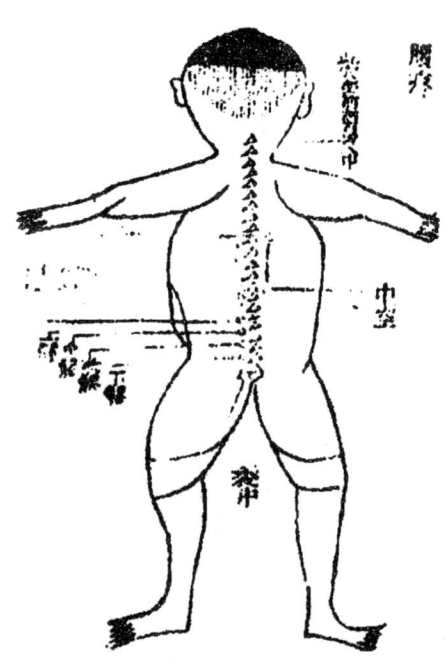

清代张希纯《针灸便用》针灸方图中草药的腹疼取穴图

源，脾含肠管的消化功能，天麻升清以利头目，二陈和胃降浊则"大便滑而小便长"。半年痼疾，6剂收功。一方而九窍皆治，重在健脾和胃以治本也。

谭日强治1例，女，34岁，头痛多年，其证头额冷痛，时作晕眩，脘闷恶心，食欲不振，精神疲倦，舌苔薄白，脉象弦缓。曾用吴茱萸汤不效。证属脾失健运，清阳不升，痰湿上蒙，浊阴不降所致，即李东垣所谓"痰厥头痛"。宜健脾化痰，升清降浊，用李氏半夏天麻白术汤加减：半夏、天麻、白术、西党、黄芪、陈皮、竹茹，服10剂头痛呕吐渐平，继用六君子汤，加钩藤、磁石，眩晕遂止。此例又区别于吴茱萸汤证之用药也。

【原文】

头痛巅疾[①]，下虚上实，过[②]在足少阴、巨阳，甚则入肾。（《素问·五脏生成篇》）

【注释】

①巅疾：日医·森立之引《兰轩遗稿》云："巅疾即巅仆之疾，即癫也。"
②过：巫君玉云："功过之过，指病也。"

【名家论述】

张志聪："少阴巨阳，相为表里，阳气生于水脏水腑之中，而上出于巅顶。实者邪实，虚者正虚，是以头痛巅疾，乃邪气实于上，而使正气虚于下也。盖邪之中人，始于皮毛气分，留而不去，则转入於经，是以过在巨阳少阴之经，而甚则入肾。盖经络受邪，则内干脏腑矣。"

【凡按】

头痛或巅疾的发作，其病理机制，常是邪气实于上（过在太阳），正气虚于下（过在少阴）。过在太阳而头痛，则散其风寒暑湿之邪，癫疾则引出其肺胃之痰涎（如白金丸症之类）。但总的病根在下（过在少阴）。《难经·八难》曰："肾间动气为五脏六腑之本，十二经脉之根，呼吸之门，三焦之源……"故肾病则易导致下虚上实，不仅表现为头痛、巅疾，如肾不纳气而喘咳，肾虚火浮而咽痛，肾虚气逆而哕呃等皆是也。

（二）分　述

【原文】

膀胱足太阳之脉，……是动则病冲头痛，目似脱，项似拔，脊痛，腰似折。

（《灵枢·经脉篇》）

【凡按】

外邪侵犯足太阳经，表寒外束。阳气不能发泄，上冲而头痛，上盛太过则目胀如脱出，项强如扯拔。足太阳之脉夹脊而行，故脊背疼痛，腰痛如被折断。治宜解肌和营卫，与桂枝加葛根汤。邹润安《本经疏证》云："桂枝之止逆解肌，仅仅行血脉以和津液，其取脾阴滋肺气，使治节不失其常，而令疏通灌溉无缺者，其惟粉葛乎。"此方配合得当为治冲头痛之良剂。叶天士云："可兼刺风池、风府。"

【原文】

厥头痛，面若肿，起而烦心，取之足阳明、太阴。（《灵枢·厥病篇》）

【名家论述】

张景岳："厥是逆也，足阳明之脉上行于面，其悍气上冲头者，循眼系入络脑，足太阴支者注心中，故头痛而兼面肿烦心者，当取之足之阳明、太阴也。"

【凡按】

此属阳明热邪，上冲于头，治宜清热散头，与石膏散。但石膏散有六个古方，《卫生宝鉴》重用石膏为君，佐以川芎、白芷，治暴感于邪、头痛如劈，良效。头热面赤颞浅动脉搏动者，以生石膏研细茶调敷显效。

【原文】

胆足少阳之脉……是动则病口苦，善太息，心胁痛不能转侧，……头痛，颔痛。（《灵枢·经脉篇》）

【凡按】

本经因外邪侵犯所发生的病症：胆热则口苦，气郁则太息；循经则胸胁部作痛，不能转侧，两侧头痛，颔痛。治宜条达疏泄，与四逆散合金铃芍甘汤。口苦太息是肝胆气郁的表现，主方四逆散，柴胡舒肝之郁，枳实平肝之逆，芍药敛阴，甘草缓肝之急。复人金铃子以泻肝，延胡索以止痛，升降调，郁结散，则诸痛自止。治肝即以治胆，口苦自除。

【原文】

三阳独至①者，是三阳并至②，并至如风雨，上为巅疾，下为漏病③。（《素问·著至教论》）

【注释】

①独至："独"读"浊"，"浊"有"累"义，与下文"并至"相连贯。

②三阳并至：指手足太阳并至，手足太阳同病。

③漏病：《素问注释汇粹》云："漏，指二便失禁"。

【名家论述】

高士宗："诸阳之气，归于三阳，并至，如风雨之莫当，并于上则为巅疾，并于下则为下利。"

【凡按】

三阳并至的头痛，因火性急速，如风雨暴至，治宜解表清里，与葛根芩连汤。此《伤寒论》治太阳、阳明里热协表热，喘而下利之方。此条上为"头痛巅疾"，系肌表之热上干，"下为漏病"，乃暴注下迫，皆属于热的症候，葛根以解表，芩、连以清里，以治三阳并至之头痛、下利，有立杆见影之效。

【原文】

人有病头痛以数岁不已，此安得之？名为何病？岐伯曰：当有所犯大寒，内至骨髓，髓者以脑为主，脑逆故令头痛，齿亦痛，病名曰厥逆。（《素问·奇病论》）

【名家论述】

张志聪："所犯大寒之气，而内至骨髓也。诸髓皆属于脑，故以脑为主，寒邪上逆则入于脑，是以头痛数岁不已。齿乃骨之余，故齿亦痛也。此下受之寒，上逆行巅顶，故名曰厥逆。"

【凡按】

此种头痛，寒冷季节更甚，属肾脑虚寒，治宜温阳壮脑，有食疗方：黑羊头一个，黑雌鸡一只，去净毛杂，入附片 15 克、淮山 30 克、党参 15 克、天麻 15 克、大枣 10 枚、生姜 30 克炖汤吃（分数次吃完）。此证多见于农村妇女，因屡次妊娩损伤元气，导致肾脑亏虚，经常形寒肢冷，其痛以热敷则舒为特征，治之用"形不足者湿之以气，精不足者补之以味"之法，余用之屡验。

名医郑艺文治一患者，男，52 岁，后脑偏头痛，阵发频繁，终日以手捧头，西医诊断为神经官能证，疗效不显。询其病因，谓多年前曾患化脓性中耳炎，并伴有高血压。察其身体魁梧，脉象弦涩，舌质深红，二便正常，亦无阴虚阳亢征象，病史、脉证合参，应属瘀阻头痛，治宜活血化瘀，拟通窍活血汤加乳香、血竭，3 剂痛减，连服 14 剂，迄今数年未复发。血管性头痛多见于妇女，麝香每剂 0.05 克（目前均用人工合成者）。此品不宜煎，须临时兑服以增强活血化瘀的疗效。

【原文】

肝病者，两胁下痛引少腹，令人善怒。……气逆，则头痛。（《素问·藏气法时论》）

【凡按】

肝气上逆，证各不同，如肝寒气逆，头痛呕逆，当降逆暖肝，宜吴茱萸汤。吾湘夏度衡教授，治一妇头痛反复发作已 9 年，冬天尤其，发则呕吐清涎，痛于巅顶，他医用常法不愈，夏老遵《伤寒论·厥阴篇》"干呕，吐涎沫头痛者，吴茱萸汤主之"，7 剂而愈，未复发。如肝气上逆，引动肝阳上亢者，多见头痛、头晕、心烦、口苦、失眠，宜平肝潜阳，与三甲复脉汤。但总的发病机理是肝气郁结，其人"善怒者"，则情绪激动，"肝气逆则头痛"，挟寒则吐涎，如动引肝阳，则心烦失眠。上证为多见，上述二方亦为常用。据临床经验，肝阳头痛更多于肝寒犯胃也。

【原文】

厥头痛，项先痛，腰脊为应，先取天柱，后取足太阳。（《灵枢·厥病篇》）

【名家论述】

杨上善："足太阳脉起目内眦，上额交巅入络脑，还出下项夹脊抵腰中，入循膂络肾属膀胱，故足太阳之气上逆，头痛，项先痛，腰脊相应。先取足太阳上天柱之穴，后取足太阳下俞穴，疗主病者。"

【凡按】

《难经·六十难》云："手三阳之脉，受风寒伏留而不去者，则名厥头痛，入连在脑者名真头痛。"脑为元神之府，在经可治，针法取效，入脑难医，即《金匮》"脉脱入脏即死"之义。可以参看。

【原文】

真头痛，头痛甚，脑尽痛，手足寒至节，死不治。（《灵枢·厥病篇》）

【名家论述】

张志聪云："若真头痛者，非六气之厥逆，乃客邪犯脑，故头痛甚脑尽痛，头为诸阳之首，脑为精髓之海。手足清至节，此真气为邪所伤，故死不治。"

此属邪中髓海，真元衰败，治宜回阳救逆，与参附汤或椒附散，此肾气上攻入于泥丸宫（含百会穴），用附子温肾阳以治本，花椒引气下行以治标，阳回脉渐出者生，脉不出者死。

三十、眩晕病类

《内经》指出："下虚则厥，上虚则弦。"这是内因致眩的主要病因病机。有两种表现：一是本虚标实，出现充血性头晕，常见于高血压面红耳赤的病人。二是清阳不升，出现缺血性头晕，常见于心慌气短，颜面苍白的病人。另有一种"徇蒙招尤"，即头晕眼花，摇摇欲坠，是肝阳盛于下，肝风动于上，成为"下实上虚，过在足少阳、厥阴"的病变，此"诸风掉眩皆属于肝"的常见多发证候也。清·叶天士认为"内风皆阳气所化"，在治法上，滋肾水，养肝阴、平肝阳，熄内风，尽之矣。至于"上气不足，脑为之不满，头为之苦倾，目为之眩，"甚至"脉浮而散者为眴（眩）仆。"此衰老疾病之晚期，则大树将倾，本实先拨也。

（一）概　述

【原文】

下虚则厥，上虚则眩。（《灵枢·卫气篇》）

【名家论述】

张景岳："在下为本，本虚则厥，元气下衰也，在上为标，上虚则眩，清阳不升也。"

颜德馨："眩晕一证，由于清阳不升，血不上承，故耳为之苦鸣，目为之眩。宜用升阳益气法治之。"《药鉴》谓升麻"阳气下陷者，可升提之，若元气不足者，升之则下益虚，元气更不足矣，故必须配黄芪以补益元气，则升阳而不伤气，益气而不壅滞，用于上虚则眩，清窍失聪者，最为合拍"。（《临床用药经验和特色》）

（二）分　述

【原文】

徇蒙招尤①，目冥耳聋，下实上虚，过在足少阳、厥阴，甚则入肝。（《素

问·五脏生成篇》)

【注释】

①徇蒙招尤：如眩冒掉摇，指头晕眼花的症状。

【名家论述】

日医·森立之："徇蒙，头眩也，招尤（摇），身战摇也。虽为耳聋目瞑之证，乃上虚下实，肝经气虚于上，肝脏气实于下也。"

【凡按】

经文"下实上虚"是言其经络的传变，所以指出"过在足少阳，厥阴"。虚则能受，受之则上盛而"徇蒙招尤"；实则能传，传之则下虚而"目冥耳聋"。必伏其所主，而先其所因，根据"甚则入肝"的道理，以肝主疏泄，寓升降之机，能调整上下，前人多以羚羊钩藤汤或三甲复脉汤，上病下取，平肝熄风或养阴潜阳，以期达到阴阳平衡。

【原文】

髓海不足，则脑转耳鸣，胫痠眩冒，目无所见，懈怠安卧。（《灵枢·海论》）

【名家论述】

姚止庵："髓海不足则精液竭，精液者所以濡空窍者也，是以耳为之鸣，目无所见，液脱者骨属屈伸不利，故胫痠而懈怠矣。"

【凡按】

此肾虚眩晕症，治宜补肾填精，与左归丸。本方以六味地黄丸去丹皮、泽泻、茯苓，加枸杞子、菟丝子、鹿胶、龟板。治虚损伤阴或遗淋不禁，出现"头晕、耳鸣、目眩，其则腰痠腿软，精髓内亏"，引起肾脑同病。此方针对性强，颇与经旨相合。

【原文】

邪之所在，皆为不足，故上气不足，脑为之不满，耳为之苦鸣①，头为之苦倾②，目为之眩。（《灵枢·口问篇》）

【注释】

①苦鸣：《太素》、《甲乙经》并作善鸣，善犹多也，常也。

②苦倾：《太素》、《甲乙经》。"苦"字均删，与下文"目为之眩"一律，

（《内经灵枢校注》）可从。

【凡按】

上气，指心肺之气，因心肺居于五脏之上，此属气虚眩晕证，其特点是胸闷气短不足以息，寸口脉弱，治宜双补气血，与参附养营汤。宜重用黄芪，寓有黄芪建中之意，使气充血盈而渊源不绝。特别是小儿因慢脾风而天柱骨倒（头部沉重不支而倾斜），杨潜邨经验此症最宜此方。

【原文】

浮而散者为眴仆。（《素问·脉要精微论》）

【名家论述】

王冰："脉浮为虚，散为不足，气虚而血不足，故为头眩而仆倒也。"

王贤才："头晕，要特别注意心律和血压，因为直立性低血压和心律紊乱，即可导致晕厥。小脑或末梢神经功能失常，可致共济失调。体循环动脉压增高，是临床医学上最常见的问题之一。"按：高血压第 1 期常有头痛、头晕、耳鸣、眼花、心悸、失眠等症状，进一步可出现面红脑络搏动，上重下轻，如履棉絮等症征，所谓"平衡失调"。

盛国荣："治此用地龙功能清热平肝，通络利水，夏枯球清肝散结，能疏通结气，现代研究经动物实验证实该二药，对高血压（按：含肾性高血压）在缓慢持续的降压作用，尤其夏枯草含有丰富的钾盐，降压而不失钾。常用于肝阳妄动，络道受阻之高血压。赤小豆、玉米须（按：二味重用），健胃利水。二者合用对肾性高血压效果尤佳。"

【凡按】

此气血两虚，治宜益气养血，与人参养营汤合三五七散。此方不是《世医得效方》的三五七散，因为该方有干姜、细辛，与"脉浮而散"不相宜，应用《千金要方》的三五七散，药只三味，用附子三钱以壮元阳，山茱萸五钱、淮山药七钱酸甘温以固护之，此"炉中覆灰则火不灭"之法也，气血两虚，肾脑不足而眩仆者宜之。

【原文】

邪中于项[①]，因逢其身之虚，其入深，则随眼系入于脑，入于脑则脑转，脑转则引目系急，目系急则目眩以转矣。……精散则视歧，视歧见两物。（《灵枢·大惑论》）

【注释】

①项：《甲乙经》卷十二第四作"头目"。

【凡按】

若邪气侵入头目，乘人体虚弱，它就能够随目系深入脑部，邪入于脑，便发生头昏脑转，从而引起目系紧急，出现两目眩晕的症状。由于睛斜不正，精神分散，眼睛所看到的东西，影像不相统一，而出现视歧，把一物看成两物。本属肝肾阴虚，因外邪诱发肝风内动，故头旋目眩而视歧，多见于脑部肿瘤病人，此非发散之药可解，治以潜阳熄风为主，与三甲复脉汤加减。余治患者，患脑部蝶鞍瘤，头痛、呕吐，视物为两，先予降胃平肝药止其呕吐，继以三甲复脉汤平肝潜阳，坚持久服，至头痛止而复视除，今犹健在。

三十一、肩背痛病类

《内经》云："背为胸之府，背曲肩随，府将坏矣。"此属黄耇衰老，脊柱萎缩的自然表现。古人以之测寿限，故经言及之。肩背痛多见于上焦阳虚，心肺之气不足的患者。如以前区痛，则反射到左侧肩背，故《内经》有"脉泣则血虚，血虚则痛"。又"肺病者，喘咳逆气，肩背痛"。皆宜温阳宣痹之法。至于"邪在肾，则病骨节阴痹……肩背颈项痛。"宋·许叔微主椒附散，以附子温经通阳，川椒引气下达也。《内经》又云："气虚则肩背痛寒"此乃常见而多发的"冻结肩"，宜艾灸局部，结合温熨，服温阳通痹之药则愈。

(一) 概　述

【原文】

背者胸中之府①，背曲肩随，府将坏矣。(素问·脉要精微论)

【注释】

①背者胸中之府：《太素》卷十六《杂诊》及《云笈七笺》引胸下并无"中"字。

【名家论述】

马元台："胸在前，背在后，而背悬五脏，实为心中之府。"按：胸中，此指五脏。肩随，肩垂不能举。随通垂。五脏之气不能营濡肩背，而见诸症。

【原文】

寒气客于背俞之脉则脉泣，脉泣则血虚，血虚则痛，其俞注于心[1]，故相引而痛，按之则热气至，热气至则痛止矣。（《素问·举痛论》）

【注释】

①其俞注于心：《史载之方》卷上引"其"作"背"是，"注"作"主"，袁刻《太素》"注"作"主"，与史载之合。

【名家论述】

张志聪："背俞之脉者，足太阳之脉也，太阳之脉循于背，而五脏六腑之俞皆在足太阳之经，故曰背俞之脉。脏腑之血气皆注于俞，故寒客之则脉涩而血虚，血虚则痛矣。夫心主血脉，五脏六腑之俞注于心，故相引心而痛，心为阳中之太阳，盖与太阳之气标本相合，是以按之则热气至，而痛止矣。"

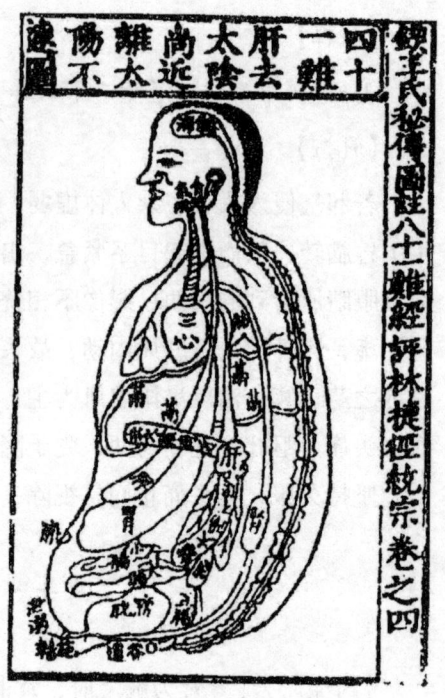

明代王文洁《图注八十一难经评林捷径》中的侧人脏腑图

【凡按】

"按之"，指按摩疗法，寒凝而痛，则按而摩之，热气至而寒凝释，通则不痛矣。此法在缺医少药的农村，常用于小儿寒痛或蛔虫腹痛，良验。

（二）分　述

【原文】

肺病者，喘咳逆气，肩背痛[1]。（《素问·脏气法时论》）

【注释】

①肩背痛：新校正云："《千金方》作肩息背痛。"

【名家论述】

张景岳："此肺经之实邪也，肺藏气，主喘息，在变动为咳，故病为喘咳逆气，背为胸中之府，肩接近之，故肩部亦痛。"

尤在泾："气实而出入粗，故息摇肩，咳者气逆而肺失降，则息引胸中上气。"按:"此据《金匮》解释"肩息"的临证意义,与《新校正》合。此属风寒外干,肺气上逆,治宜解表宣肺降逆,与桂枝加厚朴杏仁汤,喘咳平则背痛自止也。

巫君玉:"若无表证,面如重枣,脉实者宜泻肺"。按:可与葶苈大枣泻肺汤。

【原文】

气虚则肩背痛寒,少气不足以息,溺色变。(《灵枢·经脉篇》)

【名家论述】

张景岳:"肩背者,上焦之阳分也,气虚则阳病,故为痛为寒,而少气不足以报息。"

【凡按】

此属阳气不足,营卫流行滞涩,甚至出现"溺色变",即小便数而欠,为上虚不能制下的表现。治宜益气升阳,与黄芪桂枝五物汤加淮山药、益智。辨证要点在"少气不足以息",此方黄芪之用是关键。

但原文云:"气虚则肩背痛寒",这是后世所称"冻结肩"(肩周炎)的发病机理。冻结肩俗名"五十肩",多见于五十岁左右的中老年人,其特点是双手(或单手)能提不能举,梳头、后反受限,夜间冷痛明显,即《经》所谓"痛痹"是也。余用黄芪桂枝五物汤加片姜黄、桑枝,治此证良效,即《素问·至真要大论》:"疏其血气,令其条达"是也。此外温阳通痹的艾灸法,每晚睡前灸肩髃穴及肩周的阿是穴,坚持治疗,每收根治之效。

【原文】

邪在肾,则病骨痛阴痹。……肩背颈项痛[①]。(《灵枢·五邪篇》)

【注释】

①肩背颈项痛:《脉经》、《甲乙经》、《千经》卷十九第一"项"下并有"强"字。

【名家论述】

张景岳:"肾属少阴,按经脉篇以腰脊肩背项痛为足太阳病,以二经为表里。"

张志聪:"肩背头项病,脏病而及于府也。"

肾病而肩背头项痛，多见于肾阳不足，肾中之寒气上逆所致。许学士云："······亲患项筋痛，连及肩背不可转，服诸药不效，予忆《千金方》有肾气上攻背项强一证，予处椒附散与之，两服顿瘥。盖肾气自腰夹脊上至风府穴，非精于搬运者不能透，今逆行至此不得通，有椒以引归经则安矣。"可资借鉴。

三十二、胸心痛病类

《内经》："五脏（按：当理解为胸腹）卒痛，何气使然？曰：经脉流行不止，环周不休，寒气入于经而稽迟······客于脉外则血少（按：指血管收缩），客于脉中，则气不通（按：指血凝气滞），故卒然而痛。"脉者血之府也，涩则心痛。"此《内经》揭出心痛的病因病机。近人颜德馨认为此属"阳虚阴凝，阳虚为本，阴凝为标"，与冠心病心绞痛的临床表现相符。而《内经》在证候上指出："心病者，胸中痛，胁下痛，膺背肩胛痛，两臂内痛；虚则胸腹大，胁下与腰背相引而痛。"按：更与心绞痛的症征甚合。特别是提出"虚则胸腹大"，乃循环性腹胀的一种表现。甚至上则呃逆，下则便秘，涉及胃肠病变，因为胃脉上行，布于左胸乳之下方。赵锡武认为"心与胃的关系十分密切。"

《内经》又云："肾病者，虚则胸中痛"，"邪气客于足少阴之络，令人卒心痛"。明·王肯堂从整体观着眼提出了补肾纳气的治法。至于"真心痛，······旦发夕死，夕发旦死"，则在司命者临机制变。

（一）概　述

【原文】

仲夏善病胸胁。（《素问·金匮真言论》）

【名家论述】

王冰："仲夏善病胸胁者，心之脉循胸胁故也。"

【凡按】

仲夏包括整个夏天，《内经》云："仲夏善病胸胁只提病发部位，没有指明症状。《难经·十六难》曰："假令得心（按：洪脉），其外证：面赤、口干、喜笑；其内证：脐上有动气，按之牢若痛（按：易误诊为胃痛）；其病：

烦心、心痛、掌中热而啘。"此呃逆似常与心脏病者并见的呃逆。此补充了《内经》经旨。

【原文】

心病者，胸中痛，胁支满①，胁下痛，膺②背肩甲间痛，两臂内痛；虚则胸腹大，胁下与腰③相引而痛，取其经，少阴太阳。（《素问·藏气法时论》）

【注释】

①支满：撑支不舒之意。

②膺：胸也，见《广雅·释亲》）。

③腰：《脉经》卷六第三"腰"下有"背"字，宜从。

【名家论述】

张景岳："此心经实邪也，手少阴心痛从心系上肺，下出腋下；手厥阴包络之脉，其支者循胸出胁，故为此诸证，治宜通阳泻浊。"

【凡按】

此条描写心脏病发痛的过程至详至悉。首先是胸胁隐隐胀痛，放散到膺背肩部，进一步到两臂内侧胀痛，以近心的左侧为多见。原文两节分出虚实二型，实证《金匮要略》名为"胸痹"，"胸中痞气，气结在胸，胸满，胁下逆抢心，枳实薤白桂枝汤主之"。即景岳"通阳泻浊"是也。"虚则胸腹大，胁下与腰背相引而痛"，尤在泾云：宜用《金匮》人参汤（即理中汤），"速复其不振之阳"，处此方辨证的关键是虚证。近代学者阎德润认为是"循环性腹胀"，此种腹胀若单治肠胃，只能是事倍功半，宜重用黄芪建中汤合附子理中汤，温中益气通脉则愈，临床上有重要的指导价

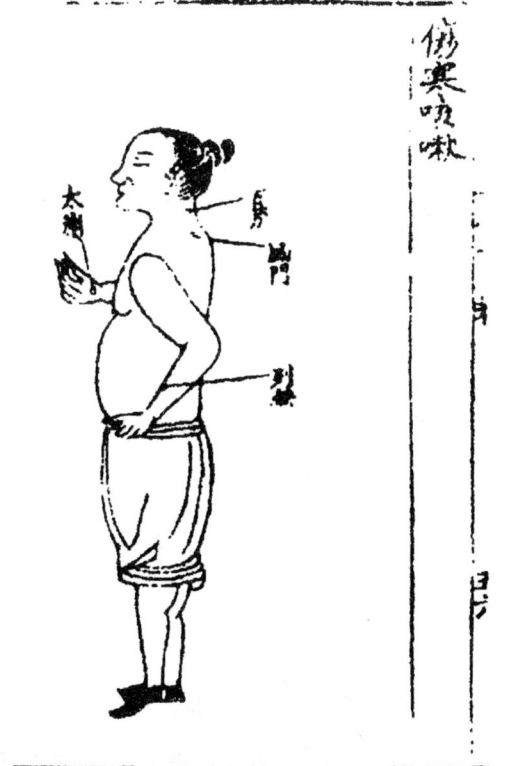

明万历刊本《杨敬斋针灸全书》针灸方图中的伤寒咳嗽取穴图

值。《证治准绳》:"心与胃各一脏,其病形不同,因胃脘痛处在心下,故有当心而痛之名,岂胃脘痛即心痛也哉!"故心痛与胃痛必须严格区别,但在治疗上可以综合处理。

赵惕武认为,心与胃的关系十分密切的,在治疗冠心病中提出心胃同治,就是说必须认识到胃在冠心病的治疗中有不可忽视的位置。《金匮要略》指出:"寸口脉微而数,微则无气,无气则营虚,营虚则血不足,血不足则胸中冷。"说明心阳虚能使胃阳虚、胃虚冷。而胃中虚冷,又可以使阳微无气、胸中冷、脉不通。如此恶性循环,使病情加剧,并指出胃的大络,是由胃腑直接分出的一条大络脉,其循环路线是:由胃上行,贯通横膈,连络肺脏后,向外布于左胸乳部的下方(即心尖搏动的部位),故可知其关系之密切。余治一患者,男,65岁,患冠心病、心绞痛、心动过速而出现室性早搏,呃逆连声,腹胀而便闭不通。专家组会诊,建议停西药专用中药。余据脉微舌淡,主桂附理中重加黄芪、远志、枣仁,一剂大便通而呃逆止;再剂腹胀消脉律整而绞痛除;三剂而愈起床宴客。即以此方制丸服以巩固疗效。此心胃同治,与赵氏不谋而合。

【原文】

帝曰:五脏卒痛①,何气使然,岐伯对曰:经脉流行不止,环周不休,寒气入经而稽迟②,泣而不行,客于脉外则血少,客于脉中则气不通,故卒然而痛。(《素问·举痛论》)

【注释】

①五脏卒痛:森立之曰:"五脏卒痛者,谓心腹卒痛也。"

②稽迟:〔说文〕云:"稽、留止也""迟、徐行也。"

【名家论述】

张志聪:"经气流转,如环无端,寒气客之,则凝泣而不行矣。客于脉外,则脉缩踡而血少,客于脉中,则脉满而气不通。故卒然而痛也。"

【凡按】

本条举卒痛的病因病机,乃寒气侵入人体,影响脉管血液运行,致血脉瘀阻而发痛,此外因致病之例也。而《金匮要略·胸痹心痛病篇》云:"阳微阴弦,即胸痹而痛,所以然者,责其(按:脉)极虚也。今阳虚知在上焦,所以胸痹心痛者,以其阴弦故也。"明确指出:"阳微阴弦"为胸痹心痛之主要病因病机。

谭日强云："阳微，指寸口脉微，主阳虚；阴弦，指尺中脉弦，主阴盛，上焦阳虚而阴邪乘之，以致气机痞寒，闭而不通，所以发生胸痹、心痛。"此为先有内虚，后为外邪所客，所谓"邪之所凑，其气必虚"是也。根据"阳微阴弦"的特征，宜《金匮》黄芪桂枝五物汤加附片。亦适应于上述外寒致病之例，以其内虚为本，外寒为标。方中桂枝、甘草振心阳，黄芪畅通冠脉流量，有益气强心作用，姜枣调和营卫，附片温阳祛寒、通痹止痛。近人研究强心用附片3克，止痛用附片5～10克。

（二）分 述

【原文】

所谓胸痛少气者，水气在脏腑也，水者阴气也，阴气在中，故胸痛少气也。（《素问·脉解篇》）

【名家论述】

张景岳："邪水之阴，非真阴也，阴邪在中，故为胸痛，阴盛则阳衰，故为少气，少气则气短而喘矣。"按：此水气凌心，阻遏心阳，治宜温阳利水，与苓桂术甘汤。本方桂枝、甘草以振心阳，白术、茯苓健脾化湿，宁心利尿以排除水气也。

颜德馨："晚近治疗冠心病，多宗气滞血瘀，或痰浊交阻之说，或理气、逐瘀、祛痰、通痹，虽取效于一时，但每易反复。在长期实践中体会到冠心病、心绞痛、心肌梗塞等引起的胸痛，其实质多为阳虚阴凝。阳虚为本，阴凝为标，立法用药当以温阳为主，解凝为辅，故而每以附子汤加减治疗冠心病，不仅止痛效果明显，且疗效巩固持久，其临床应用指征为：1. 胸痛剧烈，汗时自出；2. 畏寒肢冷；3. 舌淡质紫，脉沉弱。胸闷加丹参；心绞痛加参三七；心肌梗塞加水蛭。仍以活血化瘀为佐也。"按：《金匮要略·胸痹心痛短气病脉证》："胸痹缓急者，薏苡附子散主之"，尤在泾曰："附子通阳痹"，此用附子汤温阳以解凝非无师之智也。

【原文】

肾病者，虚则胸中痛。（《素问·藏气法时论》）

【名家论述】

王肯堂："肾虚羸怯之人，胸胁之间每每有隐隐微痛，此肾虚不能纳气，气虚不能生血之故，气与血犹水也，盛则流畅，少则壅滞，故气血不虚则不滞，既虚则鲜有不滞者，所以作痛，宜用补骨脂之类补肾，芎、归之类和血，若作寻常胸胁痛治，则殆矣。"

【凡按】

胸中闷痛，用温通心阳药而效不显者，加用杜仲、补骨脂、枸杞、菟丝子补肾纳气而痛止，可见心阳的振作在于肾气之充实也。近人研究：动脉粥样硬化从肾论治。并从临床和实验研究结果显示，补肾软坚方药的应用，使患者肾气充盛，使老年患者已降低的性腺激素水平恢复到接近正常，血脂水平也趋于正常，高密度脂蛋白增高，血液流变学明显改善等。这是中西结合心血管病专家阮士怡的新验证。此与《内经》"肾病者，虚则胸中痛"，并非偶然的巧合。

【原文】

邪客于足少阴之络，令人卒心痛，暴胀，胸胁支满。(《素问·缪刺篇》)

【名家论述】

杨上善："足少阴直脉，从肾上入肺中，支者，从肝出络心，注胸中，故卒心痛也，从肾而上，故暴胀也。注于胸中，胸胁支满也，以足少阴大钟之络傍经而上，故少阴脉循处，络为病也。"

郭士魁："有人对我说，治卒心痛，你开的苏合香丸一天量的用费，等于服一个月的硝酸甘油片，我于是又开始了'变贵为贱'的实践。首先对苏合香丸的每一味进行分析研究，最后决定去掉贵重的犀角和久服有毒的朱砂，加大荜拨的用量，制成了'心痛丸'，而临床效果与苏合香丸同。"

【凡按】

此属寒邪上犯，心阳阻遏，治宜通阳痹，如无苏合丸，与桂枝生姜枳实汤。尤在泾云：此方"辛以散逆，苦以泄满，温以祛寒"。其病起于卒，邪入未深，兵家所谓"乘其未集而击之"是也。若胸闷气短而腹满者，为循环性腹胀，宜桂枝人参汤。

【原文】

胃病者，腹䐜胀①，胃脘当心而痛，上支②两胁，膈咽不能，食饮不下，取之三里也。(《灵枢·邪气脏腑病形篇》)

①䐜胀："饱满膨胀"（《内经灵枢校注》）。

②支：《玉篇》"充"也，即向上充满之意。

【名家论述】

张志聪："胃脘在鸠尾内，正当心外，（按：一针灸医刺鸠尾穴，疏忽了上举双手以抬高膈肌、致刺中横位的心脏，患者立死，可证经言不误）。故胃痛则腹䐜胀，胃脘当心而痛。胃病则气逆不能转输，是以上支两胁，咽膈不通，饮食不下。"

【凡按】

此属中焦阻滞，胃气上逆，治宜和胃健脾，行气导滞，与香砂六君子汤，加鸡内金健脾助化以治本。如常发刺痛，痛有定处不移，属瘀阻，宜失笑散加延胡、白芍、炙草，和血止痛以治标。李时珍在《本草纲目》中，盛赞五灵脂和血止痛之功。近人研究本品能缓解平滑肌痉挛，所以止痛甚效。相传人参五灵脂相畏，其实不然，徐灵胎治产后血臌，人参与五灵脂同用，瘀下而腹平。吴鞠通"化癥回生丹"人参灵脂同用，并非无师之智。本条"胃脘当心而痛"，饮食不下属胃病无疑，针取阳明之足三里，引气下行，可立愈。若心痛取此穴无效，宜取内关穴，强心通脉，针刺宜用补法，针尖向上；镇静止痛用泻法，针尖向下，亦鉴别诊断之一助也。

【原文】

厥心痛①，与背相控，善瘛②，如从后触其心，伛偻者，肾心痛也。（《灵枢·厥病篇》）

【注释】

①厥心痛：《难经·六十难·论厥痛与真痛》云："其五脏气相干，名厥心痛。"徐灵胎云："相干，谓脏有偏胜，邪乘于心也。"

②善瘛："善瘛"与上下文不属，《太素》无此二字。此为"肾心痛"，如以《素问·宣明五气篇》并于肾为恐之义核之，则"善恐"似较"善瘛"为合。

【名家论述】

张景岳："控，引也，善瘛，拘急如风也。伛偻，背曲不伸也。足少阴之经，由股内后廉，贯脊络肾，其直者，从肾上贯肝膈入肺中，凡疼痛如从脊后触其心而伛偻者，以肾邪干于心，是为肾心痛也。"又云"肾心痛者，多由阴邪上冲"。

巫君玉："'善瘛'连后文'如从其后触其心'观之，当为形容抽痛阵作之状"。

【凡按】

肾虚则寒动于中，阴寒上冲，故发心痛，治宜温阳以制逆，与真武汤加肉桂。"伛偻"是肾心痛之特征，瘛痛是阵发的症状。由阴寒之气上下交争而然，方中附子壮肾阳，肉桂壮心阳，心肾温通，藉白术壮脾阳而达药力也。

【原文】

夫脉者，血之府也，……涩则心痛。（《素问·脉要精微论》）

【名家论述】

张景岳："涩为血少气滞，故为心痛。"

朱良春："水蛭是一味活血化瘀药，治心绞痛，心肌梗塞等瘀血症状明显，以及门静脉高压切脾手术后，血小板增多证，屡获良效。近年来用治高血粘，高血脂，获效较速。水蛭新鲜唾液中含有水蛭素，能阻止凝血酶作用于纤维蛋白元，阻止血液凝固。"按：张锡纯云：水蛭油煎无效，生用为佳，必须引起注意。

【凡按】

《素问·平人气象论》云："脉涩曰痹"，痹则闭塞而痛，与此互发。近人研究，涩脉是一种血液粘滞性较大，血流速度缓慢，脉搏起伏徐缓（艰涩）的脉象形态"。"涩则心痛"，必有内寒疑泣，血少气滞寒凝是其发病因素，治宜温阳通脉，活血化瘀，宜黄芪建中汤去芍药加当归、水蛭、灵脂、炒蒲黄、延胡索。此证多见于冠心病心绞痛。方中的黄芪畅通冠脉流量，水蛭与肉桂合用名蛭桂散，桂能温通心阳，蛭能稀释凝血，故效捷。

【原文】

二阴一阳发病，善胀、心满、善气（《素问·阴阳别论》）

【名家论述】

张志聪："善气者，太息也，心系急，则气道约，故太息以伸出之。"

【凡按】

满，同懑，心闷不舒，故时时想太息而得到舒伸，不到憋闷，心肾之气不能相交，可以见此，故曰二阴。任应秋认为注经必须结合临床实际来考察。此条张注胸闷气短，少气不足以息，为冠心病常见症。余亦以为然，每用北黄芪15克、炒枣仁15克泡水代茶服，用之良效。以黄芪益气通脉，枣仁养心安神故也。

【原文】

真心痛，手足清^①至节，心痛甚，旦发夕死，夕发旦死（《灵枢·厥病篇》）

【注释】

①手足清：清，与青通用；'手足清'，即手足冷，青即手足青紫，常二者相兼。《难经·六十难》："其痛甚，但在心，手足青者，即名真心痛。"

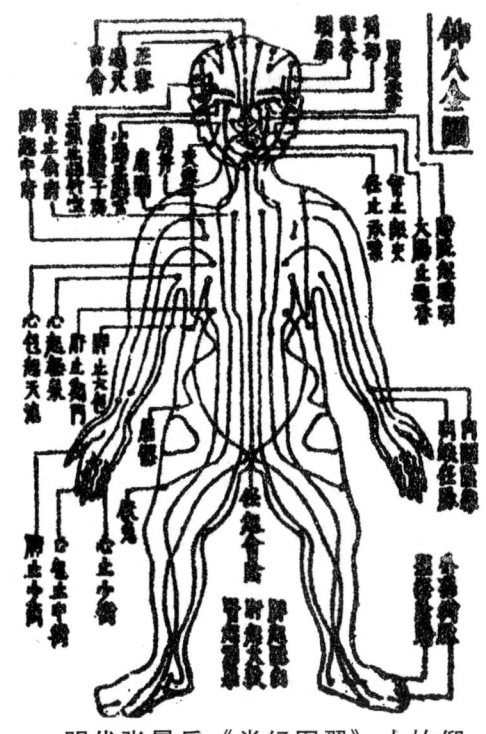

明代张景岳《类经图翼》中的仰人全图

【名家论述】

凌耀星："真头痛与真心痛虽均预后不良，但两者是有明显区别的。在病情上，'手足青至节'较'手足寒至节'更为严重。盖青者必兼寒，而寒者不必青，证诸临床，由于心主血脉，血脉凝滞而致心痛，则血络及其手足四末，可呈青色。"

【凡按】

真心痛者，邪气直犯心主也，毒深阴甚，故手足清至节，其死之速如此。宜参附回阳，可以急救，但具体情况须具体分析。余治一例患者，60岁，四肢厥冷，汗出脉微，腹式呼吸而不足以息，舌质淡暗而苔灰腻，与参附汤、附子理中汤、真武汤，以炮姜易生姜，主要是重用红参至10克，附片6克，以回元气，三剂汗止肢温，脉出，血压稳定而安。三方相用，以参附温心阳，附子理中，真武温脾肾之阳，此治法为整体调节而重点突出也。

近人研究，参附注射液治疗难治性心衰有明显的优势。心衰是外邪反复侵袭、劳累过度以及脏腑功能失调引起心阳不振，鼓动无力，血脉运行缓慢，出现水气凌心、水饮射肺、水湿泛滥及瘀血阻滞。温阳益气是心衰的根本治法，宜用参附注射液，人参能改善缺血心肌的合成代谢，减少心肌对氧和化学能量的消耗，使缺血心肌在氧耗最低的情况下作功；附子能增强心肌的收缩力，改善血液循环，扩张血管，使凝聚的血细胞解聚，故有强心作用。二药能全面改善心衰的病理过程和危急症候。

三十三、胁痛病类

《内经》指出的"胁痛"，着重在肝胆二经及其脏腑。以二经均行于身之两侧而布胸胁，故以经络相关部位的痛证为其突出的重点。这是明显的经络辨证也。但在具有共性的"胁肋痛"之外，又具有不同腑腑的个性。如"肝病者，两胁下痛引少腹，令人善怒。"怒是病之因，还是病之果？均有可能，以肝之志主怒也。"胆，口苦，善太息，心胁痛不能转侧。"口苦是胆汁上溢，善太息，是胆气郁结不伸的反应。此经证同为脏腑之证不同也。但，肝为藏血之脏，如"有所堕坠，恶血留内"，加一个"大怒，气上不下"，失于疏泄的因素，血"积于胁下，则伤肝"。这是肝病较多的人为因素也。

（一）概 述

【原文】

肝足厥阴之脉……夹胃属肝络胆，上贯膈，布胁肋。（《灵枢·经脉篇》）

【凡按】

足厥阴之脉其全过程"起于足大趾丛毛之际……环阴器，抵少腹……，循喉咙之后，连目系，与督脉会于巅。"

（二）分 述

【原文】

肝病者，两胁下痛引少腹，令人善怒。（《素问·脏气法时论》）

【名家论述】

张志聪："病者，邪气实也，肝脉布胁肋，抵少腹，故病胁下痛引少腹。

《灵枢经》曰：肝气实则怒……肝气郁而不舒，故怒也。"

【凡按】

此属肝郁气滞，治宜疏肝理气，与四逆散合金铃子散。以"善怒"是肝郁气滞的自然发泄，"木郁则达之"，所以用四逆散以遂其条达之性。两胁痛引少腹，则金铃、延胡之辛开苦降，合四逆散之芍药甘草缓解痉挛，共奏止痛之功也。

名医姜春华对慢性迁延性肝炎、早、晚期肝硬化的治疗，都以活血化瘀为主。利气、柔肝只治其标，不治其本，活血化瘀才是治本之道。姜氏解决肝痛常取三步走：即一步活血化瘀，如当归、桃仁、丹参、地鳖虫；二步加九香虫；三步再加五灵脂、制乳香等，使"气与血互相同治"。"证属肝瘀气虚（按：胸闷气短）者，治宜活血益气，上方加黄芪、党参。"

【原文】

有所堕坠，恶血留内；若有所大怒，气上而不下，积于胁下，则伤肝。（《灵枢·邪气脏腑病形篇》）

【凡按】

肝藏血，其经脉行于胁下。如跌仆坠堕，瘀血滞留于内，又因大怒的刺激，肝气上逆，气血瘀阻，积于胁下，则伤肝，治宜疏肝理气，活血化瘀。方用一味丹参饮活血养肝以治本，失笑散通肝经聚血，地鳖虫化瘀通络，为跌打员伤、推陈致新良药，楮实子消肿软圣，刘寄奴化瘀利水以治标，血行瘀化，则怒气自平。以"善怒"为病之因，亦为病之果也。

【原文】

厥阴之脉者，络阴器系于肝，寒气客于脉中，则血泣脉急，故胁肋与少腹相引痛矣。（《素问·举痛论》）

【名家论述】

杨上善："厥阴肝脉属肝络胆布胁肋，故寒客血涩脉急，引胁与少腹痛也。"

【凡按】

《伤寒论·太阳篇》云："胸胁下素有痞，连在脐旁，痛引少腹入阴筋（按：茎）者，此名脏结死。"与此互发。二者阳虚阴盛"寒气客于脉中"则同，本条"胁肋与少腹相引痛"其病浅，与当归四逆加吴萸生姜汤；"痛引少腹少阴筋者"

唐容川云：今所谓缩阴症，其病深，舌上白苔滑，称为"脏结无阳，死证"，民间常用火药（硫黄、焰硝）治之，甚效。或用沉香黑锡丹，结合艾灸关元穴，肢温阴器出，则愈。余治同乡彭庆生之子，平素嗜酒，掺冷水空腹饮之，习以为常。一日晨起仆地，少腹相引而痛，痛甚，阴茎已缩入腹中，大小便秘、四肢厥冷、脉伏不见。仓卒之间借用保安队步枪子弹三枚，分三次开水冲服，外用艾灸关元穴。约半小时二便俱利，痛止肢温，阴茎复出而愈。此饮冷过度，致阴凝脏结，两阴缩入腹，硝、磺二药不仅温化阴寒，而有疏通二便的作用，"通则不痛"所以速效。

【原文】

胆足少阳之脉……是动则病口苦[①]，善太息，心胁痛不能转侧，甚则面微有尘，体无膏泽，足外反热，是为阳厥[②]。（《灵枢·经脉篇》）

【注释】

①口苦：杨上善："胆热，苦汗循脉入颊，故口苦，名曰胆瘅。"

⑦阳厥：杨上善："少阳厥逆"。

【名家论述】

张景岳："胆病则液泄，故口苦，胆郁则不舒，故善太息。胸胁痛不能转侧，足少阳之别，贯胸循胁里也。"

【凡按】

此证多见于现代医学所称的"胆囊炎"、"胆结石"等胆道病变。肝胆气郁、肥甘厚味是其致病原因，"善太息"即其郁结表现。胸胁痛的特征是向上放射，痛不可转侧动摇，口苦是胆胃同病，甚则呕吐苦水。痛在于内，象显于外，故"面有微尘，体无膏泽"，以痛损伤神气也。此属少阳气阻而胆郁，所谓"阳厥"是也。治宜疏肝利胆、理气开郁，主四逆散，加金

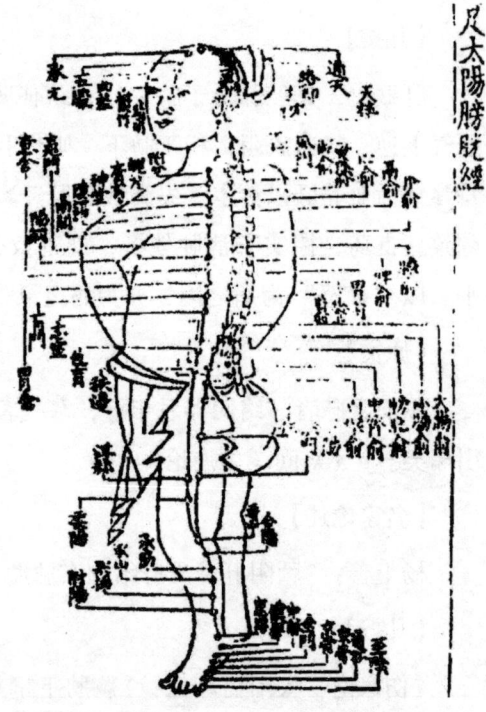

明代高武《针灸聚英》经穴图中的足太阳膀胱经图

钱草、郁金、火硝（兑）、草决明、白芍、延胡、川楝肉、麦芽、鸡内金。此方加减治胆结石良效。张锡纯认为："鸡内金含稀盐酸，善化有形瘀积"，故重用本品与金钱草配合，治胆囊炎、胆结石、及尿路结石症是信而有证的。

胆结石为临床常见的剧痛症，余从实践经验中制成"排石消石散"：火硝 60克、真郁金 50克、生鸡金 50克、田三七 20克、白矾 10克、上肉桂 10克。共研细粉（过 100 目筛）装入大号胶囊，每囊装 0.4克，成人每服 2～3 颗胶囊，于饭后 15 分钟服之，日 3 次。服至剧痛缓解或隐痛消失为度，张锡纯："矾石、硝石善化胆管凝结。"屡用殊效。

【原文】

少阳之厥，则暴聋，颊肿而热①，胁痛，胻不可以运。（《素问·厥论》）

【注释】

①而热：《病源》卷十二《寒热厥候》："而"作"胸"。

【名家论述】

杨上善："手足少阳之脉，皆入耳中，足少阳循颊，下胁循至足，故暴聋颊肿，胁痛，脚臑不可运动也。"按：《太素》"胻"作"臑"。胻与臑皆胫骨，均指小腿。

【凡按】

胆气过升，则耳暴聋而足胫无力，治宜利胆平肝、清胃降逆，与温胆汤合戊己汤、磁朱丸。其中温胆汤胆胃同治，胃气降则胆气亦不上逆，此釜底抽薪法也。戊己汤芍甘二味平肝即所以利胆，磁朱（含磁石、朱砂）药性重坠以治暴聋，复方组合以针对"少阳之厥"也。李时珍云："柘木能通肾气，故《圣惠方》治耳聋耳鸣一二十年者有柘根酒。"

三十四、腰痛病类

《内经》"腰者肾之府，转摇不能，肾将惫矣。"指出腰是肾之外府，肾机强弱盛衰，外府的表现至关重要。其病因有"阴阳不和（按：夫妻关系不正常），则使液溢而下流于阴……下过度则虚，虚故腰背痛而胫痠。"肾藏精而主骨，痛、痠是肾病的反应。故《难经》曰"损其肾者益其精"。此外有"感于寒，则病关节禁固（按：关节强直而屈伸不利），腰椎痛，寒湿持于气交而为病也。"外寒宜五积散，内寒，如《金匮》所云："肾受冷湿，着而不去，则为肾着，身重腰中冷，如坐水中"。尤在泾云："此病不在肾之中脏而在肾之外府，治法不在温肾散寒，而在燠土以胜水，主甘姜苓术汤。"《内经》"腰痛不可转……针刺八髎。"如现代多见的腰椎压缩性骨折，腰椎间盘突出，当从骨空穴刺之，可以作为整体调节的参考，以补药熨、按摩等疗法之不逮也。

（一）概　述

【原文】

腰者肾之府，转摇不能，肾将惫矣。（《素问·脉要精微论》）

【名家论述】

张景岳："腰为肾之外候，足少阴之别'下贯腰脊'，肾气虚则腰痛而转动俯仰受限，然腰痛有寒热虚实之不同。""腰痛症凡悠悠戚戚屡发不已者肾之虚也，遇阴雨或久坐痛而重者湿地。遇诸寒而痛或喜暖而恶寒者寒也，遇诸热而痛及喜寒而恶热者热也，郁怒而痛者气之滞也，忧愁思虑而痛者气之虚也。"

【原文】

阴阳不和，则使液溢而下流于阴，髓液皆减而下，下过度则虚，虚故腰背痛而胫痠。（《灵枢·五癃津液别》）

【名家论述】

张景岳："阴阳不和则精气俱病，气病则不摄，精病则不守，精气不相统摄，故液溢于下而流泄于阴窍。精髓皆减，输泄过度，则真阴日虚，故为腰痛胫痠等病，此劳瘵之所由也。"

【凡按】

前人用斑龙丸治虚损，理百病，驻颜益寿，歌曰："尾闾不禁沧海竭，九转灵丹都漫说，唯有斑龙顶上珠，能补玉堂阙下穴"。此重在补肾，使精髓充而筋骨壮，而葆精以自强更应放在首位。"精不足者，补之以味"。老年易患骨质增生或骨减髓空，导致骨折，宜用鹿角霜、鹿角胶、配猪脊髓、大枣蒸服或制丸服，此血肉有情，竹破竹补法也。

（二）分　述

【原文】

腰痛不可以转摇，急引阴卵，刺八髎与痛上。（《素问·骨空论》）

【名家论述】

张志聪："腰痛不可以转摇者，肾将惫矣，急引阴卵，连及于厥阴也。亦当取足太阳之上髎、次髎、中髎、下髎之八穴，及与少阴厥阴本部之痛处。盖八髎在腰尻之骨间，筋骨为病，当从骨空之穴以刺之。

【凡按】

此属阳虚感寒，肝肾同病，治宜温阳散寒，与青娥丸，此乃肾虚腰痛要药，加白芍、肉桂、荔核，针对"急引阴卵"以桂芍解其挛急，荔核理气止痛。

【原文】

昌阳之脉，令人腰痛，痛引膺，目䀮䀮然，甚则反折，舌卷不能言。（《素问·刺腰痛篇》）

【名家论述】

张景岳："昌阳即足少阴之复留也，少阴属肾，故为腰痛，肾脉注胸中，故痛引入膺，肾之精为瞳子，故目䀮䀮然，少阴合于太阳，故反折，肾脉循喉咙，故舌卷不能言。"

【凡按】

本篇备举诸经腰痛，而"腰者肾之府，转摇不能，肾将惫矣"。所以腰痛的直接关系属肾，除"痛引脊内廉"外，更明显的是循足少阴——昌阳经脉。痛引胸中，连舌本，甚至舌不能言。瞳子属肾，肾之精气不能随精上达，故目䀮䀮视力模糊。且肾与足太阳膀胱经为表里，《病源》卷五《腰痛不能俯仰候》云："阳病不能俯，阴病不能仰"，少阴不胜太阳，故甚则腰背反折，此属肾阴不足，肾阳亏损，宜河间地黄饮子，经脏同治，以地黄饮子亦主治舌喑也。

【原文】

巨阳虚，则腰背头项痛。（《素问·疟论》）

【凡按】

巨阳即太阳，足太阳脉从头出别下项，循肩膊内，挟脊抵腰，阳气不足则寒气客之，故腰背头项痛。此属阳虚感寒，治宜温经散寒，与桂枝加术附汤。如出现"身疼、腰痛、骨节疼痛、恶寒、无汗而喘者"，此《伤寒论·太阳篇》之麻黄证也，它的特点必然导致发热，所以用麻黄汤以发其汗。此证重在"巨阳虚"，虽腰背头项痛，无发热趋势，亦治以温经散寒，用桂枝汤调和营卫，附子温少阴之经，白术利腰脐间血，表里同治，而不着眼于发汗也。

【原文】

感于寒，则病人①关节禁固，腰脽②痛，寒湿推③于气交而为疾也。（《素问·六元正纪大论》）

【注释】

①人：字衍。

②腰脽：《素问玄机气宜保命集》卷十七引"脽"作腿。

③推：吴注本作"持"。

【凡按】

关节禁固，即关节强直而屈伸不利，足太阳之脉，挟脊抵腰，腰者肾之府也。自然气象久雨不晴，空间水蒸汽浓厚，寒湿相持，人在气交中感病，属寒湿腰痛，治宜散寒除湿，与五积散（丸）30克，开水冲化顿服，则"关节禁固"解除，腰间如释重负。如续见脉微阳伤，腰痛形浮，则宜真武汤。

【原文】

厥阴之脉，令人腰痛，腰痛如张弓弩弦①。（《素问·刺腰痛篇》）

【注释】

①张弓弩弦：形容腰部强硬，象张弓弩之弦，弓满待发之状。

【名家论述】

张景岳："肝主筋，肝病则筋急，故令腰中如张弓弩之弦"，甚则"不可以俯仰"。

【凡按】

此属寒凝经络，治宜温经散寒，与当归四逆汤，以细辛易摇竹消，木通易鸡血藤。摇竹消亦名徐长卿，有辛香通络之效。鸡血藤其汁如鸡血，有和血通络之功。此二味为治厥阴"腰痛如张弓弩弦"之要药。

三十五、腹痛病类

《内经》揭示腹痛的病因、病机及其症状。如"寒气客于脉外则脉寒，脉寒则缩蜷，缩蜷则脉绌急，绌急则外引小络，故卒然而痛"。这是常见多发的胃肠痉挛性疼痛的特点。卒痛言其暂，得热熨或以手按摩则其痛立止。以其热熨或手按摩生热，则因寒绌急之脉，得热则缓解也，此民间常用的止痛法。腹痛多见于胃肠病变，寒气客于肠胃，在胃则常伴呕吐，厥逆上出，故痛而呕也。在肠则小肠不得成聚，故后泄腹痛矣。均宜温其中，调其升降则愈。

至于膀胱居于小腹，《内经》："膀胱病者，小腹（按：含少腹）偏肿而痛（按：排除大腹肿痛），以手按之，即欲小便而不得"，此膀胱不利为癃，属前列腺炎或前列腺肥大之类，其病亦古今同也。

（一）概　述

【原文】

寒气客于脉外则脉寒，脉寒则缩蜷，缩蜷则脉绌[1]急，绌急则[2]外引小络，故卒然而痛，得炅则痛立止，因重中于寒，则痛久矣。（《素问·举痛论》）

【注释】

[1]绌：犹屈也。

[2]则：四库本，一守校本，"则"字上并叠"绌急"二字。

【名家论述】

张志聪："寒则血凝泣，故脉缩蜷，缩蜷则绌急而外引小络，夫经脉为里，浮而外者为络。外内引急，故卒然而痛，脉寒而得阳热之气，则缩绌即舒，故其痛止。若复感于邪，则阳气受伤，故痛久而不止。"

【凡按】

此条是针对论中提问：痛有卒然而止，有痛甚不休，有按之痛止，有按之痛甚，有卒然痛死不知人、少间复生者，有痛而呕，痛而泄，或痛而闭者，"凡此诸痛，各不同形"。答：病形虽殊，病因则一，寒则脉绌急，"故卒然而痛，得炅则痛立止"。要注意一个"卒"字，故下文申之曰："因重中于寒则痛久矣"。治法宜解挛温经，"唯变所适"，如热按、热摩、热敷、热熨、热灸、火针，常收立竿见影之效。

（二）分　述

【原文】

寒气客于肠胃，厥逆上出，故痛而呕也。（《素问·举痛论》）

【名家论述】

郭霭春："肠胃客寒留止，则阳气不得下流而反上行，寒不去则痛生，气上行则呕逆，故痛而呕也。"按：治宜二陈汤加藿香、砂仁、白蔻，呕不止者以锈铁一块烧红，入钵内，加入黄连、苏叶少许，以开水淬取清汁兑服即止。

【原文】

寒气客于小肠，小肠不得成聚，故后泄腹痛矣。（《素问·举痛论》）

【名家论述】

高士宗："寒气客于小肠，小肠不得成聚而传化，故后泄而腹痛矣。"

【凡按】

此属小肠虚寒，寒凝腹痛，治宜温中散寒，行气止痛，与理中汤，温中助化增进吸收，则"后泄腹痛止矣"。

【原文】

寒气客于肠胃之间，膜原之下，血不得散，小络急引故痛，按之则血气散，故按之痛止。……按之则热气至，热气至则痛止矣。（《素问·举痛论篇》）

【名家论述】

高士宗："膜原内通脾胃，外连肌腠，寒气客之则脾络之血不得从经隧而散于肌腠之小络，致小络急引，急引故痛。按之则血气得以散于肌腠之小络……按则热气至，热气至故痛止矣。"

【凡按】

《伤寒论·太阳篇》云："伤寒，阳脉涩，阴脉弦，法当腹中急痛，先与小建中汤；不差者，小柴胡汤主之。"内经之言恰是本条立方的根据。以"按之痛止"为虚，"按之热气至，热气至则痛止"为寒，虚寒腹痛小建中汤最适宜，要解决"小络急引故痛"，宜加黄芪，即黄芪建中汤，"壮者气行则已"。但此种痛多见于胃肠痉挛，北京儿童医院临床经验，"十个腹痛，九个肠痉挛"。以此衡量，按之则热气至，热气

炙盞圖

古聖用九針。失傳久矣。今人偶用者不但不諳針法。亦且不熟明堂。至於灸法亦然也。今用銀盞隔姜灸法。萬無一失。凡欲用此法者須仿此樣爲式。四圍銀片稍厚底

仰式

俯式

清代雷丰《灸法秘传》中的灸盏图

至则痛止，与久痛不止之症，是有浅深微甚之区别的。

【原文】

邪在脾胃，则病肌肉痛。阳气有余，阴气不足，则热中善饥；阳气不足，阴气有余，则寒中肠鸣腹痛。（《灵枢·五邪篇》）

【名家论述】

张景岳："邪在脾胃则肌肉痛，脾主肌肉也，阳有余则阴不足，阳邪入腑，病在阳明，故为热中善饥。阳不足则阴有余，阴邪入脏，痛在太阳，故为寒中肠鸣腹痛。"

【凡按】

病在脾胃，表现有寒热虚实不同。实则阳明，故热中善饥；虚则太阴，故寒中肠鸣腹痛。前者宜人参白虎汤（张锡纯以淮药代粳米），后者宜附子理中汤。

【原文】

膀胱病者，小腹①偏肿②而痛，以手按之，即欲小便而不得。（《灵枢·邪气脏腑病形篇》）

【注释】

①小腹：《太素》、《脉经》"小腹"作"少腹"。

②偏肿：郭霭春注：是小腹肿而大腹不肿。

【名家论述】

张志聪："膀胱者，津液之府，气化则出，腑气病，故小腹肿痛，而不得小便也。"

【凡按】

此属气化失司，治宜化气行水，与五苓散加黄芪、桔梗。但"少腹偏肿"，关系到形质的病变，多见于老年性前列腺肥大与前列腺炎。通常证见"欲小便而不得"，必以手揉按压挤才能排出少许，属癃闭范畴，宜用补中益气汤如菝葜、龙葵、腊瓜（羊开口）、楮实子、刘寄奴益气活血、软坚利尿，以消有形的"偏肿"。

三十六、疝气病类

《内经》言疝，有广狭二义：1. 任脉为病，内结七疝"，这是广义的疝。2. "寒气客于足厥阴之络，令人卒疝暴痛"，此狭义之疝，以足厥阴之脉环阴器也。狭义之疝的症状，"病在少腹，腹痛不得大小便，病名曰疝。"疝久不已则形成

"癫疝"，亦称水疝、木疝，仍属肝经。金·张子和在其《儒门事亲》中论疝：
"夫疝者，肝经病也。"每证之多哭善怒之小儿，易病偏疝，亦从肝治也。

《内经》更有一种"心疝"，"少腹当有形"，类似现代的小肠嵌顿气，亦名
腹股沟科疝。《内科》从"诊得心脉急"，以心与小肠相表里，溯其病源。名曰
"心疝"，以心阳不足，寒气乘之。非手术疗法者，宜下病上取，以补中益气汤
加羊开口、肉桂治之。

（一）概 述

【原文】

任脉为病，男子内结七疝。（《素问·骨空论》）

【名家论述】

高士宗："任脉起于中极之下，上毛际，循腹里，故任脉为病，男子则内结
七疝。七疝：狐疝、㿉疝及五脏之疝也。"

马元台："后世但知病在下部者为疝，岂知五脏皆有疝，又但知男子疝，岂
知妇人亦有疝。"

《诸病源候论·七疝候》："七疝者：厥疝、癥疝、寒疝、气疝、盘疝、胕
疝、狼疝。此名七疝也。诸疝者，阴气积于内，复为寒气所加，使营卫不调，血
气虚弱，故风冷入其腹内，而成疝也，疝者痛也，或少腹痛，不得大小便；或手
足厥冷，绕脐痛，自汗出；或冷气逆上抢心腹，令心痛；或里急而腹痛。此诸候
非一，故云诸疝也，脉弦紧者疝也。"

《儒门事亲·疝》："七疝：寒疝、水疝、筋疝、血疝、气疝、狐疝、癫疝。"

（二）分 述

【原文】

病在少腹，腹痛不得大小便，病名曰疝，得之寒，刺少腹两股间[①]，刺腰
髁[②]，骨间刺而多[③]之，尽炅[④]病已。（《素问·长刺节论》）

【注释】

①刺少腹两股间：《甲乙经》卷九第九作"得寒则少腹胀，两股间冷"。

②髁：似为股骨头，即指髋关节筋部位而言。《说文》"髁，髀骨也"。段
注："髁者，髀与髋骨相接之处，人之所以能立，能行，能有力者，皆在于是。"

③多：疑作灸，形近而误。

④尽炅：疝气腹痛，寒凝则甚，得热则缓解，故云"尽热病已"。

【名家论述】

张志聪："此厥阴寒疝之为病也。肝主疏泄，肝气逆，故不得大小便也，此为寒疝，故少腹痛上连于腹也。少腹两股及腰踝骨间，为厥阴肝脉之所循，刺而多留之，俟其尽热而病自己。"

【凡按】

此证腹痛不得大小便，治寒痛宜温，治便秘宜下，与大黄附子汤。《金匮要略·腹满寒疝篇》云："胁下偏痛，发热，其脉紧弦，此寒也，以温药下之，宜大黄附子汤。"本条"病在少腹"，"病名曰疝"，而《金匮》以"胁下偏痛"概其证；本条"腹痛不得大小便"，而《金匮》"以温药下之"而立其方。经典对参，理法方药俱备。尤在泾云："胁下偏疼而脉紧弦"，补出脉象。阴寒成聚，偏着一处，是以非温不能已其寒，非下不能去其结，乃成全意。

【原文】

邪客于足厥阴之络，令人卒疝暴痛，刺足大指爪甲上，与肉交者各一痏①，男子立已，女子有顷已。（《素问·缪刺论》）

【注释】

①痏：痏音毁，原意为针灸后穴上的瘢痕，在此指针灸的次数。

【名家论述】

高士宗："《经脉论》云：'足厥阴之别，其病气逆，则睾肿卒疝'，故邪客于足厥阴之络，令人卒疝暴痛，当刺足大指爪甲上与肉交者，足厥阴大敦井穴也，刺其左右各一痏，男子血盛故立已，女子不足于血故有顷已。"

【原文】

肝足厥阴之脉，是动则病腰痛不可以俯仰，丈夫癩疝①，妇人少腹肿。（《灵枢·经脉篇》）

【注释】

①癩疝：一般指寒湿引起的睾丸肿大。

【名家论述】

张志聪："丈夫癩疝，妇人少腹肿，厥阴之本气病也。"

【凡按】

此属寒侵肝脉，气血凝滞，治宜疏肝、理气、祛寒，与当归四逆汤加吴茱萸、小茴、荔核，吴茱萸温内有久寒，小茴、荔核散睾肿卒疝。妇人少腹肿者，景岳云："亦疝气病也"。余以为宜及时检查，排除肿瘤。

【原文】

三阳①为病发寒热，下为痈肿②及为痿厥③，腨痛④；其传为索泽⑤，其传为㿉疝⑥。(《素问·阴阳别论》)

【注释】

①三阳：王冰："三阳，谓太阳小肠及膀胱之脉也。"

②痈肿：郭霭春："痈与壅通，上为壅肿，下为浮肿"，包括水疝。

③痿厥："痿，谓痿弱无力以运动"，"厥，谓阴阳气不相顺接"。

④腨痛：张志聪："腨，是骺股；痛，痠疼也。"

⑤其传为索泽：谓皮肤甲错，状如鱼鳞，尽失润泽。

⑥㿉疝：谓阴肿之疝，"㿉"与"㿗"古字通用。

【名家论述】

张景岳："上述病候皆三阳经脉循行之处，故在上为病则发寒热，在下为病，则壅肿腨痛。病以伤阴，其传为索泽，伤阳其传为㿉疝"。

姚止庵："㿉疝。睾丸重坠，俗名小肠气是也，疝者寒气不行之病，病久则小肠失其温化，经虚寒壅于中，故传为㿉疝。"

【凡按】

此病小儿、老人甚多，从古已然。一般疝气，用前条四逆散加荔核、小茴等疏肝理气即可。如'始传热中，末传寒中"，小肠疝气而睾丸重坠，治宜益气温化，与补中益气汤加肉桂、小茴。以少腹及睾丸重坠，下午更甚，寸脉软弱，属气虚下陷，此汪石山之所以用补中益气汤加减治"水疝"也。如病久气衰出现顽固性的㿉疝，为本条重点所在，宜标本兼治，重在治本，与补中益气汤，送服济生橘核丸，行气止痛，软坚散结。如治标不治本，治病不治人，将徒劳无功。

【原文】

帝曰：诊得心脉急，此为何病？病形何如？岐伯曰：病名心疝，少腹当有形也。(《素问·脉要精微论》)

【名家论述】

张景岳：“心为牡脏，气本属阳，今脉紧急，阴寒胜也，阴胜则阳病，故曰心疝”。

姚止庵：“心与小肠为表里，今寒邪犯心，传入小肠，小肠部分？外当小腹，故少腹有形，原病来源于心，故曰心疝也。”

【凡按】

此属心阳不足，寒气乘之，故心脉急——弦紧之意，传入小肠，形成少腹有形而痛，治宜下病上取，索其病原而治之，与桂枝加桂汤。《伤寒论·太阳篇》“……奔豚气从少腹上冲心者，桂枝加桂汤”。此方壮心阳降冲气，故可移治“少腹当有形”的心疝也。

三十七、遗精、前阴病类

《内经》从生理的角度指出：“肾者主蛰、封藏之本，精之处也。”“肾取五脏六腑之精而藏之。”故《难经》曰：“肾为五脏六腑之本，十二经之根，呼吸之门，三焦之原，亦名守邪之神”。肾在人体的重要性，与所藏之精有密切关系。所以精贵施泄有时，节制有度。人，常因情志的变化，如《内经》指出的“怵惕思虑则伤神，神伤则恐惧而流淫不止。”此精关不固而漏出也。或“所愿不得，意淫于外”，发为“白淫”，皆自我斲丧也。最普遍的是有梦或无梦而遗，青壮年生理的精满则遗，偶见无害，病理之遗，则“尾间不禁沧海竭”。最终表现为阳萎不用而神气亏损。《内经》云：“茎垂者，身中之机，阴精之候”。茎垂不振，乃精失阳衰的反应。宜清心寡欲，积精以自强，否则未老先衰，绝人长命。

（一）概　述

【原文】

肾者，主蛰①，封藏之本②，精之处也。（《素问·六节脏象论》）

【注释】

①蛰：是蛰虫，此为藏伏之意。

②封藏之本：肾为水脏，受五脏六腑之精而藏之，并主藏生殖之精。肾气实则肾精固藏，肾气虚则肾精遗泄，故曰肾为封藏之本。

【原文】

茎垂[①]者，身中之机，阴精之候，津液之道也。（《灵枢·刺节真邪论》）

【注释】

①垂：《甲乙经》卷九第十一作"睾"，宜从。

【名家论述】

张景岳："茎垂者，前阴宗筋也，命门元气盛衰，俱证见于此，故为身中之机。"

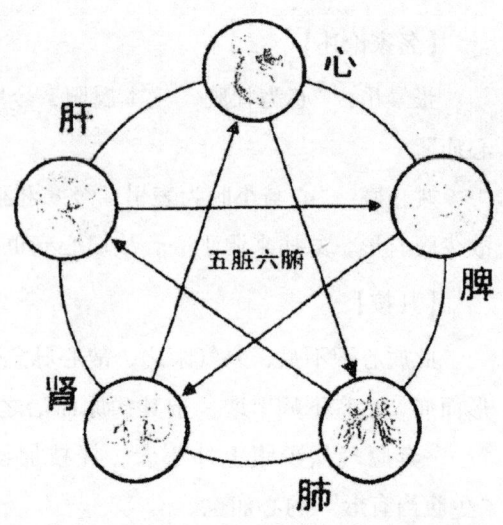

五脏六腑

【凡按】

"茎"之病表现突出者为"阳痿"，"睾"之病表现最多者为睾丸肿大，偏坠，阴囊积液。前者多见于成人，后者多见小儿、老人。但"阴囊积液"，亦名"水疝"，多见于慢性肾炎。小儿元气未盛，老人元气已衰，"水疝"为久病肾虚水泛，都关系到"身中之机"的病理变化。汪石山用补中益气汤合苓桂术甘汤去甘草，重以苡米治之。

（二）分　述

【原文】

怵惕思虑者则伤神，神伤则恐惧流淫而不止。（《灵枢·本神》）

【名家论述】

张景岳："怵，恐也，惕，惊也。流淫，谓流泄淫溢……思虑而兼怵惕，则神伤而心怯，心怯则恐惧，恐惧则伤肾，肾伤则精不固，盖以心肾不交，故不能收摄如此。"

【凡按】

此属神伤气耗而精不固，治宜益气以安神，气足神安而精自固，与妙香散。本方主四君重用淮山以益脾阴，黄芪以固其气，远志（炙）、茯神以宁其神，桔梗清肺，木香疏肝，朱砂安神，麝香开郁。不治遗而"流淫自止"。此王荆公得意之方。余用此方去麝香加刺猬皮通精止遗，疗效更佳。

【原文】

思想无穷，所愿不得，意淫于外，入房太甚，宗筋①弛纵，发为筋痿，及为白淫。（《素问·痿论》）

【注释】

①宗筋：众筋的集合处。《素问·厥论》曰："前阴者，宗筋之所聚"。

【名家论述】

张志聪："意淫于外则欲火内动，入房太甚则宗筋纵弛，是以发为阴痿，及为白淫，白淫者，欲火盛而淫精自出也。"

【凡按】

此属相火过盛，意淫不止，以水为事，导致阳痿白淫，壮水之主，以制阳光，宜与知柏地黄丸，与上条对照，妙香散可治白淫，知柏地黄丸亦可治筋痿，知柏之苦，降火以坚阴。

【原文】

厥气客于阴器，则梦接内①。（《灵枢·淫邪发梦篇》）

【注释】

①则梦接内：指梦交遗精。

【名家论述】

张志聪："客于阴器，则梦接内，精气泄也。"

【凡按】

常因课读劳神，损伤正气，则邪气逆乱，而致神魂不宁，多梦遗泄。治宜益气补中摄下之剂，与桑螵蛸散。方中人参、茯神、菖蒲、远志交通心肾以安神，当归（代以女贞子养阴）、龙骨、龟板以潜阳，桑螵蛸补肾固精以止遗。叶天士云："阴气走泄遗精，务宜滋填固涩，桑螵蛸散蜜丸服之。"但"固下必佐建中"，盖益气以统精也。此病应意"思想无穷，所愿不得"这一精神状态，治病必须治人也。

【原文】

经筋之病，……热则筋弛纵不放，阴萎不用。（《灵枢·经筋篇》）

【名家论述】

华良才："阳痿应正名为阴痿以合《内经》之旨。阴痿之病并非全由阳虚造成，亦可因肾阴亏虚，肝气郁结，湿热下注等多种病机使然。这类患者绝不能概以补肾壮阳治之，而致阴痿更甚。景岳云：'善补阳者必于阴中求阳，则阳得阴助而生化无穷'。阴血乃阴茎勃起的物质基础，阴血充盛阴茎才能勃举有力，因此阴痿之病，均宜滋阴补肾之药，如六味地黄、二至丸等。"按：此与徐灵胎治阳痿避刚燥用柔润之意正同。但阴损及阳者宜柔剂养阳，可与《金匮》肾气丸。"激之过颡者"在于气也。

【凡按】

因热导致阳痿的有虚热及湿热两种，此条为阴虚阳盛，热伤宗筋，宜知柏地黄汤；如湿热下注，宗筋弛纵，宜龙胆泻肝汤。胆草泻热疏风，湿自去而弛纵除。

【原文】

足厥阴之筋，伤于寒则缩入。（《灵枢·经筋篇》）

【凡按】

此肝寒筋缩，治宜温肝散寒，与当归四逆汤加肉桂、吴萸以治其久寒凝滞也。

三十八、小便失常病类

《内经》："膀胱者州都之官，津液藏焉。气化则能出矣。"此指小便之排泄，重在"气化"二字。上焦气不化，则通调失职，中焦气不化，则升降不灵，下焦气不化，则决渎无权。且"三焦者，腠理毫升其应"。如汗多尿少，汗少尿多，此生理气化之自然调节也。如尿多汗亦多，尿少汗亦少，此病理气化之失其常规也。更有膀胱不利为癃，为内关外格，常见于水肿病之尿毒症。膀胱不约为遗尿，常见于衰老病危，所谓"水泉不止者膀胱不藏也"。《内经》还指出："肾者，胃之关也，关门不利，则聚水而从其类，上下溢于皮肤。"说明肾为水主，华佗云："肾气盛则水归于肾，肾气虚则水散于皮。"因为肾司二便，关于小便的排泄，更是值得注意。

（一）概　述

【原文】

膀胱者，州都①之官，津液藏焉，气化则能出矣。（《素问·灵兰秘典论》）

【注释】

①州都：古时官职名，这里作水的府库来理解。

【名家论述】

张志聪："膀胱为水府，乃水津都会之处，故为州都之官，水谷入胃，济泌别汁，循下焦而渗入膀胱，故为津液之所藏，气化助水液运行而下出焉。"

江育仁："一例女童尿潴留，长期导尿，引起下阴严重感染，外阴部红肿溃烂，邀我诊治。乃请同窗老友会诊，告余曰：'此实提壶开盖之证也'。用生黄芪120克，桔梗18克，升麻、生甘草各9克，浓煎代茶，少量多次口服，并以银花、甘草煎汤熏洗下部，每日2～3次。3～4天，小便已能自利，取出导尿管，阴部溃烂处亦逐渐愈合。此证易为红肿溃烂所惑，孰知肺主一身之气化，肺气不足，气化岂能下达州都，生黄芪配伍升麻、桔梗，既益其气，又举其陷，且黄芪托毒消肿，对久溃不敛之疮疡有生肌收口的作用"。按：此即"上窍开，水源凿"、"提壶开盖"的"下病上取"法也。

何世英："又如脑症昏迷病人的尿闭，不论程度轻重，只要指压利尿点（按：小儿仰卧取平，从脐眼至耻骨联合上缘，连一直线，在二分之一交点处），立即排尿，且畅通彻底，重复可靠，效果显著。"按：此法可取。

（二）分　述

【原文】

膀胱不利为癃，不约为遗溺。（《素问·宣明五气篇》）

【名家论述】

张景岳："膀胱为津液之府，其利与不利，皆由气化，有邪实而膀胱之气化不利而为癃者，有肾气下虚，津液不化而为癃者，此癃闭之虚实也。若下焦不能约束而为遗尿者，以膀胱不固，其虚可知。"

【凡按】

膀胱不利为癃，宜下病上取，导水必自高源，用提壶开盖之法。与黄芪、桔梗、升麻、广皮、紫菀、杏仁之属；若不约而为遗尿者，治宜补肾以纳气，与缩泉丸（淮山药、益智、台乌），加黄芪20～30克，以"中气不足则溲便为之变"；加荔枝30克，甘酸以敛水泉也。

【原文】

有癃者，一日数十溲，此不足也。（《素问·奇病论》）

吴崑："癃，不得小便也，癃而一日数十溲，由中气虚衰，欲便则气不能传送，出之不尽，少间则欲便，而溲之亦出无多也。"

【凡按】

杜雨茂治 1 例患者，女，65 岁。小便失禁 10 年，入夜常尿床，白日尿亦湿裤，闻水声则自流。尿检无异常，舌质稍暗，中有裂纹（此水液下趋而不上润之故），苔白中部稍黄，脉弦劲，右细。证属肾气亏虚，关门失约所致。治宜温补肾气以复肾关，主《金匮》肾气丸加益智作汤服。服药 23 剂后，小便可控，遗尿未作，日夜排尿正常，仍宗上法加强补肾而疗效巩固。此善用经方，而收到 10 年不治的疗效。

一日数十溲，次多而量少，属"肾虚而膀胱有热"，乃阴虚气陷所致，治宜益气养阴清热。与太子参、沙参、黄芪、桔梗、甘草、女贞子、旱莲草、白茅根。此证多见于妇女急、慢性肾于肾炎，一般治法常用苦寒淡渗以清热消炎，反复用之，"则热症未已，寒症又起"，证见尿频尿急，下午及傍晚加重，并有形寒的感觉。此属寒凉损中气虚下陷，察其脉弱，舌淡口和者，宜补中益气汤加乌荆散，此治"药过寒凉"之法也。

【原文】

中气不足，则溲便为之变。（《灵枢·口问篇》）

【名家论述】

张景岳："水由气化，故中气不足，则溲便失常。"

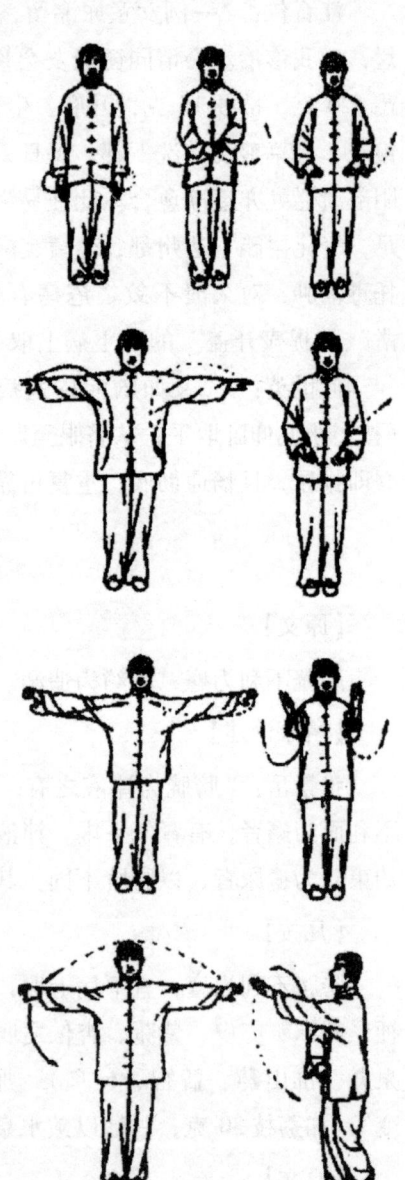

太极拳

【凡按】

中气不足常表现为少气懒言，怠倦嗜卧，如兼见大便或秘或泄，或气坠脱肛，小便或多或少，或次多量少，均宜补中益气以治其本，中气一足则溲便自然调整，老年慢性前列腺炎多见此证，《丹溪心法·小便不利》指出："提其气，气升则水降下，盖气载其水也。"用补中益气汤加楮实子、腊瓜、菝葜，升清降浊，兼治前列腺肥大，以方中有消肿软坚之品也。小便赤涩加败酱草，本品能改善病灶及纤维性病变。

【原文】

肾者，胃之关也，关门不利，则聚水而从其类也。上下溢于皮肤，故为惛肿①。惛肿者，聚水而生病也。（《素问·水热穴论》）

【注释】

①惛肿：惛音肤；惛肿，即肿胀之意。

【名家论述】

华元化："肾气盛则水归于肾，肾气虚则水散于皮。"

【凡按】

此即《内经》"肾何以主水"之义。多见于慢性肾炎病人，属脾肾阳虚，形寒，便溏，舌淡，脉沉者，宜真武汤加黄芪、肉桂，如肾阴阳两虚，虽肿而口干引饮，腰痛而下肢冷感者宜金匮肾气丸，并宜黄芪、杜仲、菟丝子以代饮。

三十九、虫病类

此主要是指蛔虫病。正确的治疗，来源于正确的诊断。《内经》提出："肘后粗，以下三四寸热者，肠中有虫。"肤粗有热，乃是虫耗津液之诊。后人受其启发，增加了诊察经验，如"睫毛长"、"晨起瞳孔大"、"眼下鼻柱旁有白色斑"、"鼻孔痒"、"上唇系带附近有粟粒状小白点"、"舌中及舌根部出现红色蓓蕾突出于舌苔的表面"、"喜香甜、嗜异物"等。在腹诊上，《内经》提出："心腹痛，懊憹，肿聚，往来上下也，痛有休止，腹热喜渴，涎出者，是蛟蛕也。"

《内经》还指出："虫为下膈，下膈者，食晬时（按：指一日夜）乃出"此指食物吐出，甚至吐出蛔虫及粪水。为蛔虫肠梗阻之征。《内经》复指出："积聚（按：此指蛔虫）以留，留则痛成。（按："乃蛔虫性阑尾炎"）又云："胸胁暴痛，下引少腹，善太息"。这便是胆道蛔虫之诊。有所发现，则有所发明，事物是发展的，不独蛔虫病为然。

（一）概　述

【原文】

肘后粗①以下三四寸热者，肠中有虫。《灵枢·论疾诊尺篇》）

【注释】

①粗：应据《甲乙》卷四第二上改为"廉"。

【名家论述】

张景岳："肘后粗，三四寸热者，谓三里以下，内关以上之所。此阴分也，其皮肤粗糙，乃阴分有热，故应肠中有虫。"

【凡按】

后世医家以面色诊，舌诊，唇诊判断蛔虫病，可以说是受到此条的启发。

（二）分　述

【原文】

心肠①痛，懊憹作痛，肿聚②，往来上下行，痛有休止，腹热，喜渴涎出者，是蛟蛕③也。（《灵枢·厥病篇》）

【注释】

①心肠：《甲乙经》、《中藏经》"肠"并作"腹"。

②肿聚：腹肿结聚于内，触之如绳索状。

③蛟蛕：蛕音回；蛟蛕者，蛔虫也。蛕、痐、蛔三字通用。

【名家论述】

张志聪："蛟蛕生于肠胃之中，蛟蛕而为心痛者，六腑之气，亦上通于心也，……肿聚者，虫聚而壅于胸腹之间，上行则痛，归下则安，故痛有休止也。虫瘕蛟蛕，皆感湿热以生聚，蛕故腹热，虫欲饮，故喜渴；虫动则廉泉开，故涎下也。见此诸证。是蛟蛕也。"

【凡按】

根据腹痛、欲饮、喜渴的症状，治宜清中安蛔，健胃助化。宜乌梅丸去姜、附，加白芍、种楝，以虫得椒则麻，得酸则软，得苦则伏。然后，以花椒10粒入香油中炸熟，取油30毫升口服，润滑以逐下之，此法安全有效。

【原文】

气为上膈者，食饮入而还出，余已知之矣。虫为下膈，下膈者，食晬时①乃出②，……喜怒不适，食饮不节，寒温不时，则寒汁流③于肠中，流于肠中④则虫寒，虫寒则积聚，守于下管⑤，则肠胃充郭，卫气不营，邪气居之。人食则虫上食，虫上食则下管虚，下管虚则邪气胜之，积聚⑥以留，留则痈成，痈成则下管约……痈皮上热。（《灵枢·上膈篇》）

【注释】

①晬时：指一日一夜。

②乃出：食物吐出。

③流：《甲乙经》卷十一第八"流"作"留"，下同。

④于肠中：《甲乙经》卷十一第八无此三字。

⑤下管："管"与"脘"通。

⑥积聚：《甲乙经》卷十一第八"积聚"上有"胜则"二字。

【名家论述】

张景岳："凡伤胃气，则阳虚而寒汁留于肠中，虫寒不行，则聚于下管而肠胃充满也。卫气，脾气也。脾气不能营运，故邪得聚而居之。"

【凡按】

本节先谈"气为上膈"是宾，再着重谈"虫为下膈"是主，饮食不节，寒温不时，是产生蛔虫的内在因素。蛔虫的习性是喜温而恶寒，故虫寒则聚，而向上求温。所以常出现蛔痛吐蛔的病变，甚至出现蛔虫性肠梗阻，"食晬时乃出"是地道不通，肠梗阻的病理反应。六腑以通为用，梗阻则留结成痈，蛔虫性阑尾炎。深则在肠内，浅则在肠外，特征是按之反跳痛而腹皮热。"痈成则下管（脘）约"即痛而导致痉挛，通则不痛，应解其痉挛，按其全身阳性体征或阴性体征，择用大黄牡丹汤或薏苡附子败酱散，其中可以结合驱蛔，如椒、梅、黄连之属。此即通权达变之治也。

【原文】

胸肋暴痛，下引小腹，善太息，虫食甘黄，气客于脾。（《素问·气交变大

论》）

【名家论述】

马元台："为胸胁暴痛，下引少腹，善太息，皆肝胆病也。虫之所食，喜甘色黄（按：谷之黄者），皆土气不足之故也。"

任应秋："我的业师余先生，善用乌梅丸治杂病，记得有一次侍诊，半日中曾经四次疏乌梅丸方，一用于肢厥，一用于吐逆，一用于消渴，一用于腹泻。毕诊以后，问难于先生，他说：凡阳衰于下，火盛于上，气逆于中诸证，皆随证施用，腹泻与肢厥两证，均阳衰于下也，故重用姜桂附辛，而去二黄；呕吐一证，气逆于中也，故重用连柏，去细辛，轻用姜附以平之。我从此以后对乌梅丸的运用就灵活多了。"按："用乌梅丸如此，用经方、时方皆然，必须因人因证制宜。

【凡按】

此属脏寒蛔扰，类似胆道蛔虫，治宜温脏驱蛔，可与乌梅丸。喻长荣云：服本方对局部疼痛能得到迅速缓解，但排出蛔虫确不多见。往往于痛止后给服驱蛔药而排出大量蛔虫。

四十、五官病（眼、耳、鼻、舌、喉）类

《内经》指出："五脏不和则七窍不通"。认为："十二经脉三百六十五络，其血气皆上于面而走空窍。"清·徐灵胎云："病之从内出者，必由于脏腑，病之从外入者，必由于经络。"此乃人之五官归经属脏乃经旨的精髓所在。

《内经》又云："耳者宗脉之所聚也，故胃中空则宗脉虚，虚则下溜（流），脉有所竭者，故耳鸣。"此属听觉器得不到足够的营养，所以东垣立益气聪明汤。但常见的是"暴厥而聋，偏塞闭不通，内气暴薄（迫）也。"此则卒闻巨声而暴聋者，如震破鼓膜，则难复矣。

此外，"一阴一阳结谓之喉痹（按：痹者闭也）"，为临床常见之证候。唐·孙思邈在《千金要方》中首先将头面器官称为"七窍病"，继承了《内经》的学术思想。

（一）概　述

【原文】

肺气通于鼻，肺和则鼻能知臭香矣；心气通于舌，心和则舌能知五味矣；肝

气通于目，肝和则目能辨五色矣；脾气通于口，脾和则口能知五谷矣；肾气通于耳，肾和则耳能闻五音矣。五脏不和则七窍不通。（《灵枢·脉度篇》）

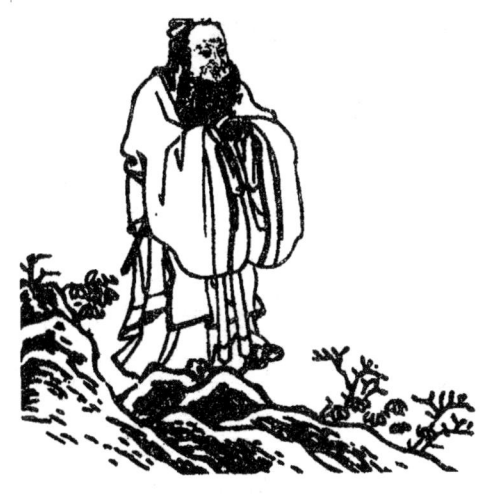
老子画像

【名家论述】

张景岳："《阴阳应象大论》曰：肺在窍为鼻，心在窍为舌，肝在窍为目，脾在窍为口，肾在窍为耳。故其气各有所通，亦各有所用。然必五脏气和而后各称其职，否则脏有所病，则窍有所应矣。"

【凡按】

鼻为肺之外候，鼻塞治肺，宜葱豉汤；舌乃心苗，舌不知味治心，宜远志、菖蒲；目为肝窍，头风害目治肝，如目痛无光，宜首乌、生地、枸杞以养其阴，桑菊、蒺藜、胡麻仁以熄其风；中焦伏火，口疮臭秽治脾，宜芳香化浊，与泻黄散；耳聋治肾，宜滋阴潜阳，与六味地黄汤加龙齿、龟板。

刘祖贻治一例耳聋，女，36 岁。因脾胃素虚，痰浊内生；复因恼怒，与人争吵后，骤感耳闭耳聋，左耳尤甚，伴口干不欲饮，烦躁失眠，脉弦微急，苔黄白而腻，舌质胖边有齿印。脉微舌胖为脾虚，此为脾虚肝气挟痰上逆阻塞清窍之内闭耳聋。治宜健脾化痰，平肝降逆，与六君子汤加竹茹、双勾、蒺藜、龙齿、牡蛎。《别录》曰"辛荑利九窍"以达病所。服药 3 剂聋闭减轻，再服 14 剂病愈而疗效巩固。此即东垣"脾胃虚则九窍不利"之治也。

【原文】

十二经脉，三百六十五络，其血气皆上于面而走空窍，其精阳气上走于目而为睛①。（《灵枢·邪气脏腑病形篇》）

【注释】

①睛：按"睛"是"精"的误字，"精"明也。

【名家论述】

张景岳："头面为人之首，凡周身阴阳经络，无所不聚，故其血气皆上行于面而走空窍。精阳气者，阳气之精华也，故曰五脏六腑之精气，皆上注于目而为之精。"

【原文】

诸脉者皆属于目……肝受血而能视[1]。（《素问·五脏生成篇》）

【注释】

①肝受血而能视：肝，《伤寒论》成注卷一、《平脉法》第二、《宣明论方》卷十一引并作"目"。受，《广雅释诂三》"受"，得也。

【名家论述】

吴崑："以经脉考之，膀胱之脉起于目内眦，胃之脉交颊中；胆脉起于目锐眦，大肠之脉贯颊，小肠之脉上颊至目锐眦，其支者至目内眦，三焦之脉至目锐眦，又心脉系目系，肝脉连自系，是诸脉属于目也。"按：肝藏血，开窍于目，肝得血藏则神聚于目而能视。

【凡按】

目为肝窍，瞳子属肾，肝肾阴血亏虚，目昏而视糊者，治宜养血滋阴，与杞菊地黄丸。

【原文】

五脏六腑之精气，皆上注于目而为之精[1]。精之窠[2]为眼，骨之精为瞳子，筋之精为黑眼，血之精为络，其窠气之精为白眼，肌肉之精为约束，裹撷筋骨血气之精而与脉并为系，上属于脑，后出于项中。（《灵枢·大惑论》）

【注释】

①精：《千金》卷六上作"睛"，按作"睛"是。

②窠：张景岳：窠者，窝穴之谓。

【名家论述】

张景岳："为之精，为精明之用也，……窠者，目之总称。五脏六腑之精气皆上注于目，故眼为精之窠而五色具焉。瞳子，眸子也，骨之精，主于肾，肾属水，其色玄，故瞳子内明而色正黑。黑眼，黑珠也，筋之精，主于肝，肝色青，故其色浅于瞳子。络，脉络也。血脉之精，主于心，心色赤，故眦络之色皆赤。窠气者，言目窠之气也，气之精，主于肺，肺属金，故为白眼。约束，眼胞也，能开能合，为肌肉之精，主于脾也。脾属土，所以藏物，故裹撷筋骨血气四脏之精而并为目系，以上出于脑顶之间。"

【凡按】

眼与五脏的关系非常密切，故眼病从整体观点治疗，常收捷效。它如耳聋治肾，鼻塞治肺亦然。

【原文】

夫精明者，所以视万物，别白黑，审短长。以长为短，以白为黑，如是则精衰矣。（《素问·脉要精微论》）

【凡按】

精明，即目神。精，通睛；明，光耀，神采。观本条原文之前有"切脉动静而视精明，察五色"可知。精衰，指精气虚衰，脏腑之精气上注于目，精衰而目失所养，则目视视盲，以长为短，以白为黑。

五脏六腑之精华皆上注于目，所以说"精明五色者气之华也"。善医者察疾病安危，在于谛审人之元气精神，观其人必观其眸子。如精明（目光）有神，虽困无害，若目暗光短，长短黑白，视而不清，甚至"睛定目隐，统号神亡"，病必危殆。

（二）分 述

【原文】

民病伏阳，而内生烦热，心神惊悸，寒热间作。日久成郁，即暴热乃至，赤风瞳翳。（《素问·本病论》）

【名家论述】

《医宗金鉴》："暴风客热者，胞肿疼痛，泪多痒赤，白睛胀起。此证由于内客邪热，外召风邪（按：俗称风火眼），先宜溅洗（按：皮硝、冬桑叶泡水外用）。内治宜清热散风，与菊花通圣散加减。所谓'火郁则发之'是也。"

【凡按】

此症多见于青少年男女，习称"红眼病"，常诊为"病毒性角、结膜炎"例用抗病毒和消炎药治疗。余曾治疗一女性患者，42 岁，按上法治之，月余不愈。来就诊时，双眼结膜淡红有沙涩感，视力模糊，形寒怕冷口不渴而大便溏稀（过服板蓝根，鱼腥草等），舌质淡红、苔白腻、脉弦带浮。此表寒外束，湿郁内生，所渭"寒沙眼"是也。语云："眼无表不发"，不能看到"红眼"就诊为炎症，乃用荆芥、防风、藿香、苍术、晚蚕砂、白蒺藜、夜明砂、五灵脂、生姜、大枣，解表祛湿，疏风活血，调和营卫，7剂汗出而身轻，红退而目明，其中"苍术治目盲，燥脾去湿宜用。"是治病治人的关键药。

【原文】

热病……目不明，热不已者死。（《灵枢·热病篇》）

【名家论述】

张景岳："目不明者，脏腑之精气竭也。热不已者，表里之阴气竭也，故死。"

汪曰祯："此目不明，乃《难经》所谓'脱阴者目盲'也，阴竭而热犹未已，安得不死。"

【凡按】

热病，目不明，即《伤寒论·阳明篇》"目中不了，睛不和"之证，治宜急下存阴，若坐误病机，致热不已者，则阴竭阳亡而死。若大便难者，此为实也，急下之，宜大承气汤或增液承气汤。

【原文】

肝病者……虚则目肮肮[①]无所见，耳无所闻，善恐，如人将捕之，取其经，厥阴与少阳，气逆，则头痛耳聋不聪，颊肿。取血者。（《素问·脏气法时论》）

【注释】

①肮：《玉篇·目部》："肮"，目不明。"

【名家论述】

张景岳："目为肝之窍，肝脉上入颃颡，连目系，肝与胆为表里，胆脉从耳后入耳中，故气虚则目无所见，耳无所闻也。肝虚则胆虚，故气怯而善恐……气逆于上则上实，故头痛耳聋颊肿，盖肝脉与督脉会于巅，下颊车也。治者，当取其经血盛之处，随其左右，有则刺而泻之。"

【凡按】

《内经》既云："虚则目肮肮无所见"。又云："气逆于上则上实，故头痛、耳聋、颊肿。"虽"虚"、"实"在条文中并提，但气虚是病本，气逆是病标。所谓气虚者指脾胃之气也，脾胃一虚，则耳、目、口、鼻，俱为之病，脾胃一健，则降逆升清，而气逆所致头痛、耳聋、颊肿之病愈矣。

【原文】

邪其精[1]，其精所中不相比也则精散，精散则视歧，视歧则见两物。（《灵枢·大惑论》）

【注释】

[1]邪其精：《甲乙经》、《太素》、《千金方》"精"均作"睛"，宜从。

【名家论述】

张景岳："邪气中于风府、天柱之间，乘其虚则入脑连目。目系急，则目眩睛邪，故左右之脉互有缓急，视歧失正，则两睛之所集中于物者，不相比类而各异其见，是以视一物为两物。"

【凡按】

眼复视，多见于脑部占位性病变。

【原文】

气脱者，目不明。（《灵枢·决气篇》）

【名家论述】

张景岳："五脏六腑之阳气，皆上注于目而为之精，故阳气脱，则目不明。"

【凡按】

据《千金方》、《普济方》"精"均作"睛"。属气虚目昏者，治宜益气升阳，与补中益气汤去升、柴，加枸杞、菟丝子。清·冯楚瞻云："小病治气血，大病治阴阳"五官科也不例外。余治一例暴病眼赤，专科治之月余，眼胞肿消

《素女经》

而球结膜瘀红不退，眼际缩小而沙涩难开。形寒便溏而尿清，口喜热饮，舌质淡，苔润白，脉沉细，此乃拘于"眼赤"的现象，忽视"脾虚"的本质，用药过于寒凉，"始传热中，末传寒中"，所谓"热病未已（按：表现为结膜瘀红），寒证又起（按：表现为形寒便溏）"。采用附子理中汤，在苍术易白术，加桂枝以温通经络之寒凝，五灵脂、夜明砂化球结膜之瘀阻，白蔻衣，晚蚕砂以廓清沙涩之云雾，西砂仁、鸡内金助消化以达药力，5剂形寒便溏止，10剂眼赤全消。改用《金匮》肾气丸，"益火之原以消阴翳"而愈。

【原文】

五十岁，肝气始衰，肝叶始薄，胆汁始灭①，目始不明。（《灵枢·天年篇》）

【注释】

①灭：《太素》、《甲乙经》均作减。

【凡按】

《脉经》："肝之余气，溢于胆，聚而成精汁。"精汁即胆汁，肝胆气弱，故目始不明，民间盲目生服青鱼胆以求明目，常因此中毒死亡。治宜补肾以养肝，与杞菊地黄丸。

【原文】

上气不足，脑为之不满，耳为之苦鸣，头为之苦倾①，目为之眩。（《灵枢·口问篇》）

【注释】

①头为之苦倾：头无力支撑而低垂，气虚而不能充养于上，故为诸见证。

【凡按】

头脑不满而倾垂，耳目失聪而苦鸣眩，其病仍在于中气不足，故东垣有"脾胃虚则九窍不通"之论，抓住了问题的实质，体现了全身病变在局部的反映，故东垣立有益气聪明汤，可见一斑。宋代名医杨潜邨根据"头倾视深"这一特点与参附养营汤，益气养血以培元。此证多见于小儿与老人，张山雷附于《钱氏儿科案疏》可参。

【原文】

耳者宗脉之所聚也，故胃中空则宗脉虚，虚则下，溜脉①有所竭者，故耳

鸣。补客主人②，手大指爪甲上与肉交者也。（《灵枢·口问篇》）

【注释】

①溜脉：溜，流行之意。溜脉即流行的经脉。

②客主人：《针灸学辞典》："客主人"即"上关"穴。位于颧弓上缘。

【名家论述】

张景岳："手足三阳三阴之脉皆入耳中，故耳亦宗脉之所聚也。阳明为诸脉之海，故胃中空则宗脉虚，宗脉虚则阳气不升而下溜，下溜则上竭，轻则为鸣，甚则为聋矣。然少阳太盛壅窒为鸣者亦有之，但虚者渐而实者暴，虚者多而实者少，其辨在有邪无邪耳，学者当推广之。客主人，足少阳经穴，为手足少阳足阳明之会，手大指爪甲上者，手太阴之少商穴，为肺气所出之井，故皆当补之以助阳气。"

【凡按】

本条要义在于胃中空则宗脉虚，宗脉虚则清阳之气下溜而不升，故阴精不得上奉，所以耳中鸣响，除针刺用补的手法以升阳气外，如用方药，可与归脾汤。本方归芪四君，补气以生血，远志、枣仁、龙眼肉养心以安神，姜枣以和营卫。张石顽云：木香入脾以疏其壅滞之气，可归脾之向导也。

【原文】

暴厥而聋，偏塞闭不通，内气暴薄①也。（《素问·通评虚实论》）

【注释】

①薄：《淮南子·精神训》高注"薄，迫也。"

【名家论述】

高士宗："卒然厥逆，不通于上，则暴厥而聋，不通于下，则二便不调，偏闭塞不通，此暴忧内因之病，故曰内气暴薄也。"

【凡按】

"血之与气并走于上则为大厥，厥则暴死，气复反则生。本条证是其小厥，故不暴死而暴聋，所以说"暴厥而聋"。治宜从阴引阳，与磁朱六味丸，若大便秘者，本方加肉苁蓉、草决明，地道一通则暴厥之气下降矣，卒闻巨声而暴聋者准此，震破鼓膜者例外。

【原文】

太阳所谓耳鸣者，阳气万物，盛上而跃，故耳鸣也。（《素问·脉解篇》）

【名家论述】

张志聪："春三月所谓发陈，天地万物之气，皆上盛而跃，而人之阳气，亦盛于上，是以经脉上盛而耳鸣也。"

【凡按】

上盛者其下必虚，治宜从阴引阳，养其肝肾之阴，结合潜镇之品，如龙龟六味地黄汤之类。其见证必舌红、口干、烦躁、失眠，常因烦劳紧张而发，服药之外，宜内观静养以存其真。

【原文】

有病口苦……名曰胆瘅。夫肝者中之将也，取决于胆，咽为之使。此人者，数谋虑不决，故胆虚气上溢，而口为之苦。治之以胆募俞。（《素问·奇病论》）

【名家论述】

张志聪："肝者将军之官，谋虑出焉。胆者中正之官，决断出焉。夫谋虑在肝，决断在胆。故肝为中之将，而决取于胆也……谋虑不决，则肝气郁而胆气虚矣。胆之虚气上溢，而口为之苦矣。"

【凡按】

此属胆虚痰热上溢，证见虚烦惊悸，口苦呕涎，治宜和胃利胆，与竹茹黄连温胆汤。以黄连泻热除其口苦，橘皮、竹茹止其呕吐，半夏、茯苓去其痰涎，则虚烦惊悸自己。

【原文】

足阳明之脉，……是主血所生病者……，衄衂、口喎唇胗①。（《唇枢·经脉篇》）

【注释】

①胗：《脉经》、《甲乙经》、《千金》并作"紧"，宜从。

【凡按】

阳明为多气多血之经，阳明之脉行于面，"食入于阴，长气于阳"，常为鼻衂的促发因素，口眼喎斜之症，多由风痰阻络所致。足阳明之脉，挟口环唇，足太阳之脉，起于目内眦。阳明内蓄痰浊，太阳外中于风，则受邪的一侧，因络脉之气痹阻塞，呈松弛状态。健侧气血运行如常，肌张力较高；缓者为急者所牵引，故成口眼㖞斜之症。治宜祛风化痰，可与苓桂术甘汤加黄芪、半夏、天麻、白芷、全虫，外用蓖麻仁 30 克、附片 10 克，研粉用醋调，加入肉桂油 1～2 滴和匀敷患侧。

【原文】

五气入鼻，藏于心肺，心肺有病，而鼻为之不利也。（《素问·五脏别论》）

【名家论述】

张景岳："此言五气入鼻藏于心肺者，气为阳也，鼻为肺之窍，故心肺有病而鼻为之不利。"

【凡按】

张洁古云："视听明而清凉，香臭辨而温暖。"肺开窍于鼻，鼻和则不涕、不塞，能辨香臭。而鼻之和在于肺气的温和，心阳的温暖，气血之畅通也。

【原文】

胆移热于脑，则辛颊①鼻渊者，浊涕下不止也，传为衄蔑②瞑目③。（《素问·气厥论》）

【注释】

①辛颊：颊音饿，指鼻梁；辛颊，即鼻梁处有辛辣感。

⑦衄蔑：蔑音灭；衄蔑皆为鼻血，但甚者为衄，微者为蔑（污自）。

③瞑目：指目合而不明。

【名家论述】

张景岳："胆之经脉，起于目锐眦，曲折布于脑后，故胆移热于脑，则脑液下渗，化为浊涕，涕下不止，如彼水泉，故曰鼻渊也。"

华玉堂："'胆移热于脑，令人辛颊

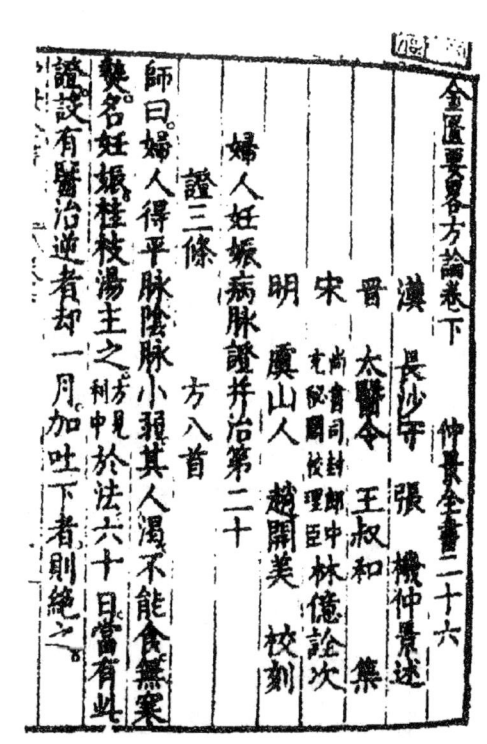

《金匮要略》文摘

鼻渊'，是知初感风寒之邪，久则化热，热郁则气痹而塞，涕下不止，治宜开上宣郁，用苍耳子散，叶天士先生佐以荷叶边、苦丁茶、蔓荆、连翘之属以治之。如纯属内热则宜清凉，如本证'脑热鼻渊'则宜山栀、石膏、滑石、夏枯草、青菊叶、苦丁茶之属。取苦辛凉散郁之法也。"

【凡按】

属湿热郁结而浊涕发臭者宜藿胆丸，利胆以芳香化浊。如久病鼻渊流清涕不止，形寒便溏者，属胆虚水冷，宜真武汤加苍耳子、辛荑、白芷，标本兼治，以治本为主。衄衊反复不止，宜六味地黄汤加牛膝、砂仁。目瞑者宜柔剂养阳，与金匮肾气丸。

【原文】

重舌，刺舌柱以铍针也。（《灵枢·始终篇》）

【名家论述】

张景岳："舌下生小舌，谓之重舌。知柱即舌下之节如柱者也。当用第五针曰铍针者刺之。"

丹波元简："刺出恶血也。"

《医宗金鉴》："'重舌舌下血脉胀'，此由心脾蕴热，循径上冲舌本，遂令舌下血脉胀起，如小舌状，故名重舌。宜用冰硼散搽之以取涎散血。"

【凡按】

此言刺重舌之法，也可取金律、玉液二穴。此症多由心脾积热所致，但刺时不要伤血管，宜铍针避开血管，浅表点破，且刺出之液不一定是恶血，而更多的是鸡子清样的涎液。内服六神丸，外搽紫金锭。余治一例舌下囊肿如桃核大，即《金鉴》所谓之"痰核"。以铍针刺破出涎如鸡蛋清，涎尽而肿消，并治多例获效。如山乡僻壤无六神丸、紫金锭，即以食盐水反复噙漱，吐去余涎，盐水不仅引吐风涎，且有消毒防腐作用。

【原文】

一阴一阳结谓之喉痹。（《素问·阴阳别论》）

【名家论述】

张景岳："一阴，肝与心主也。一阳，胆与三焦也。肝胆属木，心主与三焦属火，四经皆从热化，其脉并络于喉，热邪内结，故为喉痹，痹者，闭也。"

【凡按】

此证之关键在于"痹者闭也",喉闭则危在顷刻,宜急救开关,与雄黄解毒丸(雄黄、郁金、巴豆),丸如绿豆大,每服9丸,小儿酌减,祛其病理产物之痰涎,使上下分消而缓解。同时针刺少商,以减轻咽喉压迫。余用此法治多例屡效。

更有发病多而常见者为慢性咽喉炎和慢性口腔炎《喉科紫珍》云"虚火喉疼,不肿不红壅塞,治非实例,忌寒忌刺忌攻风。"其临床特点:病程久,反复发作,咽喉淡红,吞食不痛,饮水痛,舌质淡胖苔润白,脉细弱,口虽干不喜欢而多涎唾,大便正常,小便清,两足常冷。此属虚火上浮,治宜引火归元、宜用《金匮》肾气丸,俞长荣云:"上病下取《金匮》肾气丸必用肉桂以引火归原。"慢性口腔溃疡亦同此治法,以为"炎症"不论新久均用寒凉非其治也。雍履平善用肉苁蓉治疗复发性口疮,认为本品味甘微温既温肾阳又益肾阴,治肾气亏虚复发性口疮最为合拍,可参。

【原文】

咽喉①者,水谷之道也。喉咙者,气之所以上下者也。会厌者,音声之户也。口唇者,音声之扇也。舌者,音声之机也。悬壅垂者,音声之关也。颃颡②者,分气之所泄也。横骨③者,神气所使,主发舌者也。故人之鼻洞④涕出不收者,颃颡不开,分气失也。……人卒然无音者,寒气客于厌,则厌不能发,发不能下至,其开阖不致(利),故无音。(《灵枢·忧恚无言篇》)

【注释】

①咽喉:喉,按喉字衍;咽,咽物也,与"水谷之道"义贯。

②颃颡:即后鼻道,气由此分出于口鼻,故曰分气之所泄。

③横骨:附于舌根部的软骨。

④鼻洞:鼻外孔。

【名家论述】

张景岳:"颃颡之窍不开则清气不行,清气不行则浊液聚而下出,由于气分之失职也……寒气客于会厌,则气道不利,既不能发扬而高,又不能抵抑而下,开合俱有不便,故卒然失音。"

【凡按】

声音之户，声音之扇，声音之机，声音之关，说明发音是多方面机能形成的，故有喉喑、舌喑之别，舌喑多见于风痱，宜河间地黄饮子。喉喑见于寒气客于会厌，宜温经散寒，与麻黄附子细辛汤。余治1例童养媳，被逐外露一夜，次晨不能发声，视其面惨而会厌苍白，给予蜜炙附片噙之，吐涎甚多，助以姜汤内服，并温覆其体，次日声出而愈。如用声喉过度，阳亡则声不出，治宜益气养阳，与东垣参芪甘草汤加木蝴蝶。如劳损声喉肺肾两虚，而声音嘶哑者，宜益气养阴的琼玉膏；声音不出者，宜人参蛤蚧散。如属喉癌，另行论治。

【原文】

精脱者，耳聋；气脱者，目不明；津脱者，腠理开，汗大泄；液脱者，骨属屈伸不利，色夭，脑髓消，胫痠，耳数鸣；血脱者，色白，夭然不泽，其脉空虚，此其候也。（《灵枢·决气篇》）

【名家论述】

张景岳："肾藏精，耳者肾之窍，故精脱则耳聋。五藏六腑精阳之气，皆上注于目而为睛，故阳气脱则目不明。汗，阳津也，汗大泄者津必脱，故曰亡阳。液所以注骨益脑而泽皮肤者，液脱则骨髓无以充，故屈伸不利而脑消胫痠。皮肤无以滋，故色枯而夭。液脱则阴虚，故耳鸣也。血之荣在色，故血脱者色白如盐，天然不泽谓枯涩无神也。脉贵有神，其脉空虚，即六脱之候。"

【凡按】

"精气神"人之三宝，精气脱于下，则聪明失于上。可见"滋苗者必溉其根，伐下者必枯其上"，可知耳聋、目不明之治法，在本不在标。

四十一、妇科病（经、带、胎、产）类

《内经》提出："女子带不瘕聚"。"不孕、癃、痔"，均属于任脉与督脉之为病。开叶天士妇女病必究奇经之先河。月经病为妇科常见。《内经》曰："二阳之病发心脾，有不得隐曲，女子不月。"说明月经与整体的关系。对妇女危害性最大者为暴发崩漏，《内经》指出："阴虚阳搏谓之崩。"乃血热妄行之证，治宜清热、凉血、益阴、泻阳。如阳虚阴离之崩，则宜补气以统血，或温阳以摄血。

《内经》对妊娠之诊，尤为精细。如"何以知怀子之且生也？曰：身有病

（按：指妊娠反应），而无邪脉（按：指脉象正常）。"特别是"妇人重身，九月而瘖"的预后判断非常准确，也说明经络与内脏的关系是紧密联结的。

至于"石瘕"，即类似于子宫肌瘤及卵巢囊肿。"肠覃"，莫文泉认为，"肠覃"之覃，乃蕈字之省文，蕈属菌类，即"瘕而内着，息肉乃生"之证。至其"腹大如怀子之状"，而"月事以时下"，则是肠外疾病而非胎孕也。此类疾病现代为多见，以证经言可据。

（一）概　述

【原文】

任脉为病……女子带下瘕聚。（《素问·骨空论》）

督脉为病……其女子不孕，癃痔①。（《素问·骨空论》）

【注释】

①痔：《太素》卷十，督脉杨注："有本无痔字"。

【名家论述】

张景岳："此在女子为带下、瘕聚、不孕、癃痔。虽任督所生，实有冲脉参与。任脉者，女子得以任养也。冲脉者丽于阳明，吸取后天营养，故有'血海'之称。督脉者以其督领诸经也，且此三者皆由阴中而上行，故其为病如此。"

【凡按】

清·叶天士云："经水必诸路之血，贮于血海而下，其不致崩决淋漓者，任脉为之担任，带脉为之约束，督脉以总督其统摄，证固是虚，日饵补药不应者，未达奇经之理耳。"此叶氏引而不发之旨，可从《临证指南医案》中寻绎之。

（二）分　述

【原文】

二阳之病发心脾①，有不得隐曲②，女子不月；其传为风消③，其传为息贲④者，死不治。（《素问·阴阳别论》）

【注释】

①心脾：郭霭春："心脾"：《太素》卷三《阴阳杂说》"脾"作"痹"。

②不得隐曲：按"隐曲"一词在本书中有五见，综观五处经文，"隐曲"当

指前阴或大小便疾患。《礼记·少仪》"不窥密"郑注："密，隐曲处也。"

③风消：身体消瘦，犹风之消物，故名"风消"。

④息贲："贲"为"奔"之假借字，指喘息气逆。

【名家论述】

张景岳："二阳，阳明也，为胃与大肠二经。然大肠小肠皆属于胃，故此节所言则独重在胃耳。盖胃与心，母子也，人之情欲本以伤心，母伤则害及其子。胃与脾，表里也，人之劳倦本以伤脾，藏伤则病连于府，故凡内而伤神，外而伤形，皆能病及于胃，此二阳之病，所以发于心脾也。"

【凡按】

"二阳之病发心脾"，王冰注："肠胃发病，心脾受之"。张景岳谓"先有心脾之病而后波及胃肠"。郭霭春云"脾"、"痹"声形易误，胡天雄曰"脾是痹的古文通假字，心脾即是心痹"。"心痹"是病名，与各节文例合。阳明何以发"心痹"？盖阳明属胃，为水谷之海，如有病，则不能化生精液，奉生心血，血不足则脉不畅，故发"心痹"。胃肠有病，则肾虚隐曲不利，化源少而月经不至，营养差而肌肉消瘦。李中梓云："胃病则肺失所养，故气息奔急。"

巫君玉云："景岳之注不可废也，思虑伤心脾而致消化系统病者亦屡见，其能为风消者，五志化火也。"以上二说宜并存。

余治吴冰心，女，因独自经营，操劳焦虑过甚，患冠心病室性早搏、二联律。心闷气短，心忡心慌，不思饮食，由神消导致形消，体重日益减轻。从二阳之病发自心脾着眼，与归脾汤重用黄芪建中益气以通脉养心而愈。本方加灵脂炭、蒲黄炭、荆芥炭，治功能性子宫出血，淋漓不止而有瘀黑凝块少腹胀痛者，此属高凝出血，气虚下陷致瘀阻不化。《本草从新》云："人参合五灵脂，扶正祛瘀，相恶效更奇。"数剂之后，排出瘀块而血止，仍以此方去"三炭"加仙鹤草而收功，余用之屡效。朱良春云："仙鹤草止中有行，兼扩活血之长鲜为人知。"

归脾汤的国外研究表明，多种血液病（主要为再生障碍性贫血和血小板减少性紫癜）用归脾汤或加味归脾汤有效。动物实验证明，归脾汤有直接促进骨髓增殖的作用。近人叶琼花报告："归脾汤对血压有双向调节作用。"可供参考。

【原文】

月事不来者，胞脉①闭也，胞脉者属心而络于胞中，今气上迫肺，心气不得

下通，故月事不来也。（《素问·评热病论》）

【注释】

①胞脉：胞，即子宫；胞脉即子宫的络脉。

【名家论述】

高士宗："胞脉主冲任之血，月事不来者乃胞脉闭也。中焦取汁，奉心化赤，血归胞中，故胞脉者，属心而络于胞中，今气上迫肺，心气不得下通，故月事不来。冲脉任脉皆起于胞中……月事不来，由于胞脉之闭。"

【凡按】

本条应注意"中焦取汁，奉心化赤，血归胞中"的生理现象及"心气不得下通，故月事不来"的病理变化，此属于忧思气结而形成的血虚经闭，治宜益气养血安神，与归脾汤，并用语言解其思想上的郁结。

【原文】

有病胸胁支满者，妨于食，病至先闻腥臊，臭出清液，先唾血，四肢清，目眩，时时前后血，……病名血枯，此得之年少时，有所大脱血；若醉入房中，气竭肝伤，故月事衰少不来也。……以四乌贼一䗪茹二物并合之，丸以雀卵，大如小豆，以五丸为后饭，饮以鲍鱼汁，利肠中及伤肝也。（《素问·腹中论》）

【凡按】

此段经文，全重在"气竭肝伤"四字，为通节八个症状的纲领，支满肝气上逆也，妨于饮食，肝邪犯胃也。血枯，是内有干血，血结胞门也。指出治疗方法，乌贼骨即海螵蛸，主带下崩漏；䗪茹（茜草代）能止血治崩，活血通脉；雀卵——麻雀卵，能补益精血，亦主男子阳萎不起；鲍鱼即淡干鱼，此鱼古今有三种，即：鳙鱼、石首卿鱼、白鲞，气腐味厚，故引药益下焦而利肠中。此因热利导之法也。叶天士云："考内经胸胁支满妨食，时时前后血，特制乌贼丸，咸味就下，通以滞涩，更以鲍鱼之秽浊气味为之导引，同气相需，后贤谓暴

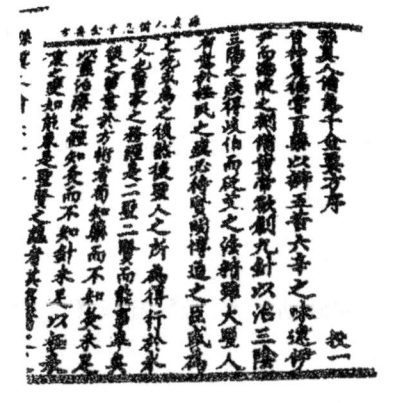
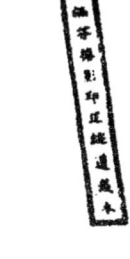

《备急千金要方·序》

崩暴漏，宜温宜补，久崩久漏，宜清宜通，正与圣经相符"，是治崩漏着眼于奇经也。

【原文】

阴虚阳搏谓之崩。（《素问·阴阳别论》）

【名家论述】

张景岳："阴虚者，沉取不足，阳搏者，浮取有余。阳实阴虚，故为内崩失血之证。"

张志聪："阴虚阳盛，则迫血妄行。"

【凡按】

本证多见舌红、苔黄，脉浮取有余，沉取不足，崩漏不止而心烦，可类比《素问·离合真邪论》："天暑地热，则经水沸溢"，正如景岳所云："阳实阴虚，故为内崩失血之证。"多见心烦、失眠、舌红、苔黄，宜先用黄连阿胶汤。其方中芩、连泻热以坚阴，胶、芍滋阴平肝以止血，鸡子黄不但养阴且能宁神，再加灵脂炭、蒲黄炭、荆芥炭、女贞子、旱莲草，则止而不凝，活而不乱，一般2～3剂血止心安，继宜养阴潜阳，与三甲复脉汤善后。此先清后滋之法也。

【原文】

何以知怀子之且生也？岐伯曰：身有病而无邪脉也。（《素问·腹中论》）

【名家论述】

张景岳："身有病，谓经断恶阻之类也。身病者脉亦当病，或断续不调，或弦涩细数，是皆邪脉，则真病也。若六脉和滑，而身有不安者，其为胎气无疑矣。"

【凡按】

怀子之且生，指怀孕至临产。之，至也；且，将也。身有病，指恶心呕吐，择食厌食，疲乏无力等妊娠反应。治宜安胎和气，与香砂六君子汤。方中木香以藿香易之和胃止逆。

【原文】

妇人手少阴脉动甚者，妊子也。（《素问·平人气象论》）

【名家论述】

杨上善："手少阴脉，心经脉也。心脉主血，女子怀子，则经血外闭不通。

故手少阴脉内盛，所以动也。"

【原文】

阴搏阳别谓之有子。(《素问·阴阳别论》)

【名家论述】

张志聪："阴搏者，尺脉滑利而搏击应手。阳别者，与寸口之阳似乎别出而不相贯，此当主有妊，盖有诸内，而是以尺脉滑利如珠也。"按：上条属妊娠初期之诊，以月事停而外闭不通，故手少阴脉内盛，所以寸口脉动甚。下条指妊娠末期，尺脉滑利如珠，系胎元内聚而脉盛于下，有时同时出现也，但病脉之滑与孕脉之滑似同而实异，宜有以辨之。

巫君玉："记脉之书，均谓滑为孕脉。夫滑，肥人湿胜者有之，痰盛者有之，发热者亦有之，何以为别乎？盖孕脉之滑，确乎如珠走盘，搏指圆利而续续以来，三指不移而指下如循琅玕；他疾之滑：或滑而大，或滑而数，或滑而浮，可与外证之不同者分见、兼见，且必无孕脉之圆利分明、断续均匀之感。"按：此辨极明析，再参以妊娠反应，则信而有征矣。

《医宗金鉴·四诊心法要诀》："滑疾（数）而散，胎已三月"。

【凡按】

现代研究，胎儿长到 16 周时，即在找感觉，小生命可以感觉到外面的事情，尽管这些感觉是无意识的。父母越是关心胎儿，对胎儿来说就越好。在怀孕的后期，胎儿可以清楚地听到响声，如说话的声音和音乐。我国经典著作《礼记·保傅篇》早已提出"胎教"一词。唐·孙思邈《千金方·养胎论》就有记载："胎儿逐物变化，禀质未定"的说法，认为妇女妊娠三月，胎儿尚未定型，具有相当大的可塑性，一旦外界给予影响，都会使胎儿的形象、品格、性情发生变化。因此，他指出：孕妇应当"割不正不食，席不正不坐，弹琴瑟，调心神，和性情，节嗜欲，庶事清净。"只有这样所生婴儿才能聪慧无疾，贤明、端正、寿老。这些都说明"胎教"从妊娠三月就开始，是有科学依据的。

【原文】

人有重身，九月而喑，……胞之络脉绝也，胞络者系于肾，少阴之脉，贯肾系舌本，故不能言。……无治也，当十月复。(《素问·奇病论》)

【名家论述】

张志聪："盖妊至九月，胞已长足，设有碍于胞络，即使阻绝而不通，夫声音之道，在心主言，在肺主声，然而肾间之动气上出于舌，而后能音声，故曰舌者音声之机也。胞之脉络系于肾，足少阴之脉贯肾系舌本，胞之络脉阻绝，则少阻之脉亦不通，是以舌不能发音而为瘖矣，十月胎出，则胞络通而音声复矣。"

【凡按】

《内经》论子暗，"无治也，当十月复"，真是历经不爽，可见著书源于实践非空论也。

【原文】

石瘕生于胞中，寒气客于子门[1]，子门闭塞，气不得通，恶血当泻不泻，衃以留止[2]，日以益大，状如怀子，月事不以时下。皆生于女子，可导而下。（《灵枢·水胀篇》）

【注释】

[1]子门：《千金》卷二十一第四，《普济方》卷一百九十一·水病门总论并作"子宫"。

[2]衃以留止：衃音胚，凝败之血也，子门闭塞，则衃血留止，其坚如石，故曰石瘕。

【凡按】

石瘕生于胞门，日益以大，状如怀孕，类似于子宫肌瘤及卵巢囊肿，治法"可导而下"。导法有二，一是内服药，宜养正以除积，可与归芪六君子汤加蛭桂散、菝葜、海藻、荜澄茄、鸡内金。一是外用敷药，方用大戟、芫花、甘遂等为末，醋调敷于肌瘤的局部表面，以甘草煎浓汁外围涂一圈，敷药勿近甘草、次日缩小，仍上此药，法如前，瘤肿自然焦缩。如对药物过敏，先涂凡士林护肤。余治此，常用上述内服药，导下瘀黑血块，肿块缩

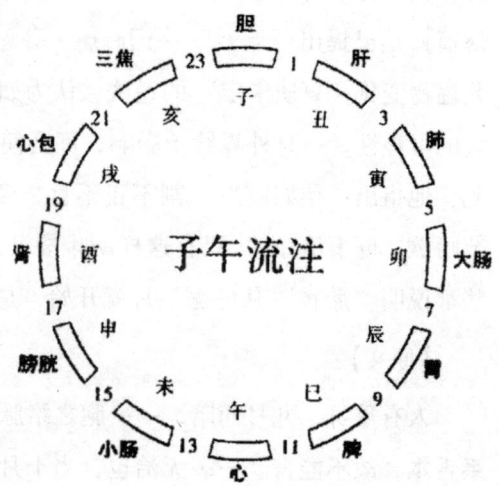

子午流注

小，逐渐消失而愈。

【原文】

肠覃何如？岐伯曰：寒气客于肠外，与卫气相搏，气不得荣，因有所系，癖而内著，恶气乃起，瘜肉①乃生，其始生也，大如鸡卵，稍以益大，至其成如怀子之状②，久者离岁，按之则坚，推之则移，月事以时下，此其候也。（《灵枢·水胀》）

【注释】

①瘜肉：恶肉。

②怀子之状：尤在泾："瘜肉蔓延，与肠相着，瘜肉渐大，则消之非易，故曰如"怀子之状"，久者经历年岁，故曰"离岁"。

【名家论述】

张景岳："覃，延布而深也，寒气与卫气相搏，则蓄积不行，留于肠外，有所系著，故为瘕积也，息肉生，病日以成矣……寒气客于肠外，不在胞中，故无妨于月事。"

莫文泉："肠覃既生息肉，则有形矣。但覃乃延长之义，如病状何取？当为蕈之省文。《广韵》、《玉篇》并云："蕈，之任反，地上菌也，病之蕈名者，盖取肠外息肉生如蕈状，后世咽菌、阴菌等名准此，读当寻上声，不当如字读，古覃、蕈二字相通……此蕈则当训菌。'"（《研经言》）

【凡按】

莫文泉认为："肠覃"之"覃"乃"蕈"字省文，宜从。蕈属菌类，即"癖而内着，息肉乃生"之症，由于寒气客于肠外，血凝气滞而成，治宜养正除积，与香砂六君子汤，加蛭桂散、菝葜、龙葵、瓦楞子（锻红，焠制3次）、常春藤、荜澄茄、鸡内金，此标本兼治而重在治本，常验。薏苡仁具有抗肿瘤的作用，每日30～60克煮粥吃，许多肿瘤患者，尤其是手术、放疗、化疗之后，坚持服用本品，体力逐渐恢复，抗病能力提高。

四十二、外疡病类

《内经》指出："喜怒不测，饮食不节，阴气不足，阳气有余，营气不行，乃发为痈疽"。此高度概括了疡科疾病的病因病机。并补出疮疡多发的季节性，如"大暑流行，甚则疮疡燔灼。"以其感染的机会多，此从果以推因也。常见多发的淋巴节肿大，《内经》反复言之，如"寒热瘰疬在于颈腋。""鼠瘘之本，皆在于脏，其末出于颈腋之间。"本病常见于多思善郁之妇女及气血未充之儿童。古用针刺疗法，近代内外兼治。

《内经》更注意到"脱疽"的症征，和"治之不衰，急斩之"的断然措施。还有"膏粱之变，足生大疔"，皆为疡科险症。明·汪机主张"外病必兼内治"。清·陈实功主张，"外科以调理脾胃为要"。认为"托里，则气血壮而脾胃盛，使脓秽自排，毒气自解，死肉自溃，新肉自生，饮食自进，疮口自敛。"此治病治人，乃《内经》引而未发之旨。

（一）概　述

【原文】

火郁之发，……民病少气，疮疡痈肿。（《素问·六元正纪大论》）

【凡按】

发于外，则歉于内，故见疮疡痈肿而少气。治宜清火托毒，先用五花地丁饮，次与黄芪六一汤。

【原文】

大暑流行，甚则疮疡燔灼。（《素问·五常政大论》）

大暑流行，乃自然界之湿热熏蒸，诸痛痒疮皆属心火，此人体内之蕴热也，兼之皮表暴露，感染机会特多，故易病疮疡燔灼之证，此皆疮疡发病的自然因素也。如皮肤疮疡湿疹反复发作，浸淫成片，黄水滋蔓，搔痒不已，消炎抗菌内外兼治久不愈者，宜按"治风先治血，血行风自灭，""风无湿不恋"的治则用药。方：荆芥、防风、蝉衣、赤芍、丹皮、土茯苓、甘草、苡仁、晚蚕砂、藿香、天丁、刺蒺藜，如反复不愈的患者必须重用黄芪行经托毒，排泄于皮肤，诚疮家圣药也。坚持服本方的疗效规律是：先发出，后消失，而疗效达到巩固。

【原文】

病之生①时，有喜怒不测，饮食不节，阴气不足，阳气有余，营气不行，乃发为痈疽。阴阳②不通，两③热相搏，乃化为脓。（《灵枢·玉版篇》）

【注释】

①之生：《太素》作"生之"。

②阴阳：《甲乙经》此下并有"气"字。

③两：《甲乙经》作"而"字。

【名家论述】

杨上善："痈生所由，凡有四种：喜怒无度，争则气聚，生痈一也；饮食不依节度，纵情不择寒温，生痈二也；脏阴气虚，腑阳气实，阳气实盛，生痈三也；邪客于血，聚而不行，生痈四也。痈疽一也，痈之久者败骨，名曰疽也。"

【凡按】

痈疽的形成，常因喜怒无度，或饮食不节，造成体内阴阳失调，营气郁滞与阳热相搏而成痈脓。应注意情志的演变，如乳腺肿块，多生于情怀郁结。特别是不洁的饮食，易发生内痈，更须预防外来的感染，以避免诱发因素。

余无言治急性肠痈呈阳性症征者，用大黄牡丹皮汤以栝蒌仁易冬瓜仁重加"肠痈秘方"——红藤30克，加酒一杯煎服。或以此方加减治疗肠痈化脓病灶。如便通痛减，本方去硝黄加地丁、银花以善后。此方红藤活血化瘀，栝蒌仁滑以去着，所以良效。

言庚孚治一例，男，38岁，患阿米巴脓疡，先后6次行肝穿刺，使用依米丁、氯喹啉10天，病无转机。高烧持续不退，右胁疼痛，深吸气时加剧，口渴喜饮，腹胀，大便不通，小便黄赤，脉来弦数，舌质红，苔黄腻，历时已半月余，证属湿热内蕴，结于脏腑，虫毒为痈。治以通腑泻毒，清热除湿，杀虫消痈，治分两路：①先用番泻叶12克，开水浸泡，凉后去渣，一次服尽，日服二次，大便通后即止，继用下方。②苦参15克、淡黄芩10克、土茯苓15克、绵茵陈15克、鱼腥草12克、金银花12克、连翘10克、赤芍15克、生甘草5克。首服泻叶后，泻奇臭便，随即高烧退，当尽服苦参方4剂后，症状全部消失，后未复发。王天民说，捷效的关键在于使用了民间通便的番泻叶，所谓"通则不痛"、"热随利退"矣。

【原文】

营气不从，逆于肉理，乃生痈肿。(《素问·生气通天论》)

【名家论述】

吴崑："不从，是不顺也。肉理，腠理也，营逆则血郁，血郁则聚热而脓，故为痈肿。"按：前者重在病因，特别指出不从、不顺的内在因素。后者重在病机，指出肉里营逆的内在演变。外疡中牵延不愈者为附骨疽，即现代医学之慢性骨髓炎。

【凡按】

李元熹治 1 例慢性骨髓炎，女，11 岁。营气不从逆于肉里，毒邪内窜入骨所致。曾行深部排脓，术后创口不愈，形成漏管 5 处，左胫骨粗大，创面紫黯，脓水清稀恶臭，形体消瘦。舌质黯红，苔薄黄腻，脉细数无力。X 线摄片，示有死腔、死骨存在。治宜益气活血，通络托毒，内服清骨汤，外用祛腐拔毒、生肌敛疮的骨髓丹。内外兼治 10 日后，创面腐肉减少，色泽转鲜，疼痛缓解。2 个月后患肢下段漏管消失，中段创口排出死骨 1 块，4 个月后创口先后愈合，胀痛消失，未再复发。"钟时珍评：读此，能不赞叹中医疗效之神奇。

骨髓丹，方中的青梅敛肌平胬，蟑螂破瘀化积，蟾酥丸拔管提脓，麝香、冰片芳香通络以化浊。其另一资料无蟾酥丸，有红升丹，治本病 70 例，疗效甚佳。

（二）分　述

【原文】

痈发于嗌中，名曰猛疽①，猛疽不急治，化为脓，脓不泻，塞咽，半日②死。其化为脓者，泻③也，则合④豕膏⑤，冷食⑥，三日而已。（《灵枢·痈疽篇》）

【注释】

①猛疽：亦称结喉痈，因其毒势猛烈故名。

②半日：《千金翼方》卷二十三"半日"下有"而"字。

③泻：《太素》卷二十六《痈疽》，泻下补"已"字。《千金》《外台》同。

④合：《太素》卷二十六《痈疽》作"含"。

⑤豕膏：张景岳曰："豕膏，即猪脂之炼净者也。"

⑥冷食：《太素》卷二十六《痈疽》、《外台》卷二十四，"冷食"上并有"毋"字，即禁止之义。刘衡如云："冷"为"令"字之误，则与"无食"义同。（《灵枢经》校勘本）

【凡按】

痈疽发生在结喉的，为猛疽。不急治即化脓，若不将脓液排出，便会使咽喉堵塞，旋即死亡。已化脓的，先刺破排脓，与加减普济消毒饮，再口含猪油，不要过早咽下，这样，三天可愈。加减普济消毒饮系《温病条辨》方，即普济消毒饮去升、柴、芩、连。恐其升散太过及苦寒伤中也，此症亦常见于小儿扁桃体化脓，先刺后药，治法亦同。

【原文】

阳气大发[1]，消脑留项，名曰脑烁[2]，其色不乐，项痛而如刺以针，烦心者死不可治。(《灵枢·痈疽篇》)

【注释】

①阳气大发：形容邪热亢进的现象。

②脑烁：《千金翼》作"脑烁疽"，烁是消烁，烈火溶金的意思。本症因生项部，热毒极盛，其严重的可以上至脑顶，下至大椎，脑部象被邪热在消烁着，所以亦称"脑烁"。《医宗金鉴》名脑疽，亦称"对口疮"。

【名家论述】

郭霭春："阳邪之气亢盛，销烁脑部，而流注于项部的，名曰脑烁。形状并不肿赤，脑项疼痛象针刺一样。进而心中烦躁不安，这种病，古认为不治之症。"

【凡按】

《谢氏外科治法》："对口发背不拘偏正……色红而高肿，按之而即痛者为阳，色白而平板按之而不痛者为阴。""皮薄红肿热痛嫩发为痈（按：痛如针刺），证见舌赤口渴者，与五花地丁饮加银花、甘草、花粉、生地、黄连，凉血清热以解其毒，如毒犯延髓，则心烦神昏而危殆，故经言如此。皮厚难破者为疽，阴证轻者木硬，重者毒气将陷，全不知痛，宜急施桑柴烤法或艾灸法，以痛为度。"

黄竹斋："治一例患者，男，患右项靠肩背生一阴疽，如小碗大，坚硬如石，皮色不红，数十日化脓，西医院诊为深部寒性脓疡，注青霉素，抽脓，无好转，先生诊为上石疽属寒凝气血壅滞颈项之阴疽。据舌质淡，苔白腻，脉沉迟，法当大补气血，助阳散寒，呼脓拔毒，托里生肌。用发面饼作圈形围护疮口，用大炷艾绒放于圈内，燃灸十四壮，灸后疮面红肿高大，次日疮顶皮软，用三棱针点刺出脓，内服十全大补汤，每日一剂。外用玉红膏加渗红升丹提脓生肌，十余日疮口愈合恢复健康。"寒性阻疽，若以阴法治之。将不愈反殆，此黄老治病以人为本也。

此以灸法挽回垂死之生命。《医学入门》指出："虚者灸之，使火气以助元气也；实者灸之，使实邪随火气而自散也；寒者灸之，使其气复温也；热证灸之，引郁热之气外发，火就燥之义也。"但活法在人。

【原文】

寒热瘰疬①在于颈腋者，……此皆鼠瘘②寒热之毒气也，留于脉而不去者也。（《灵枢·寒热篇》）

【注释】

①瘰疬：是一种顽固性的外科疾患，多生于颈部或腋下，状如硬核，推之不动，小者为瘰，大者为疬，可由少增多，由小渐大，溃后即成鼠瘘，其症多伴寒热。

②鼠瘘：《说文》："瘘，颈肿也。"

【名家论述】

莫文泉："瘘之称鼠，取窜通经络之义。此病初起曰瘰疬，从其外症命之；已成曰鼠瘘，从其内部命之。经称'寒热鼠瘘'别之以此。"

【凡按】

秦伯未立消磨痰核法，主治皮里膜外，痰核流注，方用淡海藻、白芥子、大贝母、山茨菇、炙僵蚕、海蛰皮（海蛰皮当重用，煎以代水），配伍严谨，左右逢源。

此证，现代医学认为属淋巴结核一类疾病。中医治法未溃者宜化痰软坚散结，与海藻玉壶汤加碱，方中有甘草与海藻相反相成，其效益著。已溃者宜益气养血，托毒生肌，与人参养营汤加减。

【原文】

鼠瘘之本，皆在于脏，其末上出于颈腋之间，其浮于脉中，而未内著于肌肉，而外为脓血者，易去也。……请从其本引其末①，可使衰去，而绝其寒热。

审按其道以予之，徐往徐来②以去之，其小如麦者，一刺知③，三刺而已④。（《灵枢·寒热》）

【注释】

①从其本引其末：本，指发病根源，末，指见于外的症状，就是要从病源着手治疗。

②徐往徐来：徐，指缓慢，指刺治的补泻手法，用针出入宜缓。

③知：指见效。

④已：指治愈。

【名家论述】

陈茂梧："抗结核，用猫爪草、天葵子、苡仁，蒸百部、牡蛎、天龙。功用是清热祛痰、软坚散结抗痨虫"。

【凡按】

本条提出"从其本而引其末"的治疗原则、治小治早的刺疗方法。"其小如麦粒者，一刺知，三刺而已"，此并非虚言，醴陵老中医殷孝吟以地牯牛（即蚁狮）为主药，配入乳香、没药、麝香等制成"蚁狮膏"，治淋巴冷结节，出现于颈、项部其大如梅核者，先用燔针（火针）劫刺（迅速拔针），注意避开血管，针入勿透内膜，随针刺孔纳入"蚁狮膏"一绿豆大，外部盖以胶布。24 小时其核化为豆腐渣从针口流出，流尽核消而自然愈合，余用此法治 1 例女性项部瘰核患者，亦收同样的效果。

本病常见于忧思郁结的妇女，宜调肝开郁，可与丹栀逍遥散（方中丹皮、桑叶是叶天士清解少阳郁热之要药，逍遥散是赵养葵"木郁则达之"的总方）。儿童患此更多，宜瓜贝养营汤加减以治本为主。

【原文】

风客淫气……因而饱食，筋脉横解①，肠澼②为痔。（《素问·生气通天论》）

【注释】

①横解：即扩张之意。

②肠澼：古作肠辟。《太素》杨注："肠辟"谓"肠辟叠"，其说甚与痔的形成合乎机理。

【名家论述】

张景岳：“风邪既淫于外，因而饱食，必伤肠胃，压迫下部筋脉横解，肠澼不已则形成痔疮。”

【凡按】

“十男九痔”，痔多见于劳逸失度之人，治宜清肠止血，疏风行气，可与槐花散，具有后重者，用补中益气汤加减。经旨揭示人们饮食有节，劳逸适度，防止痔疮的形成，具有积极意义。若能隅反，则诸病防治皆然。

【原文】

发于足指（趾），名脱痈①，其状赤黑②，死不治；不赤黑，不死。治之不衰，急斩③之，不④则死矣。（《灵枢·痈疽篇》）

【注释】

①脱痈：《鬼遗方》卷四作“脱疽”。

②赤黑：《甲乙经》卷十一第九下，“赤黑”下有“者”字，下“不赤黑”句同。

③斩：《太素》、《甲乙经》“斩”下并有“去”字。

④不：《甲乙经》、《鬼遗方》“不”下并有“去”字。

【名家论述】

张景岳：“六经原腧皆在于足，所以痈发于足者，多为凶候。至于足趾，又皆六井所出，而痈色赤黑，其毒尤甚。若无衰退之状，则急当斩去其趾，庶得保生，否则毒气连脏，必至死矣。”

【凡按】

唐·孙思邈在《千金翼方》中也有关于“脱疽”的记载，主张“毒在肉则割，毒在骨则切”的手术疗法。

崔公让等撰《脱疽》专著云：“现代医学认为脱疽的病理是血管堵塞，血流减少或完全中断，致使组织发生的缺血缺氧性坏疽。其局部体征：坏疽将要发生时，皮肤呈现紫绀色，坏死区组织已经脱水干瘪、萎缩呈干尸状，如果合并感染缺血肢体可因血管扩张而见局部潮红肿胀、渗出而极度痛苦。肢体淋巴管与淋巴结可能充血发红，并有明显压痛。脱疽的临床治疗：1. 制动，科学的处理方法是：将缺血肢体平放、保暖、限制活动（按：多动可以增加缺血肢体的耗氧量）。2. 熏洗疗法：借中草药活血、温阳、解毒化瘀的药理作用，宜根据不同的阶段、不同的病情，熏洗药物也随之变化。"初起治宜清热解毒化瘀通络，如四妙勇安汤加毛冬青、夜交芪、蒲公英、银花藤之类，瘀为病之本，如丹参、赤芍、丹皮，配虫类通络，如水蛭、地龙、地鳖虫，以走窜经络，促进侧支循环的建立。以避免截肢之苦。本症剧痛，用杜冷丁，只能控制两小时，改用中药仙鹤草、白英、常春藤、鸡矢藤、鸡血藤、失笑散，神疲气乏者，加北黄芪、升麻，外用鲜鸡矢藤捣烂敷局部，益气活血，通络止痛，常收良效。

陈耀堂："治一脱疽患者，肢冷脉伏，患肢青紫而冰凉，大趾、次趾已发黑脱落，余下三趾也有发黑趋势。初用附子15克，配以当归、桂枝、黄芪、丹参、红花等温阳益气活血，效不显，中趾更发黑。乃递加附子至90克，患肢肤色始转正常。发黑之中趾也未坏死，以后病情渐趋稳定。"此"始传热中，末传寒中"即治病治人，避免了切肢之患。

【原文】

高梁之变，足生大丁，受如持虚。（《素问·生气通天论》）

【名家论述】

张景岳："高梁，即膏梁，肥甘也。足，多也，厚味太过，蓄为内热，其病多生大疗，热侵阳分，感邪最易，如持空虚之器以受物，故曰受如持虚。"

【凡按】

"高梁之变"多由误食疫死的禽兽而发病，疗疮初起一粒胡椒大，麻木不痛，使人不注意。陈实功《外科正宗》云："疗疮须一划，内毒宜汗泄，禁灸不禁针，怕绵不怕铁。"对局部来说，"诸疮宜散，疗疮宜聚"，初起宜五花地丁饮，外用拔疗散，头面之疗，烦热便秘者宜疏通地道，与泻疗毒丸。余治一屠夫，因宰瘟猪，其骨刺伤五指，即生五疗，余用张山雷《疡科纲要》拔疗散，即喉症异功散外敷，内服五花地丁，饮而愈。拔疗散以斑蝥为主，宜平时制备。

【原文】

汗出见湿，乃生痤痱[①]。（《素问·生气通天论》）

【注释】

①痤痱：痤，小疖；痱，汗疹。又称热痱子。王冰云："阳气发泄，寒气制

之，热怫内余，郁于皮里，甚为痤疿，微为痱疮。"

【凡按】

此属湿热怫郁，多见于夏令小儿，以其皮肤薄嫩，易于感染，治宜清热利湿，与银花六一散，外用滑石配冰片少量，研极细扑患处，反复用之则愈。

更有婴儿湿疹，俗称"奶癣"，亦多见于夏令。本病的发生与婴儿先天素质有关，是一种全身情况的局部反映。故应以内外结合的整体疗法。内服苍术、荷叶、苡仁、土茯苓、甘草，以清化湿之源，外用黄药子煎汤浴洗，并以滑石、明雄、青黛、冰片制粉外扑以洁其流，忌海鲜。按法治之屡效。

【结语】

《内经》对外疡分痈疽两大类型，痈，多因风火热毒、膏粱厚味而发，其形高肿色赤，发热痛剧，皮薄光亮，易脓易敛者属于阳证。疽，多因阳气不足，质坚而木痛，其形平塌或内陷，色白而苍，按之不热，化脓缓慢，疮口迟迟不敛，病程长而治疗棘手。

《内经》明确指出，外疡不是一个孤立的症状，而是同内在脏腑有密切关系的，如"鼠瘘之本，皆在于脏，其末上出于颈腋之间"，治则"必伏其所主，而先其所因"。又如"发于足趾，名脱疽，其状赤黑，死不治；不赤黑，不死，不衰，急斩之，不则死矣。"这些法则都是中医治疗的特点。而且早在二千年前，中医已认识到手术治疗之必要。另一方面，清·陈实功说，中医外科，是以内科为基础，整体观为前提的，外证内治，治早治小，常收到意想不到的疗效。

现代医学对人体的系统监测更重视，不但要使人们肌体极少患病，更要使人们精神健康。迎接医学的第二次革命，向非传染性疾病作斗争将是我们医务工作者的严峻任务。

黄帝内经